# 风湿免疫科疾病诊治

刘润荣 杨 帆 陈新鹏 主编

中国纺织出版社有限公司

**图书在版编目（CIP）数据**

风湿免疫科疾病诊治 / 刘润荣, 杨帆, 陈新鹏主编.

北京：中国纺织出版社有限公司, 2024. 7. -- ISBN 978-7-5229-1981-2

Ⅰ．R593.21

中国国家版本馆CIP数据核字第2024S37V05号

---

责任编辑：傅保娣　　　责任校对：王蕙莹　　　责任印制：王艳丽

中国纺织出版社有限公司出版发行

地址：北京市朝阳区百子湾东里A407号楼　　邮政编码：100124

销售电话：010—67004422　传真：010—87155801

http://www.c-textilep.com

中国纺织出版社天猫旗舰店

官方微博 http://weibo.com/2119887771

三河市宏盛印务有限公司印刷　各地新华书店经销

2024年7月第1版第1次印刷

开本：787×1092　1/16　印张：12

字数：267千字　定价：88.00元

---

凡购本书，如有缺页、倒页、脱页，由本社图书营销中心调换

# 编 委 会

# 前　言

　　风湿免疫病是一组以内科治疗为主的肌肉骨骼系统疾病，包括弥漫性结缔组织病及各种病因引起的关节和关节周围软组织疾病。此类疾病致残率高且多系统受累，严重危害人类的健康和寿命，已引起社会的广泛关注。对于风湿性疾病引起残疾的患者，康复干预的重点主要是保留和恢复功能，以风湿病学家为主导和协调的多学科合作的治疗可以运用内科、手术、心理和物理治疗等各种手段进行康复治疗。

　　本书首先介绍了风湿免疫病的相关基础知识，包括风湿免疫病的体格检查、实验室检查等；然后详细介绍了常见风湿免疫病的诊疗，包括类风湿关节炎、系统性红斑狼疮、风湿热、痛风、干燥综合征、抗磷脂综合征、多发性肌炎和皮肌炎等。本书内容丰富，资料新颖，科学实用，可供风湿免疫科临床医师和相关科室同仁参考使用。

　　由于参编人员较多，行文风格各异，叙述简繁不同，加之医学发展日新月异，书中疏漏在所难免，希望广大同仁不吝赐教，使我们得以改进和提高。

编　者

2024 年 4 月

# 目　录

# 第一章

# 风湿免疫病分子遗传学

## 第一节　风湿免疫病的遗传学特点

风湿免疫病是一类复杂、临床表型多样的疾病，遗传因素在疾病的发生发展中起着重要的作用。遗传学研究已被广泛应用于风湿性疾病。研究技术的空前发展和精细研究方法的建立为揭示遗传变异在疾病起源中的作用提供了有力的支持。随着人类基因组研究的进展，人们越来越有兴趣探索基因与疾病的关系。在简单的孟德尔遗传模式中，遗传的致病基因与患病个体的疾病表型关系一目了然。风湿免疫病属于复杂的遗传性疾患，呈多基因遗传，目前还不知道特定的基因与风湿免疫病多样的临床表型的对应关系，这增加了对其进行遗传研究的难度。风湿免疫病具有以下特征。

### 一、低外显或不完全外显

低外显是指携带有某种疾病易感表型者不全部发病，甚至发病率很低。多基因病的遗传复杂性与单个致病基因的低外显率有关，没有任何一个特定的基因为发病所必需或是可单独导致疾病，即使在多个位点均存在易感的等位基因型也并非一定出现疾病，每个特定的等位基因只使疾病发生的概率略有增加。

### 二、遗传异质性

遗传的复杂性还与遗传异质性有关，同一疾病或表型是不同基因和（或）等位基因型联合作用的结果，不同患者相同的临床表现由一组致病基因的不同组合所决定。系统性红斑狼疮（SLE）表现型非常具有异质性。通常认为，如果多个家系呈现家族性 SLE 亚表现型，则此家庭在某些位点上更可能具有遗传均质性，这些位点与特异亚表现型和 SLE 的表达都有关系。Tsao 等对 159 例 SLE 受累同胞的研究，提供了 SLE 表现型存在家族性的证据，包括血小板减少、盘状红斑、神经系统疾病（癫痫和精神异常）、溶血性贫血与溶血性贫血伴发的神经系统疾病。利用家族亚表现型将家庭分层，可减少异质性，有利于促进遗传危险因素的鉴定。

### 三、多基因遗传

复杂的性状不管生理条件下还是在遗传性疾病中都是由多种基因控制的。其中有些基因对性状的影响大，有些基因影响则较小。易感等位基因可各自独立地发挥作用，也可存在上位性相互作用，最终表现为一定的临床表型，使风湿免疫病遗传性状更加复杂。单基因疾病中的机会性突变常导致相应基因的严重功能变化或敲除，从而易于进行遗传分析；而风湿免疫病致病等位基因在一般人群中出现频率也很高，使对它的筛选分析较为困难。

风湿免疫病中，大多数情况下带有致病基因的个体并不表现出疾病状态或会表现为不同的临床表型。SLE 患者中同卵双生子患病一致率在 24% 左右，这意味着在 4 对同卵双生子中只有 1 对会同患疾病；类风湿关节炎（RA）中同卵双生子患病一致率有学者报道为 30%，亦有学者认为在 12%~15%。可以看到，尽管遗传背景一致，大多数情况下同卵双生子中仅只有一人患病，说明其他因素也参与疾病发生。这些因素可归结为疾病相关的环境差异及个体发育过程的差异，它们的差异性越大，疾病的遗传因素越不容易显现。

在对风湿免疫病进行遗传学研究时，应尽可能采用生活在相同地理区域并有相同生活模式的患者资料，选择更为同质性者（如大家系）进行研究，这样才能降低发现遗传风险因子的难度。

（彭丽娟）

# 第二节　风湿免疫病的遗传学研究策略

## 一、连锁分析

### （一）经典的连锁分析

染色体在第一次减数分裂时会发生重组，23 对染色体每次减数分裂平均约发生 66 次重组，其中女性重组次数多于男性。厘摩（centimorgan，cM）是重组频率的测量单位。1 cM 定义为两个位点间 100 次减数分裂发生 1 次遗传重组。在人类中，1 cM 平均相当于 100 万碱基对。当一特定的遗传标记与某基因非常靠近时，重组的概率极小，接近于 0；当两者距离很远时，重组概率接近于 0.5。通常以 $\theta$ 来表示重组的比例，当 10% 的减数分裂产物发生了重组时，$\theta=0.1$；$\theta=0$ 时则无重组发生。

连锁分析的主要目的是明确一个特定的遗传标记与某种疾病或表型是否倾向于共同遗传。重组的概率随遗传标记与疾病基因两个位点距离的远近而变化是进行连锁分析的基础，其频率取决于两者的相对位置。如果遗传标记与疾病基因间距离很远，不存在连锁，此时 $\theta=0.5$，则在有 4 个子代的家系中 4 个子女均出现两者同时存在的概率为 $(1/2)^4=1/16$，在有 10 个子代的家系中 10 个子女均出现两者同时存在的概率为 $(1/2)^{10}=1/1\,024$；对后者来说，最好的解释是遗传标记与疾病基因非常接近，$\theta$ 近似于 0。一般将 $\theta=0$ 时两者同时出现的可能性与 $\theta=0.5$ 时的可能性之比值称为拟然比，以 $Z(\theta)$ 表示。$Z(\theta)=\theta$ 为 0 时可能性/$\theta$ 为 0.5 时可能性，其对数值即是优势对数分数（log odd score，LOD）分值。连锁分析中 LOD 值 $\geqslant 3$ 才被认为差异具有统计学意义。进行连锁分析时，遗传标记与疾病基因 $\theta$ 值通常在 0~0.5，如在有 10 个子代的家系中 10 个子女中只有一个子代两者不同时出现，则应以 $\theta$ 为 0.1 时的可能性计算出最大的 LOD 值。实践中，对于 $\theta$ 值不同的大量家系资料应计算出最适合的 $\theta$ 值而得到最大 LOD 值。

经典的连锁分析方法属于参数性以模型为基础的方法，主要适用于高外显性孟德尔遗传性疾病，学者们曾以该方法研究分析家族性周期性发热综合征在 12 号染色体 TNF 受体 1 基因上存在突变，但对复杂不完全外显的 SLE、RA 等风湿性疾病来说该方法并不适宜。

## （二）等位基因共享方法

经典的连锁分析方法在疾病具有高度外显性且遗传模式已知时检测效率较高，而风湿性疾病普遍的遗传学特点为低外显性且遗传模式不清，此时需采用另一类泛称为等位基因共享的连锁分析方法。这一类方法中最常用的是受累同胞对（ASP）分析，属于非参数性无模型方法。当一个家系中有两个以上一级亲属均患有同一疾病时，他们共有特定遗传标记的概率将大于偶然性，这是 ASP 方法的建立基础。疾病与特定遗传标记间无连锁存在时，对于其中一个患者的两个等位基因，同胞与其共享 0 个、1 个、2 个的概率分别为 25%、50%、25%。当存在连锁时，这种概率会出现变化，且遗传标记与疾病位点距离越近这一变化越大。通过对大量的患病同胞对进行检测，经 $\chi^2$ 检验可明确相应遗传标记是否存在等位基因共享概率增高。

ASP 分析的优点：①只应用患病个体的资料（避免将尚未发病的个体误认为正常，对发病较晚的疾病如 RA 的研究较为有利）；②不需要了解疾病的遗传模式；③在遗传标记与疾病基因距离较远时（500 万~1 000 万碱基对）仍有效力；④只需患病同胞的资料而不需父母的资料（父母不在者也可用于研究），故而目前已广泛应用于 SLE、RA 等风湿病的研究中。但该方法亦存在对致病风险不高的基因检测效率低的缺点，为达到显著性要求，对这些基因的检测需要大量的家系。对于致病风险 $\lambda \geq 4.0$ 的基因来说，只需要数百同胞对；$\lambda \leq 2.5$ 时则需要上千甚至上万同胞对，而这在目前的风湿病研究中尚难达到。此外，ASP 连锁分析最多可将感兴趣区域缩窄至 500 万~1 000 万碱基对，应用该方法发现的连锁只是一系列研究中的第一步，先需进行独立验证，确有连锁时再进一步以其他方法，如统计效力更高的相关分析方法，来证实易感基因的存在。

# 二、相关分析

## （一）病例对照研究

要明确一个等位基因是否存在致病风险，理想的方法是进行前瞻性的队列设计，其中一组为携带该等位基因的个体，另一组为不携带该等位基因但其他因素与相匹配的对照组，然后经过一定时间后观察第一组是否发病率更高。但多数情况下这一方案难以采用，只能通过回顾性病例对照方法来进行研究。当疾病在人群中发病率很低时，可用比数比（OR）作为相对危险度（RR）的近似值。比数比为 1 时说明遗传因素与疾病无关；小于 1 说明所研究的遗传因素与疾病负相关。

该方法多以散发病例作为研究对象，用于对单个基因、遗传标记的研究，其优势在于较连锁分析更易检出较弱的效应，在 $P = 0.05$ 水平检测相对危险度为 2 的疾病等位基因只需100 多例患者。当通过病例对照研究观察到正相关性时，要注意有 3 种可能的解释：①对照组与疾病组匹配不当导致假阳性结果；②所研究的等位基因直接参与疾病发病；③所检等位基因与疾病基因存在连锁不平衡。第一种情况常见于两个研究组族群不完全匹配时，这时的阳性结果多与群体的差异有关，因此应选择种群相同的个体作为正常对照。在复杂的疾病中，为克服其他因素的影响，可采用正常同胞作为对照。当然，多数情况下出现的是第二、第三种可能。

## （二）传递不平衡检验

为控制病例对照研究中混杂的族群效应对结果的影响，相关研究中可应用以家系为基础的对照。因为患者的两个等位基因分别遗传自其父母，而父母各有一等位基因未被传给子代，由未被遗传的两个单倍型构成的基因型可作为对照。这样父母与子代遗传背景一致，族群效应得以去除。目前这类方法中最常用的是传递不平衡检验（TDT）。

TDT 是以连锁为基础的相关检验，其原理为：如果一等位基因与疾病无关，那么它由亲代传递给子代的概率应与不传递的概率相等；但当它与疾病相关时，由亲代传递给子代的概率则大于不传递的概率。通过对一定数量的患者及其杂合子父母进行等位基因型检测，TDT 能明确所检测的等位基因是否与疾病相关。实际上 TDT 检测的是与疾病易感基因非常接近、存在连锁不平衡的遗传标记，对于基因内或其附近（一般认为在 100 万碱基对内）存在高度多态性标记的特定候选基因来说，该方法是一极佳的选择。尤其对于相对危险度在 1.5~4 的易感位点，该方法较非参数连锁分析如 ASP 分析检测效率要高得多；例如在研究 1 型糖尿病胰岛素基因时，ASP 分析未显示该基因与疾病连锁而 TDT 发现关联性的存在。TDT 的出现也为更精细地确定疾病易感位点提供了重要的研究方法，选用一系列相近的标记可以定位一个含有易感基因的临界范围。

TDT 的最大优点是最大限度地利用患者父母的资料，既用于检验又构成对照，消除了群体的影响；另一个优点是只要家系中有一个患者即可，而 ASP 须至少 2 例患者。其缺点是随遗传标记与疾病基因距离的增大，相关性迅速降低至 0，因而不适用于全基因扫描研究。此外，因为该方法检测亲代与患病子代间不同等位基因的不平衡传递，在父母基因型资料不全时不能用于分析；而当所研究疾病多在成年甚至老年期起病时，获得患者父母的资料很困难，这限制了其应用范围。

统计学家经过改良后提出同胞传递不平衡检验（S-TDT），不需父母的资料，而以患者与其正常同胞做比较，检测患者遗传标记等位基因频率是否与其正常同胞存在差异。若疾病与该标记不连锁，两者频率应该相同，反之则有差异。这样，TDT 的应用范围得以扩大，但研究显示采用父母资料时效率要略高于采用同胞做比较时。

## 三、动物模型

动物模型也是风湿免疫病遗传学研究中寻找致病基因的一个有效途径。研究动物模型时能对疾病进程进行监控，控制遗传因素的复杂程度并减少环境因素的影响，有利于发现疾病相关的遗传因素。一个典型的例子是，在狼疮的研究中，因与狼疮鼠模型中的阳性位点存在同源区，人 1 号染色体相应区域得到了密切关注。但是，动物与人类间存有遗传差异，并且在人类中存在的病理途径不一定也存在于动物中，从而使动物研究具有局限性。

自发性的经典狼疮动物模型有多种：NZB×NZW/F1、NZM2410、BXSB、MRL/Lpr，它们均有典型的 SLE 免疫病理特征。多个研究小组对不同品系的狼疮鼠模型的全基因组扫描结果均发现 3 个不同品系的狼疮鼠 1 号染色体有一共同易感位点（sle1、Sbw1、Lbw7、Nba2 的重叠区），进一步研究证实 sle1 位点包含 sle-1a、sle-1b 和 sle-1c 3 个独立位点且是鼠狼疮发病的关键性位点，因为：①它决定发病起始环节，该位点的异常可导致小鼠对核小体的"失耐受"，进而产生致病性抗染色质抗体；②它可以与其他狼疮易感位点相互作用，增强和扩大自身免疫反应；③这一区段富集许多已知的免疫调节基因。对照人与鼠染色体遗传图谱可以发现，源于 NZM2410 鼠的 sle1，源于 NZW 鼠的 sle-1b 以及源于 NZB 鼠的 Nba2 和 LbwP7 易感位点区域，与人类 1 号染色体 1q22～23 区域具有同源性。新西兰白鼠衍生的 Sle1c 基因组区间含有编码补体受体 1 和 2 的 *Cr2* 基因。NZM2410/NZW *Cr2* 内的一个单核苷酸多态性，导致产生一个新的糖基化部位。这种位于 C3d 结合区域的多态性减少了配体结合和受体介导的细胞信号传导。与 NZM2410/NZW *Cr2* 等位基因相关的功能检测结果提示该基因是狼疮易感基因。研究人员发现 CR1 和 CR2 内的异常可能通过 *Cr2* 内的一个特定的突变来修饰 C57BL/6 小鼠的其他 SLE 易感基因，从而导致自身抗体的产生。这些有趣的研究结果提示 *Cr2* 与狼疮鼠易感有关，这也推动人们对其在人 SLE 中的潜在作用做进一步的研究。

## 四、芯片技术

芯片技术是 20 世纪 90 年代兴起的一项分子生物学技术。基因芯片又称 DNA 芯片，指以许多特定的寡核苷酸片段或基因片段作为探针，有规律地排列固定于支持物上，与待测的样本基因以碱基配对原则进行杂交，通过激光共聚焦荧光检测系统扫描杂交芯片，再以计算机分析各点的荧光强度，获得所需信息。目前该技术也用于大规模单核苷酸多态（single nucleotide polymorphism，SNP）的筛选鉴定。高密度全基因组 SNP 芯片的推出，不仅使 SNP 的基因分型更加快捷、经济、高通量，而且使从基因组整体水平同时考察遗传学的差异或变化成为可能，被广泛应用于各个研究领域。比较基因组杂交（comparative genomic hybridization，CGH）芯片通过检测、比较样品与对照样品的基因组 DNA 的拷贝数量，可以直观地得到基因组 DNA 发生变异的位点信息及拷贝数量变化信息。目前也在一些疾病的分子遗传学研究中发挥了重要的作用。

（张　龙）

# 第三节　风湿免疫病的遗传学研究进展

以 SLE 为例，总结风湿免疫病的研究进展。已有很强的证据证实遗传易感性是 SLE 易感的关键因素。在最近的几十年里，用关联分析方法对多个基因在狼疮病易感性中的潜在作用进行评估。这些研究已证实一些危险因子，它们包括补体成分的遗传缺陷（C1q、C2 和 C4 缺陷），MHC 类等位基因（DR2 和 DR3），以及编码细胞表面与免疫复合物中 IgG 低亲和力结合的受体的等位基因（FCGR3A 和 FCGR3A）。最近，已有一些研究小组完成了对多患者 SLE 家系数据的连锁分析。多个染色体区域已被证实与 SLE 存在显著连锁。其中，在不同独立人群中得到验证的区域包括 1q23、1q25～31、1q41～42、2q35～37、4p16～15.2、6p11～21 和 16q12。在这每个区域中很可能存在一个或多个 SLE 易感基因。

多个研究结果提示，在基因组 1q23 区域中，FCGR2A 和 FCGR3A 的单核苷酸多态性（SNP）与 SLE 易感相关。另外，其他定位候选基因（包括 FCGR2B 和 PBX1：pre-B cell leukemia transcription factor 1）也是 SLE 的危险因子。1q41～42 中，PARP［poly（ADP ribose）polymerase］的多态性已被证实与 SLE 相关。PARP 的活性由 DNA 链的断裂诱导，而后者在 DNA 修复、应激反应、细胞凋亡和维持基因组的稳定中起作用。定位于 2q37 的候选基因

*PDCD1*（programmed cell death 1）被证实与 SLE 相关。*PDCD1* 内含子中与疾病相关的 SNP 位于可能的 RUNX1 转录因子的结合位点。在对关节炎、牛皮癣（银屑病）的研究中也发现：候选基因中位于 RUNX1 转录因子结合位点的起调控作用的 SNP 与这些疾病相关，这一点与 *PDCD1* 的情况相似。通过对上百个 SLE 白种人患者及其父母的研究，已将染色体中与 SLE 连锁的较大区域 6p11~21 系统缩减为 0.5~1 Mb 长的区段，该区段中含有多个 MHC2 类基因（*DR2*、*DR3* 和 *DR8* 疾病风险相关单倍型）。在中国人群中，发现 16q12 区的转录因子 OAZ（OLF-I/EBF, associated zinc finger）基因的 SNP 与 SLE 相关。最近科学家们发现了与系统性红斑狼疮相关的基因——*TREX1*。在 417 例狼疮患者中就有 9 例患者带有 *TREX1* 基因的突变，而 1 712 例非狼疮患者则一个都没有发现。

利用基因表达差异显示技术是寻找疾病候选基因的一个有效途径。我们应用寡核苷酸基因芯片对 SLE 患者的外周血单个核细胞基因表达谱进行了分析，发现 SLE 患者存在其独特的表达特征：一组基因（*OAS1*、*IFIT3*、*IFIT1*、*Ly6e* 等）在狼疮中表达异常升高。通过生物信息学分析发现，在这些基因的启动子区域均包含有 I 型 IFN 信号传递通路转录因子结合位点。体外刺激试验也证实，这一组异常表达的基因是受 I 型干扰素（IFN-α）调节。国外 3 个小组在白种人群应用基因芯片分析也发现与我们相类似的结果。越来越多的证据表明，IFN-α 调节通路在 SLE 发病中有着重要的作用。有学者认为，SLE 这样复杂的多基因疾病可能是由于同一代谢途径或信号传导途径上不同基因发生突变的结果，由多个微效基因的累加作用和某些环境因子（如感染和激素等）作用所致。有研究小组通过分析干扰素通路中的关键基因的结构变异，发现 *Irf5*、*TyK2* 等基因某个位点的 SNP 与 SLE 危险性有关联。

人类基因组遗传变异有许多形式，研究发现人类基因组中有许多 DNA 片段的拷贝数变异（copy number variants, CNV），这些片段大小在 kb 到 Mb 范围内。拷贝数变异可以通过改变基因的结构和含量来影响基因的活性，从而参与疾病的发生发展。CNV 很少与 SNP 共同作用影响一个基因。基因拷贝数变异被认为是常见人类疾病的遗传学易感因素。最远有研究者发现 FCGR3B 拷贝数的变异可影响 SLE 的易感性。

我们将近些年研究提示与狼疮发病相关的基因总结于表 1-1。这些研究为我们提供了一个研究 SLE 复杂遗传机制重要的线索，并且为进一步的研究确定了一些新的候选易感基因。随着全基因组扫描的应用和功能基因组学研究的开展，参与疾病发生的一些功能性的遗传变异将会被确定。

表 1-1　SLE 相关基因

| 名称 | 基因简称 | 染色体位置 |
| --- | --- | --- |
| 补体 C1q | *C1q* | 1p36 |
| 肿瘤坏死因子受体 2 | *TNFR2* | 1p36 |
| 细胞受体 | *TCRZ* | 1q23 |
| IgG Fc 受体 Ⅲa/b | *FCGR3A/B* | 1q23 |
| IgG Fc 受体 Ⅱa（CD32） | *FCGR2a* | 1q24 |
| 白介素-10 | *IL10* | 1q32 |
| 补体受体 1 | *CR1* | 1q32 |

续表

| 名称 | 基因简称 | 染色体位置 |
|---|---|---|
| 聚（ADP-核糖体）聚合酶 | *PARP* | 1q32 |
| 免疫球蛋白位点 | *IGK* | 1q42 |
| MHC Ⅱ类基因 | *DRB*，*DQA* | 6q21 |
| MHC Ⅲ类基因 | *C2*，*C4*，*TNF* | 6p21 |
| 白介素-6 | *IL6* | 7q21~p15 |
| T 细胞受体位点 G | *TCRG* | 7p15~14 |
| T 细胞受体位点 B | *TCRB* | 7q35 |
| 甘露糖结合凝集素 | *MBL* | 10q11 |
| T 细胞受体位点 A | *TCRA* | 14q11.2 |
| T 细胞受体位点 D | *TCRD* | 14q11.2 |
| Ig 重链位点（V、D、J、C） | *IGH* | 14q32~33 |
| 白介素-4 受体 | *IL4R* | 16p11~12 |
| 干扰素受体 1/2 | *IFNAR1/2* | 21q22.11 |
| 干扰素调节因子 5 | *IRF5* | 7q32 |
| 酪氨酸激酶 2 | *Tyk2* | 19p13.2 |
| TREX1 | *TREX1* | 3p21.31 |
| Ig 位点 | *IGL* | 22q11 |

（吴孝菊）

# 第二章

# 风湿免疫病诊断技术

## 第一节　风湿免疫病体格检查

风湿免疫病常累及全身多个系统，临床表现多种多样。体格检查简便易行，常能为风湿免疫病的诊断提供重要的资料和线索，并能为疾病之间的鉴别诊断提供重要依据，是重要而基本的物理学检查方法。

### 一、皮肤黏膜检查

类风湿结节好发于前臂伸侧和肘关节伸侧，也可见于手背、手指伸侧、膝关节、脊柱和头皮等处，主要在骨隆突处或易受压的部位。表现为 0.3～3 cm 的坚实的结节，呈正常肤色，无触痛，一般可推动，若与纤维组织粘连，则不能移动。有时结节可溃破。风湿热出现的皮下结节好发于四肢关节伸侧，尤其是手足背骨隆起处，也可见于枕后头皮和脊柱部位，为直径 0.5～2 cm 的结节，正常肤色，质地坚实，无压痛。结节性多动脉炎的皮下结节，好发于下肢，为直径 0.5～1 cm 的结节，表面皮肤发红或呈正常肤色，有时结节可沿血管走行分布，压痛，有时可破溃。

红斑在风湿免疫病中极为常见，且表现形式多样。面部蝶形红斑是系统性红斑狼疮的特征性皮损，典型者为面颊和鼻部呈蝶形分布的红色轻度水肿的斑片，皮损消退后不留瘢痕，可有暂时性色素沉着。病情活动时，有时躯干和四肢均可出现对称分布的红色或紫红色斑疹或斑片，可出现掌红斑和甲周红斑。有时可出现在指端和手掌，为紫红色斑丘疹，有时呈紫斑样，中心可有坏死。盘状红斑狼疮的皮损为好发于面部的边界清楚的紫红色浸润斑，表面有黏着性鳞屑，鳞屑下方有角栓。陈旧皮损中心有萎缩和毛细血管扩张，并可有色素沉着和色素减退。亚急性皮肤型红斑狼疮皮损泛发，呈对称分布，颈部、肩、上臂伸侧、前胸、背部好发，腰以下罕见。初始表现为红斑性斑疹或丘疹，逐渐发展为以下两种皮损类型中的一种：①银屑病样或丘疹鳞屑型，表面有鳞屑，无角栓，鳞屑较厚时呈银屑病样外观；②环状斑块型，边缘水肿隆起，外侧有红晕，内缀细小鳞屑。典型的亚急性皮肤型红斑狼疮皮损消退后不留痕迹，但若环状损害持续时间长，斑块中央有色素减退和毛细血管扩张，此皮损可持续数月甚则留有瘢痕。

皮肌炎的特征性皮损包括：①眶周紫红色斑，伴或不伴有眼睑水肿，尤其是上眼睑的非凹陷性鲜红或暗紫红色斑，对皮肌炎的早期诊断有意义；②指关节、掌指关节和肘、膝关节伸侧有对称分布的紫红色斑和扁平丘疹，表面覆盖细小鳞屑，中心可有萎缩，毛细血管扩张；③面部有弥漫性红斑，额部、头皮、颈部、颈前"V"形区和躯干上方也均可有紫红色斑。

环形红斑是风湿热常见的皮损，初起时为红斑或丘疹，中心消退后形成环形或多环形红斑。经数天皮损能自行消退，但新发疹成批出现，无明显自觉症状，皮损好发于躯干和四肢近端。环形红斑边缘隆起者称边缘性红斑，边缘不隆起者称环形红斑。

成人斯蒂尔病皮疹多伴随发热症状。初起为直径 2~5 mm 的鲜红色、桃红色斑疹或斑丘疹，有的融合成片，压之褪色，皮疹多分布于颈部、躯干和四肢，消退后多不留痕迹，少数患者可出现荨麻疹样皮疹、痤疮样皮疹、湿疹、靶形疹、醉酒样皮损或出血点等。

系统性硬化症患者查体可见手指肿胀，皮肤紧贴于下方组织，指腹萎缩变平，手指远端变细，指甲变小。指尖可见点状瘢痕，甚者手指呈半屈曲状，不能伸直。面部、颈部，甚至肢体、躯干皮肤肿胀、发亮，无皱纹，面部呈假面具样，缺乏表情。鼻尖、口唇变薄，张口受限，口周有放射状沟纹。有时面部可有扩张的毛细血管。

白塞病的口腔溃疡可见于唇黏膜、舌、颊黏膜、软腭、硬腭、齿龈和扁桃体，为直径 2~10 mm、圆形或不规则形状、深浅不一的溃疡，底部或有淡黄色覆盖物，周围见红晕。外生殖器溃疡，男性主要发生于阴囊、阴茎、龟头和尿道口，女性以大、小阴唇受累多见，也可见于阴道和宫颈，溃疡较深，可见瘢痕。

## 二、淋巴结检查

各种风湿免疫病活动期均可有淋巴结肿大，应注意与其他疾病鉴别。

淋巴结结核，多发生在儿童和青少年，少数为中年女性，可为原发性或转移性结核。初起查体仅可触及单个或少数散在淋巴结增大，活动而无粘连，质地较硬，可有轻触痛。随着病情发展可有淋巴结周围炎，淋巴结相互粘连，融合成团，不活动，周围组织可见红肿、压痛，并可能见到溃疡或瘘管，常有豆渣样或米汤样脓液流出。晚期可见溃疡边缘皮肤暗红、潜行，肉芽组织苍白、水肿。增大的淋巴结比较固定，融合成串珠状是淋巴结结核的特征。

淋巴瘤浅表及深部淋巴结均可肿大。浅表淋巴结触诊可触及颈部或锁骨上淋巴结、腋下淋巴结肿大，可活动，也可互相粘连融合成块，病情早期，淋巴结较软，触诊可为软骨样感觉，病情晚期质地较硬。腹部查体可触及肿大的肝脏、脾脏。

传染性单核细胞增多症儿童及青少年多见，但近年来成人发病逐渐增多。淋巴结轻或中度肿大，以颈部为甚，腋下、腹股沟次之。多不对称，肿大淋巴结直径很少超过 3 cm，中等硬度，无粘连及明显压痛，肠系膜淋巴结受累时可有腹部压痛。另外，部分患者查体可见皮疹，眼睑水肿，扁桃体肿大，上覆盖灰白色膜状物，咽后壁有白色分泌物，肝脾大。

## 三、骨关节检查

在风湿免疫病的体格检查中以骨关节的检查最为重要。以下将按照各部位骨关节的顺序分别予以介绍，并结合常见的风湿免疫病加以鉴别区分。

### （一）肩关节

正常双肩为对称的圆弧形，由肩胛骨关节盂和肱骨头组成。肩关节为人体运动最灵活的关节，正常的活动范围为前屈90°、后伸45°、外展90°、内收45°、内旋90°、外旋45°，肩外展超过 90°时为上举。

1. 望诊

嘱患者脱去上衣，取坐位或站立位，观察肩关节外形，注意肩关节是否对称，有无肿胀、积液、畸形等。若肩部弧形消失成直角，为"方肩"畸形，多见于肩关节脱位或三角肌萎缩。若肩部一侧高一侧低，可见于肩关节脱位、脊柱侧弯。

2. 运动检查

检查肩关节运动情况时，先用一手固定患者肩胛骨，嘱患者做主动活动，再持患者前臂做多个方向的被动活动。肩关节外展时即出现疼痛，但仍可外展，多见于肩关节炎。轻微外展即感疼痛，见于肱骨或锁骨骨折。肩关节各方向活动均受限的，称为冻结肩，见于肩关节周围炎。外展达 60°~120°感疼痛，超过 120°则消失为冈上肌腱炎。

3. 触诊

肩部多种疾患可在肩关节周围出现压痛点，如肱骨结节间的压痛提示肱二头肌长头腱鞘炎，肱骨大结节压痛提示冈上肌腱损伤，肩峰下内方压痛提示肩峰下滑囊炎。

4. 特殊检查

（1）搭肩试验（杜加斯征）：令患者屈肘 90°并用手触摸对侧肩部，若手能搭到对侧肩部，且肘部能贴近胸壁为正常。若手能搭到对侧肩部，肘部不能靠近胸壁，或肘部能靠近胸壁，手不能搭到对侧肩部，均属阳性征，可见于肩关节脱位。

（2）肩周径测量（卡拉威试验）：用软尺从肩峰绕过腋窝测其周径。肩关节脱位时，由于肱骨头移位后与肩胛骨重叠，故周径增大。需将患侧与健侧作对比。

## （二）肘关节

正常肘关节双侧对称，由肱尺关节、肱桡关节、桡尺近侧关节 3 个关节组成。当前臂完全旋前时，上臂与前臂成一直线；当前臂完全旋后时，上臂和前臂两纵轴间有 10°~15°夹角，称为携物角。正常肘关节活动范围为屈曲 135°~150°，过伸 5°~10°，旋前 80°~90°，旋后 80°~90°。

1. 望诊

观察肘关节时，嘱患者将两侧肘关节完全伸直，掌侧向前，左右对比观察两侧是否对称，注意有无肿胀、畸形、结节等。肘关节积液、滑膜增生、骨折时均可见到肿胀。肱骨内髁骨折时携物角增大，称为肘内翻畸形。肱骨外髁骨折时携物角减小，称为肘外翻畸形。鹰嘴向肘后方突出，可见于肘关节脱位时。肘窝上方突出，可见于髁上骨折。肘窝外下方向桡侧突出，可见于桡骨头脱位。类风湿关节炎可形成梭形畸形。

2. 触诊

检查者以拇指置于患者鹰嘴旁沟之间，另外的一个或两个手指置于对应的鹰嘴内侧沟，令肘部放松，检查肘关节运动情况。若在鹰嘴和尺骨近端的伸侧触到结节，多为类风湿结节。鹰嘴上突肿胀，可见于鹰嘴滑囊炎。

3. 特殊检查

（1）腕伸肌紧张试验（Mill 征）：令患者伸直肘关节，腕关节屈曲的同时前臂旋前，若肱骨外上髁处疼痛为阳性，见于肱骨外上髁炎症。

（2）伸肌紧张试验（Cozen 试验）：令患者握拳屈腕，检查者按压其手背，嘱患者对抗阻力伸指及伸腕关节，若肱骨外上髁处疼痛为阳性，多见于网球肘。

（3）屈肌紧张试验：令患者用力握住检查者的手指，强力伸腕握拳，做对抗运动，若肱骨内上髁处疼痛为阳性，多见于肱骨内上髁炎。

## （三）腕关节及手关节

腕关节由桡骨、尺骨与腕骨之间多个关节连接而成。正常腕关节活动范围为背伸 70°~80°、屈腕 80°~90°、桡偏运动 20°~30°、尺偏运动 40°。手的休息位为腕关节背伸 10°~15°，并有轻度尺偏，手的掌指关节及指间关节半屈曲，拇指轻度外展，指腹接近或触及示指远端指间关节的桡侧，第 2~5 指的屈度逐渐增大，呈放射状指向舟骨。手的功能位为腕背伸 20°~30°，拇指充分外展，即掌指关节及近端指间关节半屈曲，而远端指间关节微屈曲。

1. 望诊

观察腕关节有无肿胀、畸形、肌肉萎缩等。应注意鉴别导致腕部肿胀的原因，腕关节肿胀发展迅速，时肿时消，呈对称性，多见于类风湿关节炎；全腕肿胀显著，红热明显，可见于急性化脓性腕关节炎；梭形肿胀，不红不热的可见于腕关节结核；腱鞘炎所致肿胀通常凸出较局限，可随手指屈伸而改变。常见的腕关节畸形有腕下垂、猿掌、餐叉样畸形等。骨性关节炎多见于中年以上患者，远端指间关节出现骨性隆起的，称为 Heberden 结节。类风湿关节炎可见近端指间关节梭形肿胀。

2. 触诊

检查者将患者腕关节置于拇指与其余手指之间，触诊腕关节的两面。注意有无肿胀、触痛、畸形等。腱鞘囊肿可在腕关节背面的伸肌肌腱之间触及囊性肿大。狭窄性腱鞘炎可在桡骨茎突附近出现压痛。尺骨半脱位可见于类风湿关节炎晚期，在腕背部触及骨性凸出。

3. 叩诊

嘱患者握拳尺偏，用叩诊锤叩击第三掌骨头部，出现疼痛者为阳性，多见于舟骨骨折或月骨骨折。

4. 特殊检查

（1）握拳试验：患者将拇指放在掌心中握拳，检查者握住患者手部向尺侧屈腕，若桡骨茎突部出现疼痛者为阳性，见于桡骨茎突狭窄性腱鞘炎。

（2）屈腕试验：患者极度屈曲腕关节，短时间内即引起手指麻木疼痛者为阳性，见于腕管综合征。

（3）屈指试验：使患者掌指关节略为过伸，屈曲其近端指间关节，近端指间关节不能屈曲者为阳性，可能是内在肌紧张或是关节囊挛缩。

## （四）脊柱

正常脊柱有 4 个生理弯曲，即颈曲、胸曲、腰曲、骶曲。由于年龄、运动训练、脊柱结构差异等因素，脊柱活动范围存在较大的个体差异。决定脊柱活动的主要为颈椎和腰椎。

1. 望诊

脊柱过度后弯称为脊柱后凸，多发于胸椎，常见于强直性脊柱炎、脊柱退行性变、佝偻病等。脊柱过度向前凸出性弯曲，称为脊柱前凸，多发于腰椎，可见于髋关节后脱位、髋关节结核、大量腹腔积液等。脊柱离开后正中线向左或右偏曲称为脊柱侧凸，多发于胸椎、腰椎或胸腰结合处，可见于椎间盘突出、先天脊柱发育不全、各种原因造成的胸廓畸形等。

2. 触诊

嘱患者取端坐位，检查者以右手拇指从枕骨粗隆开始自上而下逐个按压脊椎棘突及椎旁肌肉，出现压痛的部位可能存在病变。所用压力由轻至重以判断压痛点是位于浅层还是深层。胸腰椎病变在相应脊椎棘突有压痛，椎旁压痛多为肌纤维炎或劳损。

3. 叩诊

直接叩击法是用中指或叩诊锤垂直叩击各椎体的棘突。间接叩击法嘱患者取坐位，检查者左手掌置于患者头部，右手半握拳叩击左手背。叩击痛的部位多为病变部位。

4. 运动检查

包括脊柱前屈、后伸、左右侧屈及旋转运动等。可测量以下指标。

（1）腰椎活动度试验（Schober）：令患者直立，在背部正中线髂嵴水平做一标记为零，向下 5 cm 做标记，向上 10 cm 再做另一标记，然后令患者弯腰（保持双膝直立），测量两个标记间的距离，若增加少于 4 cm，提示腰椎活动度降低。

（2）指—地距：患者直立，弯腰伸臂，测指尖与地面距离。

（3）枕—墙距：令患者靠墙直立，双足跟贴墙，双腿伸直，背贴墙，收腹，眼平视，测量枕骨结节与墙之间的水平距离。正常应为 0。如枕部不能贴墙，为异常。

（4）胸廓活动度：患者直立，用刻度软尺测第 4 肋间隙水平（妇女乳房下缘）的深呼气和深吸气的胸围差。小于 2.5 cm 为异常。

5. 特殊检查

（1）臂丛神经牵拉试验：患者取坐位，头微屈，检查者一手置于患侧头部，另一手握患侧腕部做相对牵引，若患肢出现放射疼痛、麻木为阳性。多用于颈椎病的检查。

（2）椎间孔挤压试验：患者取坐位，头偏向患侧，检查者用手按住患者头顶部向下加压，若出现放射性疼痛为阳性。多用于颈椎病的检查。

（3）椎间孔分离试验：检查者一手托患者颏下，另一手托枕部，逐渐向上牵引头部，若患者感到颈部和上肢的疼痛减轻为阳性。多见于颈椎椎间孔狭窄，神经根受压时。

（4）吸气转头试验：患者取坐位，昂首转向被检查一侧，深吸气后屏住呼吸，检查者用手指触摸患者桡动脉，若感到桡动脉搏动明显减弱或消失者为阳性。常见于前斜角肌综合征等。

（5）直腿抬高试验：患者仰卧，两腿伸直，分别做直腿抬高动作，若上抬受限，同时有下肢放射性疼痛则为阳性，说明有坐骨神经根受压。

（6）健肢抬高试验：患者仰卧，抬高健肢，患侧产生腰痛或伴有下肢放射痛者为阳性。多见于中央型腰椎间盘突出症。

（7）拾物试验：在地上放物品，嘱患者去拾，如骶棘肌有痉挛，患者抬物时只能屈曲两侧膝、髋关节而不能弯腰，多见于下胸椎及腰椎病变。

6. 鉴别诊断

脊柱关节病、骨结核、骨转移癌均可能出现脊柱疼痛，须注意鉴别。

脊柱关节病多为中青年发病，男性多见。发病前可有腹泻、尿道炎、结膜炎或发热等临床表现。关节炎以下肢为主。体格检查可见口腔溃疡、银屑病样皮疹或指甲病变、结节性红斑等。部分患者可见腊肠指（趾）、膝关节、踝关节等处可出现肿胀，并可能出现关节腔积液，活动受限等。累及骶髂关节时骶髂关节处压痛，活动受限，"4"字试验、Schober 试验等阳性。

80%以上骨与关节结核继发于各类肺结核，在儿童和青年发病居多，尤以10岁以下儿童多见。骨与关节结核好发于松质骨和扁骨，最常见于脊柱、髋、肩、肘、踝等处，发生于脊柱者占68%，且以腰椎结核居首。主要临床表现为结核中毒症状，少数患者在急性发作期可有高热、骨或关节肿胀等。体格检查可见局部脓疡，严重者可查到窦道。颈椎结核患者可见头前倾或斜倾，以手托下颌，颈部疼痛可向枕部或上肢放射。腰椎、胸椎结核患者躯干呈直立位，行走须以手托腰部，脊柱生理曲度消失，活动受限，拾物试验阳性。胸椎结核，胸椎处压痛可向上腹放射，腰椎结核腰椎处压痛可向下肢放射。

骨转移癌好发于中老年，40岁以上发病居多。骨转移癌一般是由血行播散而来，常为多发，极少为单发。脊柱、骨盆和长骨干骺端是好发部位，脊柱是转移癌发生率最高的部位，躯干骨多于四肢骨，下肢多于上肢。体格检查时，可见脊柱叩击痛，转移部位压痛等，神经系统检查可正常也可异常。

## （五）骨盆

骨盆由骶骨、尾骨和髋骨组成。人直立时骨盆前倾，两侧髂前上棘和耻骨结节位于同一冠状面上。正常骨盆倾斜角，男性为50°～55°，女性为55°～60°。

1. 望诊

患者取站立位，从前面观察两侧髂前上棘是否等高，是否有倾斜；从侧面观察骨盆有无前倾；从后面观察两侧髂后上棘是否等高。

2. 触诊

骨盆触诊时，患者取站立位。首先触诊髂嵴、髂前上棘、髂前下棘，注意两侧是否等高，有无压痛。后触诊耻骨结节、耻骨联合、耻骨上支及下支，注意有无压痛及骨轮廓改变。侧面触诊股骨大转子，两侧是否等高，局部有无触痛。后面检查髂后上棘，两侧是否等高，骶髂关节处有无压痛，骶骨后面骨轮廓有无改变，尾骨有无压痛。屈曲髋关节，检查坐骨结节骨轮廓有无改变。

3. 特殊检查

（1）骨盆挤压分离试验：患者仰卧位，检查者两手置于髂骨翼两侧同时向中线挤压骨盆，若发生疼痛为阳性，提示骨盆有骨折或骶髂关节有病变。

（2）"4"字试验：患者仰卧，屈膝、屈髋，将小腿横置于另一侧膝关节上，双下肢呈"4"字形，检查者一手放在髂前上棘前固定骨盆，另一手放在患者屈曲的膝关节内侧下压，若骶髂关节处出现疼痛为阳性。提示骶髂关节病变。

（3）床边试验：患者仰卧，一侧臀部位于床外，让该侧下肢在床边下垂，检查者按压使其髋后伸，同时按压另一侧膝关节，使之尽量屈髋、屈膝，若骶髂关节出现疼痛为阳性。提示骶髂关节病变。

（4）单髋后伸试验：患者俯卧位，下肢伸直，检查者一手按住患者骶骨背面，另一手向上提起一侧下肢，使髋关节被动后伸，若骶髂关节处疼痛为阳性。提示骶髂关节病变。

（5）髋关节过伸试验（伸髋试验）：患者俯卧，检查者一手压住患侧骶髂关节，另一手将患侧膝关节屈至90°，握住踝部，向上提起，使膝过伸，此时必扭动骶髂关节，如有疼痛即为阳性，此试验可同时检查髋关节及骶髂关节的病变，其意义同"4"字试验。

（6）卧床翻身试验：骶髂关节炎的患者，常喜健侧卧位，下肢屈曲，否则多引起病变部位疼痛。翻身时病变部位疼痛加重，故常以手扶持臀部，或请旁人帮助才能翻身。

（7）骶髂关节定位试验：患者仰卧，检查者抱住其两膝后部，使髋关节屈曲至90°位，其小腿自然地放在检查者右臂上。检查者左手压住膝部，使骨盆紧贴检查台。患者肌肉放松，然后以双大腿为杠杆，将骨盆向右和向左挤压，往往是一侧受挤压，对侧被拉开。骶髂关节疾患时，向患侧挤压时疼痛较轻，而向对侧挤压则患侧被拉开，且疼痛较剧烈。

（8）单腿跳跃试验：先用健侧，后用患侧单腿跳跃。如腰椎无病变，则健侧持重单腿跳跃时当无困难。如患侧持重做单腿跳跃时有明显骶髂部痛，或不能跳起，则考虑患侧骶髂关节、脊柱和神经系统可能有疾病。

（9）吊筒柄试验（斜攀试验）：患者仰卧，检查者手扶患腿，使之屈膝屈髋。然后检查者一手握住膝部，强使髋关节屈曲内收，另一手扶住患侧肩部，以稳定上身不动，这时由于臀肌牵引和大腿向内侧挤压骨盆，致使骨盆纵轴产生旋转压力。若骶髂关节不稳，则产生疼痛。

（10）骨盆摇摆试验：患者取仰卧位，将双髋关节及双膝关节完全屈曲。检查者一手扶持患者双膝，另一手托起患者臀部，使其做腰骶部被动屈曲及骨盆左右摆动活动。如出现腰痛，为阳性。可能是腰骶部有病变或下腰部软组织劳损。

（11）骨盆按压试验：患者取侧卧位，双下肢微屈。检查者用双手压髂骨嵴前部。若骶髂关节部出现疼痛，则为阳性。

（12）骨盆旋转试验：患者坐于小椅子上，检查者面向患者，以两大腿内侧夹住患者两膝以稳定骨盆，再用两手分别扶住患者两肩，将躯干做左右旋转活动。若骶髂关节有病变，则病变侧出现疼痛，为阳性。

4. 鉴别诊断

骶髂关节和腰骶关节的疼痛主要通过以下试验检查加以鉴别。

（1）腰骶关节试验：患者仰卧，检查者令患者屈膝屈髋，而后用两手压其双膝，将其双大腿推向腹部，如患者觉腰骶部疼痛，即为阳性。提示病变在腰骶关节部位。

（2）骶髂关节试验：患者仰卧，屈曲双髋双膝，检查者分别用双手向外展外旋方向压其膝部，如引起骶髂关节处疼痛，即为阳性。提示病变在骶髂关节处。

（3）立坐位弯腰鉴别试验：本试验主要目的是鉴别腰骶关节和骶髂关节的疼痛。患者先立位后坐位，做弯腰前屈动作。立坐位弯腰均感疼痛者，为腰骶关节病变，因为立位和坐位弯腰时，腰骶关节均受卷曲应力。如坐位弯腰无痛或疼痛很轻，而单在立位弯腰时疼痛，则为骶髂关节病变，因为坐位时，骶髂关节被臀肌绞锁而稳定，故坐位弯腰时，腰骶关节遭受卷曲应力较大，而骶髂关节接受应力较小。因此，假若腰骶关节无病，则坐位弯腰不痛，而只在立位弯腰时才痛，这才证实是骶髂关节的疼痛。当然，单纯检查坐位或单独检查立位的弯腰动作，不做对比试验，就不能做鉴别坐位弯腰试验。

（4）骨盆倾斜试验：在弯腰时，除检查疼痛外，还应观察弯腰时的动作中心部位。先在髂前上棘和髂后上棘之间连一直线，在此连线上用粘膏贴一直尺，然后令患者弯腰。假如直尺没有倾斜或很小倾斜，则说明是利用腰椎的弯曲来减轻骶髂关节的倾斜，此时判定为骶髂关节病变；反之，骨盆的倾斜很大而腰椎保持伸直状态，弯曲中心在髋关节，则说明为腰骶关节的病变。

（5）坎贝尔试验：用立位和坐位两种体位令患者弯腰，检查其骨盆有无倾斜来区别腰骶关节或骶髂关节的病变。与上述原理完全一样，只是不贴直尺，直接用眼观察骨盆有无倾斜。若为骶髂关节病，则骨盆无痛，仅是腰部变曲；若为腰骶关节病，则骨盆前倾。

## （六）髋关节

髋关节由股骨头和髋臼组成，正常两侧对称，活动度为屈曲 130°～140°，后伸 15°～30°，内收 20°～30°，外展 30°～45°，旋转 45°。

1. 望诊

患者平卧于硬板床上，对比两侧髋关节，注意髋部异常的肿胀、膨隆，皮肤皱褶的增多或减少，皮肤有无擦伤、色泽变化、疱疹、窦道。髋关节病变可引起步态改变，对于可以行走的患者，要检查站立姿势、步态。由髋关节引起的异常步态主要有跛行、鸭步等。常见的畸形主要有内收畸形、外展畸形、旋转畸形等。

2. 触诊

髋关节位置深，只能触及其体表位置。触诊可按如下顺序：先髂前上棘、髂嵴、股骨大转子，然后股骨颈、股骨头、髋臼，最后股骨大转子。尤其注意股三角与大粗隆外侧，股三角区触诊淋巴结是否肿大，局部有无肿胀、压痛等。髋部周围肌肉触诊，先检查屈肌群，虽然髂腰肌触不到，但髂腰肌挛缩可导致髋关节屈曲畸形；然后触诊缝匠肌、股直肌、内收肌群的长收肌；接着触诊外展肌群的臀中肌。检查时注意有无压痛与索状物，了解肌张力。

3. 运动检查

类风湿关节炎患者或股骨头坏死患者常表现为髋关节内旋受限。

4. 特殊检查

（1）单腿独立试验：患者保持身体直立，交替单腿站立，若不负重一侧的骨盆不抬高反下降为阳性。提示负重侧的臀中肌无力或功能不全。

（2）髂胫束挛缩试验（欧伯试验）：患者侧卧，健侧卧位并屈髋屈膝，检查者一手固定骨盆，另一手握患侧令其尽量外展，然后屈膝 90°。若外展的大腿放松后不能自然落下为阳性。提示髂胫束挛缩。

（3）髋关节屈曲挛缩试验（托马试验）：患者仰卧，一侧腿完全伸直，另一侧腿屈髋、屈膝，使大腿贴近腹壁，使腰椎紧贴于床面，若伸直一侧的腿不能平放于床面，或平放于床面则引起代偿性腰椎前凸为阳性。提示髋关节屈曲挛缩畸形。

（4）下肢短缩试验（艾利斯试验）：患者仰卧位，两腿屈髋、屈膝并拢，两足平行置于床面，观察两膝的高度，若两膝不等高为阳性。提示较低一侧股骨或胫骨短缩，或髋关节后脱位。

（5）大腿滚动试验（高芬试验）：患者仰卧，双下肢伸直，检查者以手掌轻搓大腿，使大腿向内外旋转滚动。若系该髋关节疾患并引起髋四周肌肉痉挛，则运动受限、疼痛，并见该侧腹肌收缩，即为阳性。此实验主要用来检查髋关节炎症、结核、股骨颈骨折、粗隆间骨折等。

（6）腰大肌挛缩试验（过伸试验）：患者取俯卧位，患肢屈膝 90°，检查者一手握住踝部将下肢提起，使髋关节过伸。若骨盆随之抬起，为阳性。说明髋关节后伸活动受限。当腰大肌脓肿或有早期髋关节结核时，此试验可出现阳性。

（7）望远镜试验（套叠征、都普顿、巴洛夫试验）：患者仰卧，助手按住骨盆，检查者两手握住患者小腿，伸直髋、膝关节，然后上下推拉患肢。若患肢能上下移动 2～3 cm，即为阳性。

（8）欧特拉尼试验：患者仰卧，髋、膝屈曲90°，检查者一手手掌扶住患侧膝及大腿，拇指放在腹股沟下方大腿内侧，其余手指放在大粗隆部位，另一手握住对侧下肢以稳定骨盆。检查时先用拇指向外侧推，并用掌心由膝部沿股骨纵轴加压，同时将大腿轻度内收。如有先天性髋脱位，则股骨头向后上脱出并发出弹响；然后外展大腿，同时用中指向前内顶压大粗隆，股骨头便复位。当它滑过髋臼后缘时，又发出弹响，表明本试验阳性。适用于6个月至1岁以内的婴儿先天性髋脱位的早期诊断。

（9）巴劳试验：用于检查1岁以内婴儿有无先天性髋脱位。第一步检查是，患儿仰卧，检查者首先使患儿双侧髋关节屈曲90°，双膝关节尽量屈曲。双手握住患儿双下肢，双手拇指分别放在患儿大腿内侧小粗隆部，中指置于大粗隆部位，轻柔地外展双髋关节，同时中指在大粗隆部位向前内推压。如听到响声，表明脱位的髋关节复位，股骨头滑入髋臼。第二步检查是，拇指在小粗隆部位向外推压，若听到响声，表明股骨头滑出髋臼，表明试验阳性。假如拇指放松压力，股骨头即复位，说明髋关节不稳定，以后容易发生脱位。

（10）蛙式试验：又称双髋外展试验，用于婴儿。患儿仰卧，检查者扶持患者两侧膝部，将双侧髋、膝关节均屈曲90°，再做双髋外展外旋动作，呈蛙式位。如一侧或双侧大腿不能平落于床面，即为阳性。先天性髋脱位的患儿，此试验阳性。

（11）直腿屈曲试验：患儿仰卧，检查者一手握住小腿下端，使髋关节尽量屈曲，膝关节伸直。若有先天性髋脱位，则患肢可与腹胸部接触，其足可与颜面部接触，表明脱位髋关节屈曲活动的范围增大。本试验适于婴幼儿的检查。

（12）黑尔试验：主要用于区别髋关节疾病与坐骨神经痛。患者仰卧，检查者将患肢膝关节屈曲，踝部放于健肢大腿上，再将膝部下压，抵至床面。如为坐骨神经痛，可放置自如；若髋关节有疾患，则不能抵至床面。

5. 股骨大转子位置的测量方法

（1）髂坐骨结节连线：又称奈拉通（Nelaton）线。患者取侧卧位，从髂前上棘到坐骨结节的连线，正常股骨大转子的顶点恰在该连线上。若大转子超过此线以上，提示大转子上移。

（2）髂股连线：又称休梅克（Shoemaker）线。患者取仰卧位，两髋伸直中立位，两侧髂前上棘在同一平面上，从两侧髂前上棘与股骨大转子顶点分别做连线，即髂股连线。正常两连线之延长线相交于脐或脐上中线，称为卡普兰（Kaplan）交点。若延长线交于健侧脐下，且偏离中线，提示一侧大转子上移。

（3）大转子与髂前上棘间的水平距离：患者取仰卧位，自髂前上棘与床面做一条垂线，自股骨大转子顶点与身体平行划一线与上线垂直，连接髂前上棘与大转子顶点，即构成一直角三角形，称为布瑞安（Bryant）三角。正常直角的两边等长。若大转子顶点到髂前上棘与床面的垂线之间的距离变短，提示该侧大转子向上移位。

6. 鉴别诊断

强直性脊柱炎与股骨头无菌性坏死髋关节疼痛的鉴别诊断。

强直性脊柱炎多见于儿童或青少年起病的患者，髋关节受累更常见，其发生率在17% ~ 36%，多为双侧隐袭，并较其他关节受累更易致残。疾病晚期常出现髋关节屈曲难伸，并引起特征性的步态，强直性脊柱炎髋关节受累常伴有骶髂、臀部疼痛。股骨头无菌性坏死的主诉还常见髋关节、腹股沟区的局限性疼痛，并有可能沿着大腿向膝关节放射，在活动和负重时加重，休息时减轻。询问病史时应注意询问患者的疼痛部位，有无放射痛，是否使用激素和嗜酒等。

体格检查时，强直性脊柱炎并发髋关节病变的患者，早期即可出现疼痛步态或臀中肌受累的蹒跚步态，晚期因髋关节的屈曲畸形可出现强迫卧位。髋关节活动范围受限，尤其在屈曲和内旋时明显。压痛部位多局限。股骨头无菌性坏死患者多见单侧跛行，晚期髋关节活动范围受限，屈曲和内外旋时均可受限。髋关节、腹股沟区压痛可沿大腿向膝关节放射。

## （七）膝关节

膝关节是人体内最大最复杂的关节，由股骨内外侧髁和胫骨内外侧髁及髌骨组成。正常膝关节有 $5°\sim10°$ 的生理外翻角。其活动范围为：屈膝 $145°$，伸膝 $0°$，屈曲 $90°$ 时内、外旋转运动 $10°\sim20°$。

1. 望诊

观察两侧膝关节是否对称，有无肿胀、畸形。膝关节积液时，膝关节均匀肿大，双侧膝眼消失。髌前滑囊炎时髌骨前明显隆起。半月板囊肿时关节间隙附近有突出物。注意股四头肌有无萎缩，因关节病变影响步行，可致股四头肌失用性萎缩。

2. 触诊

患者取坐位或仰卧位，两膝屈曲 $90°$，可以清楚触诊膝关节的骨隆起和关节边缘。膝关节炎症多于膝眼处压痛。急性损伤可在损伤部位查到压痛点。

3. 特殊检查

（1）浮髌试验：患者平卧，伸直下肢，检查者一手压在髌上囊处向下挤压，使积液流入关节腔，另一手拇、中指固定髌骨内外缘，示指按压髌骨，若感觉髌骨与关节面有碰触感，松手时髌骨浮起，为浮髌试验阳性。提示膝关节腔内有中等量以上积液。

（2）半月板弹响试验（麦克马瑞试验）：患者仰卧位，检查者一手握足部，一手固定膝关节，使膝关节尽量屈曲，小腿内收、外展，慢慢伸直膝关节。若膝关节外侧有弹响和疼痛为阳性，表明外侧半月板有损伤。做反方向动作，小腿外旋、内翻，慢慢伸直膝关节，若有弹响和疼痛为阳性，表明内侧半月板有损伤。

（3）抽屉试验：患者仰卧位，双膝屈曲 $90°$，检查者双手握住小腿近端用力前后推拉。若小腿近端过度向前移动，表明前交叉韧带断裂；若小腿近端过度向后移动，表明后交叉韧带断裂。

（4）侧方应力试验：患者取仰卧位，将膝关节置于完全伸直位，分别做膝关节的被动外翻和内翻，与健侧对比。若超出正常外翻或内翻范围，则为阳性。说明有外侧或内侧副韧带损伤。

4. 鉴别诊断

类风湿关节炎、骨关节炎、强直性脊柱炎及反应性关节炎均可出现膝关节疼痛。

类风湿关节炎可发于任何年龄，其中 $45\sim55$ 岁的女性发病率较高。体格检查时膝关节肿胀，以滑膜肿胀、积液为主，皮温可能升高，浮髌试验阳性。另外可见近端指间关节、掌指关节、腕关节等处关节的肿胀、压痛，皮温升高，关节处多有压痛。严重者可出现多关节活动受限。晚期可见典型的尺侧偏斜、天鹅颈、纽扣花畸形等。部分患者可在骨隆突处或经常受压的部位触及类风湿结节。

骨性关节炎多见于 60 岁以上的老年人，女性较男性发病率高。体格检查时可发现膝关节局部压痛、关节肿胀，多为骨性增生，浮髌试验阴性。手关节、髋关节、足关节、颈椎、腰椎等受累关节可闻及骨摩擦音，严重者关节活动受限，偶有关节半脱位。

强直性脊柱炎以 20~30 岁的男性多见。体格检查时患者可出现单侧膝关节肿胀，浮髌试验多阳性。肌腱端如坐骨结节、股骨大转子、胸肋关节等处压痛，甚至关节肿胀，严重者脊柱生理曲度消失，活动度减少。Schober 试验、"4" 字试验等可出现阳性。

反应性关节炎多发于 16~35 岁的青年男性。体格检查时可发现口腔溃疡、局部皮肤出现溢脓性皮肤角化症及龟头炎等，眼科检查可出现角膜炎、葡萄膜炎、结膜炎、前房积脓、角膜溃疡等，坐骨结节、股骨大转子、脊柱棘突、胸肋关节、髂嵴、胫骨粗隆、跟腱、耻骨联合等部位有压痛或肿胀，可见腊肠指，外周关节可出现红肿、压痛、关节腔积液。

### （八）踝部与足

踝关节由胫骨、腓骨远端和距骨体近端组成。正常可跖屈 45°、背屈 20° 及做轻微的内收、外展运动。

**1. 望诊**

患者取坐位或站位，观察有无肿胀、畸形。全踝关节肿胀常见于踝部骨折、关节结核、骨性关节炎等。局限性关节肿胀多见于类风湿关节炎、跟腱周围炎。足踝部畸形常见扁平足、高弓足、马蹄足、足内翻、足外翻等。

**2. 触诊**

韧带损伤、跟骨骨折、内外踝骨折均可在局部出现压痛。第二、第三跖骨头处压痛见于跖骨无菌性坏死。

**3. 特殊检查**

（1）伸踝试验：嘱患者伸直小腿，然后用力背伸踝关节，若小腿肌肉发生疼痛，则为本试验阳性。提示小腿有深静脉血栓性静脉炎。

（2）前足挤压试验：患者仰卧位，检查者用手握住患者前足部横向挤压，若出现剧烈疼痛为阳性。提示有跖骨骨折。

（李振英）

# 第二节　关节腔穿刺术

关节腔穿刺术是抽取关节滑液和关节腔注射共同使用的一种操作技术。前者主要是为在关节液内寻找疾病诊断和病情评价的依据，以指导治疗；后者是为达成治疗的目标。因此，关节腔穿刺术对于诊断和治疗关节疾病都十分重要，是风湿病医生常用的临床操作技术之一。

针对不同的关节部位和不同的穿刺目的，关节穿刺的适应证、原理和预期结果各有不同，所带来的风险也存在差异。如最常见的膝关节穿刺，即便操作简易，但感染的风险依旧存在。因此，不管是以诊断还是治疗为目的，准确选定穿刺部位和规范操作都是十分重要的。这种操作首先要求医生对患者疼痛部位的解剖学有较好的掌握。对关节间隙大小和结构的判断，有利于选择穿刺时针头的大小和进针方向；对关节周围解剖结构的正确判断，有利于避免损伤关节周围的血管与神经，以避免医源性关节韧带损伤。在明确了穿刺目的并了解患者整体状况后，严格灭菌的器械和无菌操作意识是确保关节腔穿刺术安全必要的前提。关节液的分析对于关节疾病的鉴别诊断，尤其是化脓性关节炎和结晶性关节炎的鉴别诊断具有重要的临床意义，肉眼对关节液的直接检视可以分辨出关节炎症的轻重程度，以及是否存在关节积血；关节液的微生物学检查是确诊其是否存在感染最重要的措施。如关节炎症越重，关节积液就可能越多，其浓度则会越低，呈透明或半透明；单核细胞和多形核细胞计数越高，关节液的浑浊度则越高。但这种改变在临床实践中不是绝对的。关节积液中的单钠尿酸盐和焦磷酸钙晶体对于明确晶体相关关节炎是十分重要的，即使处于关节炎发作的间歇期，同样可以检测到晶体的存在。

## 一、关节穿刺抽液的适应证

关节穿刺抽液主要用于诊断，有时也应急处理在临床上可能导致败血症死亡的急性化脓性关节炎，特别是对单发的急性关节炎和已经存在的慢性多发关节炎出现单关节急性发作的患者。关节穿刺可以更清晰地明确其是关节脓肿还是晶体相关性积液（痛风或假痛风），以提供针对性治疗的依据。

## 二、诊断性关节穿刺抽液的适应证

1. 急性滑膜炎
（1）化脓性关节炎。
（2）晶体性关节炎：常见尿酸钠晶体、焦磷酸钙晶体，少见草酸盐晶体、胆固醇晶体。
2. 慢性关节病
可见尿酸钠盐晶体、焦磷酸钙盐晶体。

## 三、治疗性关节穿刺的适应证

（1）急性关节炎：①降低关节腔压力；②关节内注射激素类药物；③关节内注射玻璃酸钠。
（2）化脓性关节炎脓液的再次抽吸或关节内注射抗生素。
（3）顽固性关节病的关节灌洗：应当注意的是，所有关节穿刺所采集的关节液，如果采集量充足，应当常规送检。

化脓性关节炎突出的临床表现呈急性滑膜炎，特别是患有风湿性关节炎、糖尿病或者免疫功能低下的高危患者，关节化脓虽然不具有特异性，但是时常发生在一些已有损伤的关节。急性炎症迅速进展的单关节炎，如第一跖趾关节，继后也会发生在同侧距小腿关节或同侧的膝关节。关节周围红肿或红斑样肿胀是急性化脓性或晶体性关节炎关节周围炎症的特异性表现。如为非化脓性或非晶体性关节炎，通常关节的疼痛并不十分剧烈。

关节穿刺是处理化脓性关节炎的重要措施之一。然而由于病情迁延出现纤维蛋白沉积或形成包裹性脓肿，则需要超声引导下穿刺冲洗，或关节镜处理，或外科切开引流，但必须由骨科或风湿科医生全面分析病情后作出处理意见。对于晶体性关节炎，不管是处于急性发作期还是炎症间歇期关节穿刺对诊断都是有意义的。

关节积液或者关节积血导致的关节肿胀使关节腔内张力增高，关节穿刺可以快速缓解这种紧张并减轻疼痛，暂时可不将关节液全部抽出。穿刺后关节腔内注射长效皮质激素可以预防和减轻关节炎症，随后再进行进一步处理。如果怀疑为脓性关节液，应当在关节液培养排除关节化脓后再注射激素。如临床上不怀疑关节感染，为了尽早对关节炎症做针对性处理，关节液培养也可不作为常规检查。关节注射激素治疗可以避免与其他系统疾病治疗的冲突，同时还能快速缓解症状特别是在单一关节炎急性发作的情况下，关节腔内注射激素治疗为最佳治疗方案。

## 四、器械准备

关节腔穿刺包 1 个（包括消毒孔巾、弯盘、消毒纱布等），7 号穿刺针及 5 mL 和 20 mL 注射器各 1 支，无菌手套 2 副，无菌试管多支，弯盘 1 个，局部麻醉药（利多卡因 100 mg）1 支或 1 瓶，消毒液（聚维酮碘）1 瓶，砂轮 1 枚，油性画线笔 1 支，棉签 1 包，敷贴 1 个。如需关节腔内注射药物，同时备好所需药物及注射器。

## 五、术前准备

（1）详细了解病史，参阅患者骨关节 X 线或 CT 片（必要时行 B 超检查）确定穿刺点，并用油性画线笔标记穿刺点。

（2）进行体格检查和必要的实验室检查，如血常规、血小板计数、出凝血时间、活化部分凝血活酶时间及凝血酶原时间等。

（3）向患者和（或）法定监护人说明关节腔穿刺的目的、意义、安全性和可能发生的并发症。简要说明操作过程，解除患者的顾虑，取得配合，并签署知情同意书。

（4）确保穿刺部位标记（B 超或 X 线定位下）正确，核查器械准备是否齐全。

（5）如用普鲁卡因局部麻醉，应做好皮肤过敏试验。

（6）术者及助手常规洗手，戴帽子和口罩。

## 六、穿刺方法

1. 穿刺者注意事项

穿刺需要有严格的无菌设备。戴无菌手套既是无菌操作防止关节感染的基本要求，也是用来保护操作者的重要措施，特别是面对人类免疫缺陷病毒（HIV）和肝炎病毒携带者时尤其重要。尽管不需要穿隔离衣和在无菌的操作室进行，相对无菌的环境下进行穿刺是必要的，在洁净的普通病房和门诊也能够满足穿刺条件。然而，尽管如此严格，仍有极少数的被穿刺关节会发生感染，这可能与操作过程中出现的意外或患者个体有关。

2. 患者准备工作

患者应该充分暴露所要注射的部位，躺在床或者沙发上，以最舒服的姿势放松肌肉。在皮肤表面确认解剖位置及关节标志，确定好皮肤表面的进针点，进针点可用消毒棉签用"X"做一标记，交叉处为进针点。也可在进针点压出一个痕迹作为标记。用浓碘酊消毒和乙醇脱碘 2 遍消毒皮肤；制冷喷雾麻醉药麻醉方式通常被用作儿童关节穿刺麻醉。

3. 操作注意事项

大关节，如膝关节和肩关节通常使用 7 号或 9 号针，特别是对穿刺抽液时，大针头更容易使关节液流出，7 号或 5 号针适合小关节穿刺；小的注射器在关节穿刺的时候更容易操作，穿刺成功后再连接使用 20 mL 的注射器抽液要容易得多。

如果要进行治疗注射，可用 2mL 的注射器抽取激素药物，然后用手固定针栓，连接穿刺针头后向关节腔内注射药物，无阻力感视为药物已经注射到关节腔内。注射过程中尽量减少针头移动，以保持先前穿刺时针头在关节腔内的位置，以较快速度推注药物，减少操作的时间。如果穿刺抽液的同时进行激素注射，最好不要将积液完全吸引干净。研究发现，尽管体表精确地定位了穿刺点，通过关节腔内显影剂注射发现仍有 9% 的膝关节和 30% 的肩关节非超声引导下关节注射后的关节腔外显影，这说明超声引导下的关节腔注射是必要的。另有研究发现，临床评价的关节炎好转与关节穿刺准确度无关，这说明注射激素到达关节周围同样有疗效。如果注射药物时有抵抗感，可以将针回抽少许，重新确定方向进针到正确的位置，然后注射药物。

通常情况下，关节内注射的激素药物是长效疏水激素，如醋酸甲泼尼龙和醋酸泼尼松。氢化可的松为短效激素，关节治疗效果不佳，更多用于像腕管综合征等需要软组织注射治疗。必须提示，甲泼尼龙与局部麻醉药混合在一起注射将会出现沉淀，故应在局部麻醉后，更换注射器抽取激素药物注射。不管是抽取关节液，还是关节内注射，结束穿刺拔出针后，穿刺点必须用棉球压迫，直到皮肤不再出血为止，最后用敷贴保护穿刺点局部。如抽取关节液，应常规送检。

4. 患者告知

向患者解释基本原理及操作流程，同时告知患者穿刺过程中可能发生的不适症状与程度。应当讲明，患者越放松则效果越佳，穿刺时的不适感越轻。熟练的操作技术能将不适感降低到静脉穿刺以下，特别是像膝关节、踝关节或肩关节的大关节，尤其是伴有较多渗出液时，穿刺时的疼痛与不适感更不明显，操作过程中动作越快则不适感存在的时间就越短。

关节内注射的危险和可能的不良反应是患者最关心的。关节内注射的激素不良反应很低，有 12%～15% 的患者可出现面部潮红，与注射剂量的大小呈正相关；<1/10 000 的患者发生穿刺后感染；关节周围注射有时可发生注射局部皮下萎缩或局部皮肤色素脱失，尤其是小关节或者复杂关节处。风湿性关节炎关节内注射激素对软骨和骨头有一定损害，因此，建议注射的频率不得超过每月 3 次；骨关节炎关节内注射激素每月注射 3 次超过 2 年时间，未发现有任何不良反应出现。关节内注射的激素只有极少部分被机体吸收，不会对机体产生明显的不良反应，因此适用于糖尿病患者的单发性非化脓性急性关节炎注射治疗。

如使用局部麻醉，注射后 2～4 小时才能恢复痛觉。膝、距小腿等大的负重关节注射激素后卧床休息或者减少运动 12～24 小时，有利于提升治疗效果。

5. 穿刺失败与处理

当针经皮肤进入关节腔时患者感到不适或疼痛，可能是穿刺进针方向有偏差针头触及关节滑膜或骨膜所致，此时如进针困难或有阻力，证实穿刺有误，可稍微回退穿刺针，重新根据标志性的解剖位置调整方向后再进针。一旦穿刺针进入到准确位置，将针栓轻微回抽数毫米，不要移动到针头，如吸出关节液可以确定位置正确。如果抽吸关节液时呈间歇流出或者抽不出，可能是穿刺针头已穿刺到关节腔外，或关节液纤维蛋白较多而致关节液过于黏稠阻碍关节液流出，或被脱落的关节滑模碎片阻塞针头，或由于慢性关节炎使关节腔形成多腔隙积液所致。一旦发生以上情况，可停止后抽，将注射器栓轻微推进，用少量的积液冲开被阻塞的针头后继续进行。如仍不能顺利完成，应在超声引导下操作，尤其是在穿刺比较困难的髋关节等部位，超声引导可以提高穿刺与注射的准确性。

### 6. 穿刺疗效的评价

肿胀明显的关节抽液后，可以迅速缓解由于关节内高度张力导致的疼痛。注射长效激素可以减轻关节滑膜炎症，减少积液和阻止积液再次增多。激素注射后 24 小时内起效，可以维持 2 个月。对于炎症较重的关节炎和关节积液，在第一次注射用药后病情虽有减轻，但仍不能达到明显缓解的程度时，可在 1~2 周后重复注射。尽管很多研究对激素的治疗效果有不同的看法，但关节内糖皮质激素治疗的临床效果是肯定的。Blyth 等曾报道 300 例患有风湿性关节炎患者的治疗观察，随访 12 周，每周评价 1 次膝关节激素注射，40% 的患者第 1 周疼痛缓解，直到第 12 周，并且每周疼痛缓解的分数都在下降。Padeh 和 Passwell 报道过关节注射激素的 71 例青少年特发性关节炎的患者，82% 的患者缓解时间超过 6 个月。应当指出的是，局部关节注射的同时应当重视系统治疗，单用关节注射更长期的疗效和关节炎结局有待进一步研究。关节内药物注射的效果受多因素的影响，如病程长短，关节损害的放射学评分，炎症化验指标和关节炎症程度。少关节发病的患者选择关节注射治疗的效果较好，并且关节内注射的效果比肌内注射激素的不良反应更少；多关节发病的患者虽然关节注射的效果很好，但患者很难耐受多关节注射所带来的痛苦。

### 7. 其他关节内注射治疗

透明质酸是高分子量的多聚糖，是滑液的主要成分，其作用机制目前尚不十分清楚，规律的治疗可以缓解膝关节骨关节炎的炎症与疼痛，从治疗后 2~5 周开始可维持到几个月，目前已在临床广泛应用。关节内抗 TNF-α 药物注射治疗和激素注射治疗效果相似，由于药品价格的关系临床应用受限。

铒酸和透明质酸也是关节内注射治疗的措施。一些开放性研究和回顾性研究发现，铒酸通常用于慢性滑膜炎对于关节内药注射无效的患者，短期内疗效佳，但是长期疗效目前还是有争议。

## 七、关节穿刺与药物注射禁忌证

### 1. 禁忌证

关节穿刺的禁忌证较少，但对以下情况属于禁忌。

（1）穿刺关节局部皮肤有感染。

（2）穿刺关节局部皮肤存在破溃或银屑病等皮损。

（3）有出血性疾病（如血友病）或有严重的出血倾向性疾病（如血小板减少症）。

（4）近期接受过免疫抑制药物治疗后严重体弱患者。

### 2. 注意事项

关节内注射治疗时，除上述关节穿刺禁忌证外，还应注意如下问题。

（1）怀疑被穿刺关节有感染，则不得注射激素药物。

（2）被穿刺关节区域有疖肿等感染不宜注射激素。

（3）在没有骨科医生会诊的情况下，激素不得注射入义肢关节。

（4）被穿刺关节肢端怀疑有缺血坏死的情况下不宜注射激素。

（5）活动性结核病、眼疱疹和急性精神症状，禁忌注射激素，特殊情况下必须用时则应小心使用。

## 八、临床穿刺关节的操作

### 1. 膝关节穿刺

膝关节是最大的滑膜关节，也是最容易穿刺的关节。所有主要的关节病都累及膝关节，如骨关节炎、风湿性关节炎、化脓性膝关节炎、痛风和假性痛风、反应性关节炎与脊柱关节病的外周关节炎等，所以膝关节是最常被用于穿刺和注射的关节。膝关节存在大量的渗出液时，突出的征象是膝关节双侧鹰眼饱满和髌上囊呈马蹄形袋状囊肿；患慢性膝关节炎时关节腔内可有少量积液，而形成腘窝囊肿。膝关节穿刺可让患者水平仰卧，以髌骨为标志，将其内侧、外侧、内上侧、外上侧、内下侧和外下侧6个部位作为穿刺点，但髌骨内侧间隙相对较宽，故大多数膝关节穿刺与注射常采用内侧、内上侧和内下侧为穿刺点。

（1）内侧穿刺：患者水平仰卧在治疗台上，将腿伸直完全放松。选取髌骨的中间下方膝关节间隙处水平进针，皮下局部麻醉后针头直接刺到髌骨下，深度约1 cm深处可抽到滑液，进针深度过大，在关节液较少时可能会抽不到。抽吸关节液的同时，另一只手可以放于髌上囊上端向下挤压或在关节外侧推压，以配合将积液推到内侧，便于更顺利和更多地抽吸关节液。对有少量膝关节积液或无症状膝关节做病理诊断或晶体检查诊断性穿刺时用这种方法更易成功。若需同时做注射激素治疗可更换注射器完成注射。

（2）内上侧位穿刺：内上侧位穿刺适用于膝关节积液较多，髌上囊袋状肿胀。取膝关节轻度屈曲患者最为舒适的体位。进针时将针从髌骨凸起的最高处侧面向下向中方向进针，进针1 cm左右会有轻度突破感即为穿刺成功，此时可顺利抽吸到积液。另一只手应该顶住膝关节侧面并且将积液推挤到穿刺侧，也可向下和向前方向推压髌上囊，将更多的关节液抽出。

### 2. 肩关节穿刺

肩关节旋转受限是典型的肩关节不适症状，对肩关节可以行前面或者后面穿刺。

（1）前面穿刺：患者将前臂放到腹部以使肩关节部分旋转。喙突下侧为穿刺点，由于关节间隙较窄，故常选用7号针头穿刺，以此向肩关节垂直进针0.5~1.0 cm会有穿刺突破感，针头即进入关节腔，积液将从炎症关节定位处抽吸。但是像肩周炎等慢性轻度炎症性肩关节炎，由于积液较少，有时很难抽到关节液。如做注射治疗，进针到正确位置或抽到积液时，即可注射泼尼松40 mg或其他等效药物。

（2）后面穿刺：定位喙突前方和关节线后方。如果患者放松并且将胳膊旋转侧关节线很容易定位。标记关节线，向喙突的外侧进针。

（3）肩锁关节穿刺：肩锁关节是一个平的关节，所以可以从前面的中间部注射。关节线可通过触诊确定。关节腔非常小仅可以存留0.5 mL的液体。7号针头是可以进入的，并且可以用2 mL针管注射甲泼尼龙20 mg或者其他等效的药物。

### 3. 肘关节穿刺

类风湿关节炎或其他类型的炎症关节炎可以累及肘关节，积液通常较早出现，并且大多以鹰嘴为中心放射状肿胀凸起，穿刺会带来困难。穿刺点定位通常让患者将肘关节放置在稳定舒适的一个平台上，屈曲90°，以肱骨远端外上髁、近端桡骨头外侧隆突和鹰嘴端三者构成的三角中心点为穿刺点，或触摸鹰嘴与肱骨和桡骨之间的关节间隙，将患者手掌向上向下移动，可触及明显的关节间隙。使用7号针从定位的穿刺点水平进针约0.5 cm即可到关节腔，而不是在肱骨和桡骨间隙。如需治疗，可注射泼尼松龙 20 mg 或其他等效的药物。

4. 腕关节穿刺

腕关节穿刺点通常通过桡腕关节触诊定位，以舟状骨和月状骨与桡骨末端形成的三角区为穿刺点，也可以尺骨远端中间部位为穿刺点。穿刺时手腕轻度弯曲。用 7 号针垂直刺入关节约 0.5 cm 即可到达关节腔，抽吸关节液或局部注射甲泼尼龙 20 mg 或其他等效药物，由于关节间隙较小，注射药物时会有阻力感。

5. 第一腕掌关节穿刺

腕掌关节是骨性关节炎最常发生部位之一，也可见于银屑病关节炎。通过腕关节内侧触诊即可定位。注射时可用 7 号针注射 10 mg 甲泼尼龙从侧面近外展肌向内注射。此方法通常用于缓解拇指关节的同时缓解其他关节。

6. 掌指关节穿刺

这些小关节通常是为了诊治风湿性关节炎或者其他炎性关节炎。如为多关节炎症，通常不需多关节穿刺，应优先考虑全身系统的药物治疗。

手掌轻微弯曲将关节间隙打开，通过边活动边触摸的方式即可定位。关节间隙在掌骨关节头峰 0.5~1 cm 处。取关节上侧位，用 5 号或 7 号针向内向掌侧斜行进针，避免刺到血管神经。患者可以感觉到关节在注射 10 mg 甲泼尼龙或其他等效药物时有胀感。

7. 距小腿关节穿刺

将足掌平放于治疗台上，足与小腿呈自然屈曲状态，选取胫骨和距骨之间的胫骨前肌肌腱和伸足踇趾长肌肌腱之间为穿刺点，用 7 号针，垂直进针，准确刺入距骨的间隙处是至关重要的。

8. 第一跖趾关节穿刺

第一跖趾关节是痛风和骨关节炎的好发部位，对痛风和假性痛风的诊断有重要意义，并且关节内药物注射对于治疗急性痛风是快速有效的方法。将患足水平放于操作台上，足趾伸出台子边缘便于足趾活动，左手拇指触摸关节间隙，小指轻度下压第一跖趾，通过边活动边触摸的方式找到关节间隙，选定穿刺点在伸肌腱内侧，用 7 号针斜刺入关节间隙，用力抽吸关节液。如果为无症状痛风穿刺诊断，关节液极少的情况下，将用 20 mL 空针管回抽，可能会有微量积液收集，足够用于观察晶体。对于关节内药物注射，可用 3 mg 甲泼尼龙或者其他等效药物。

9. 髋关节穿刺

一般来说怀疑感染的情况下行髋关节穿刺。关节内注射对于骨关节炎的治疗和一些炎症性关节炎还是比较有用。研究表明，短期内关节注射对于髋关节的骨关节炎有效，但是仅能维持 1~2 个月。

髋关节穿刺患者需仰卧位，将髋关节放松并内旋，触诊确认股动脉和腹股沟韧带，在股动脉外侧腹股沟韧带 2 cm 处为穿刺点，严格无菌处理，皮肤和组织行局部麻醉下用穿刺针、外科套管针或者插管针进针。如果针头触及骨骼，则需将针头退回，通过大转子方向确定向股骨颈方向再次进针。还有一种方法为尽量在大转子低端水平侧面进针，并且向中间和上方朝向股骨颈方向。进针路径可以调节（比较小的角度）感触穿过囊腔到达滑液膜。超声引导下穿刺对髋关节穿刺是非常重要的。

10. 骶髂关节穿刺

骶髂关节穿刺需要影像学辅助，包括 CT 及 MRI 或超声的引导下穿刺。骶髂关节穿刺通常用于怀疑感染穿刺诊断，但也用于注射激素治疗炎症性骶髂关节炎。

总之，对于关节性疾病的诊断和治疗，关节穿刺是非常有价值和安全的方法。关节穿刺在化脓性关节炎和晶体性关节炎的诊断方面起到了很重要的作用。对炎症性关节炎，大多数的关节内注射长效激素可以迅速缓解症状和减轻炎症。在进行关节内药物注射前明确诊断和向患者及其家属交代注意事项和说明操作步骤是十分有必要的。大多的外周关节比较容易操作，但是一些如髋关节、骶髂关节需要影像学的辅助。关节内注射对于治疗感染性关节炎和骨关节炎非常重要，对于局部症状的改善也可以起到很好的作用。

# 九、滑液分析

关节腔由两个附着的透明软骨的关节骨端及其表面的滑膜共同组成。滑膜没有基底层，但在滑膜上皮细胞衬里与关节表面有丰富的血管网，液体和溶质能够容易而快速地在其间转运，给滑膜提供活性生理物质。

所有可动关节的关节腔都含有少量积液。Paracelso 命名这些液体为滑膜液，这些积液像蛋清一样呈清亮的或微黄色透明，有一定的黏稠度。滑膜液源自被毛细血管网滤过的血浆，均匀分布在关节腔内并黏附于滑膜上。滑膜也是肌腱腱鞘和滑膜滑囊的衬里层。滑膜和滑液的功能包括无血管的关节软骨营养的运输、关节的润滑和关节的清理和保护作用。正常的膝关节可以抽出 0.5 mL 以上的关节积液，无症状的第一跖趾关节也可抽出 1~2 小滴关节液供晶体检测用。当关节有炎症反应时，滑膜积液的量会有不同程度的增多。

1. 关节炎与滑液性状

关节穿刺是关节炎症定性诊断的重要手段，肉眼观察关节液的性状，可对关节炎的性质与严重程度做初步的判定。关节炎症越重，则滑膜积液越多，细胞计数越多，滑液越浑浊，黏性越低。非感染性关节积液细胞数少，关节液相对比较清亮，从玻璃注射器一侧透过关节液可看清对侧的刻度和数字。如用塑料注射器穿刺或不完全透明的注射器穿刺，可把积液放入干净的玻璃器皿或者透明试管中分辨积液的透明度和黏稠度。

如关节液中有脱落的关节滑膜、软骨或纤维组织的小碎屑悬浮，可以在积液中模糊看到，此时的关节液呈不同程度的浑浊。感染性化脓性关节炎、活动性风湿性关节炎、急性晶体滑膜炎的滑液，内含细胞计数很高的炎症细胞，故浑浊度较高，可呈黄绿色脓液状。但有时慢性关节炎也可显示"化脓性关节炎"类似的关节液，浑浊和大量的脓细胞，故应通过临床或细菌培养鉴别两者，这就是为什么显微镜下所见的脓性滑液不具有特异性。轻微的浑浊可以是因为少量红细胞或白细胞导致，应经过显微镜做细胞分型和红细胞形态检查，以区别红细胞来自关节炎本身的陈旧细胞还是穿刺所致的新鲜红细胞。关节液中大量的红细胞或肉眼血性关节液，可能是关节外伤，或类风湿关节炎、晶体性关节炎、化脓性关节炎和骨关节炎等严重侵蚀性关节炎导致；也可能有慢性出血如抗凝、血友病等情况下关节创伤导致，或关节肿瘤（如结节性滑膜炎）所致。血性关节液上层会有一层白黄色脂肪，为软骨下脱落的脂肪所致。

除细胞外，晶体也可影响积液的黏稠度和颜色。高浓度的谷氨酸钠晶体关节液成白色，双水焦磷酸盐晶体（CPPD）和磷酸钙（大多是碳酸盐类替代的羟磷灰石）也可使滑液变浑浊。胆固醇晶体的滑液呈黄色乳脂状；金属人工关节的关节液呈灰色，伴有褐黄色软骨炎的关节液呈"胡椒粉盐"状。

类风湿关节炎和一些感染性关节病，纤维碎片可使关节液严重浑浊，但不代表关节炎症的严重程度，显微镜下观察是最准确的明确病因方式。

2. 细胞计数和分类

关节液内多核细胞的数量和炎症程度成正比，但各患者之间有差异性；病毒性关节炎和早期的风湿性关节炎主要表现为反应性滑膜炎，关节液内仅有单核细胞；关节液内含有嗜酸性粒细胞常见于寄生虫性关节炎、嗜酸性粒细胞增多症或其他引起嗜酸性粒细胞增多的情况；关节液内少见恶性肿瘤细胞，除非有关节肿瘤或转移性肿瘤性关节炎。

3. 滑膜积液和感染

对可疑感染性关节炎，应行关节液涂片染色和培养，提高检测率，确认有无细菌生长，特别是革兰阴性菌。外观高度怀疑感染的关节液，应在细菌培养的同时使用抗生素治疗，待培养结果出来后再根据细菌学和药敏调整抗生素。

4. 晶体分析

滑膜液中或者穿刺痛风结节中检测到单钠尿酸盐晶体（MSU）是诊断痛风的金标准。同样如检测到CPPD是假性痛风性关节炎的诊断标准。MSU和CPPD晶体可以在急性痛风或者急性假性痛风发作时关节穿刺的积液中检测到，在膝关节和第一跖趾处于炎症缓解期也可以检测到，对诊断有同等的临床意义，尤其对非典型临床表现的晶体性关节炎和未确诊的成年的感染性关节炎的诊断与鉴别诊断具有重要的价值。在抗感染治疗后的临床诊断痛风中，第一跖趾关节穿刺晶体检测的确诊率超过90%。

识别MUS和CPPD晶体必须是具备旋转载物台和红光补偿器的偏振光生物显微镜。穿刺抽取标本避免被麻醉药稀释，应即刻用新鲜的标本涂片，并做显微镜下观察。如此有利于识别晶体，特别是有没有被炎性细胞吞噬的晶体，以确认痛风和假痛风。

晶体的精确识别，特别是CPPD晶体，应按两步进行：首先晶体检测，确定是否有晶体的存在；随后进行晶体识别确认是MSU及CPPD或者其他晶体。

在红光补偿器偏振光镜下，MSU晶体显示很强的折射率，呈高亮度，闪烁的白体出现在黑暗的背影中。在有红光补偿器的偏光镜下，MSU晶体显示比较强的阴性双折射率，在平行于轴线的时候呈亮黄色，垂直于轴线的时候呈亮蓝色；细胞内的MSU会有同样颜色显示。相比之下，CPPD晶体显示弱阳性的折射率，当轴线垂直于补偿器时呈黄色，而平行时呈灰色。大量的CPPD晶体显示在普通偏振光下无折射率。

积液中有时CPPD和MSU两种晶体并存，也可有方形或菱形的草酸盐晶体、方片状的胆固醇晶体和不规整的类固醇晶体，从其形态学特征上可以鉴别。

（宋冬梅）

# 第三节　关节镜检查

关节镜是从膀胱镜演变而来，最初从四肢最大的滑膜关节——膝关节开始应用，逐渐发展到肢体的其他各关节，包括腕关节和指间关节。随着技术的发展，关节镜技术在临床医学领域得以迅速推广。目前，北美地区每年实施的各类关节镜手术已经超过14万例次。国内骨科学界于20世纪90年代开始引进和应用关节镜技术，目前已在风湿科中开展关节镜诊治技术。关节镜技术使风湿科医生能够在直视下观察软骨和滑膜等结构的病理改变，不仅提高了关节炎的诊断水平，通过进行组织活检分析，也为科研工作奠定了良好的基础，具有很高的临床应用价值。

## 一、关节镜的基本设备

关节镜的基本设备包括关节镜及光源系统、摄像系统、灌注系统、刨削打磨系统、镜下手术器械等。其中镜下器械包括探针、手术剪、切刀、吸力切钳、半月板剪刀、蓝钳、活检钳、等离子和激光手术刀等。

## 二、关节镜检查的适应证和手术时机

1. 适应证

任何关节内的病变都有关节镜检查的适应证。除皮肤感染和关节骨性强直外，如果怀疑关节内有病变存在，就可以考虑做关节镜的诊断性检查。在风湿病科临床，关节镜是诊断和治疗各种关节炎，尤其是单关节炎的主要手段之一。

2. 手术时机

关节镜手术时机的选择很重要，通常是在关节炎病因诊断不清或在规范治疗6个月效果欠佳时。近年来，由于关节镜器械的改良和手术技术的提高，与手术相关的并发症得到很好的控制，关节镜手术安全性大为提高。有不少学者对关节镜检查持积极态度，对诊断不清的关节肿和（或）经药物治疗2个月以上无明显好转时，应考虑做诊断性关节镜检查和手术治疗。

## 三、关节镜检查的禁忌证

1. 关节手术部位局部皮肤感染

关节手术部位局部皮肤感染为关节镜手术的绝对禁忌证。

2. 关节间隙严重狭窄

有关节间隙严重狭窄的患者，关节镜难以进入，镜下手术比较困难。

3. 出血性疾患

有严重出血倾向的患者，要保证在病情控制后才能手术。

## 四、关节镜检查的并发症

关节镜检查的并发症较少见，包括感染、腘动脉损伤、下肢静脉栓塞和麻醉意外等。下面以膝关节为例，详细介绍关节镜检查的并发症。

1. 麻醉

膝关节常用的麻醉是硬膜外麻醉或腰椎麻醉。如果麻醉效果不好，则需全身麻醉。全麻最主要的并发症是呼吸道梗阻；硬膜外麻醉最常见的并发症是血压异常；局部麻醉常易出现的问题是麻醉药过量中毒；老年人常易出现的麻醉问题是心律失常。因此，即使关节镜手术时间可能很短，也要在麻醉设备齐全的手术室进行。

2. 诊断失误

经常是因为发现了关节内的某一病变而忽略了并存的其他病变。

3. 韧带损伤

在关节镜手术时，为了扩大关节间隙，常需助手做内外翻动作。如用力过大，可发生侧韧带损伤。

4. 止血带麻痹

一般诊断性关节镜不需要给止血带加压，但做滑膜切除时，常需使用止血带。止血带使用时间一次不能超过 90 分钟。

5. 关节血肿

这是滑膜切除术的常见并发症。术后常规放置引流管，必要时可行关节腔穿刺。

6. 关节软骨面损伤

关节镜检查或手术有可能造成关节软骨面的损伤。如果关节间隙狭窄，进镜位置偏高，则易损伤股骨踝软骨面。将穿破器刺入关节时，如用力过猛，易造成股骨软骨面的损伤。

7. 血栓性静脉炎

血栓性静脉炎不是关节镜手术的常见并发症，发生率约 0.1%，老年人、肥胖者和使用止血带者会使这种危险性增加。

8. 动脉损伤

常规关节镜检查和手术不会发生腘动脉损伤。当做膝后关节腔手术时，偶可发生此并发症。如在术中怀疑有腘动脉损伤，要立即终止原手术，将患者体位改为俯卧，切开腘窝，暴露出腘动脉进行修复。

9. 感染

关节镜手术发生感染的机会约为 0.8%。

10. 器械破损

避免发生器械破损的关键是操作不要用蛮力。如视野突然变暗，除了光源出问题外，要想到关节镜是否损坏。如有器械碎片遗留在关节腔内，要立即停止手术，先将碎片取出，必要时需用 C 臂机进行定位后，再在镜下寻找，不要轻易将关节切开。

## 五、关节镜检查的术前准备和术后处理

（1）以膝关节为例，术前要详细检查压痛点，压痛部位代表病变严重的部位。这也是要重点检查的部位。当关节腔积液较多时，应该抽出关节液之后，再做细致检查，针对病因的药物治疗术前即应进行。对化脓性关节炎术前静脉使用抗生素至少 3 天；滑膜结核应使用抗结核药物治疗至少 1 个月；类风湿关节炎及其他一些关节炎患者术前常服用非甾体抗炎药等；血友病性关节炎要补充凝血因子，并在监控出血情况下进行。

（2）术后常规放置负压引流管 48 小时，一般可引出 50~100 mL 液体，可以预防由于创面渗血造成的关节血肿。化脓性关节炎可在术后继续进行关节灌洗，每天 2 000~3 000 mL 液体，在液体中加敏感抗生素。术后患肢要加压包扎。术后第 1 天即开始股四头肌等长收缩锻炼，第 3 天练习屈伸活动，通常在术后 1 周时，常规行持续关节被动活动康复治疗，关节活动度恢复正常并开始下地步行，术后 2 周拆线。要指导患者做主动屈伸功能锻炼。

## 六、膝关节解剖

膝关节是人体最大的滑膜关节。由股骨内、外侧髁和胫骨内、外侧髁以及髌骨构成，为人体最大且构造最复杂，损伤机会亦较多的关节。关节囊较薄而松弛，附着于各骨关节软骨的周缘。关节囊的周围有韧带加固。前方为髌韧带，是股四头肌肌腱的延续（髌骨为该肌腱内的籽骨），从髌骨下端延伸至胫骨粗隆，在髌韧带的两侧，有髌内、外侧支持带，为股内侧肌和股外侧肌腱膜的下延，并与膝关节囊相编织；后方有腘斜韧带加强，由半膜肌的腱纤维部分编入关节囊所形成；内侧有胫侧副韧带，为扁带状，起自内收肌结节，向下放散编织于关节囊纤维层；外侧为腓侧副韧带，是独立于关节囊外的圆形纤维束，起自股骨外上髁，止于腓骨小头。

关节囊的滑膜层广阔，除关节软骨及半月板的表面无滑膜覆盖外，关节内所有的结构都被覆着一层滑膜。在髌上缘，滑膜向上方呈囊状膨出约 4 cm，称为髌上囊。于髌下部的两侧，滑膜形成皱襞，突入关节腔内，皱襞内充填以脂肪和血管，称为翼状襞。两侧的翼状襞向上方逐渐合成一条带状的皱襞，称为髌滑膜襞，伸至股骨髁间窝的前缘。

在关节内有由纤维软骨构成的半月板。半月板的外缘较厚，与关节囊紧密附着，内缘薄而游离；上面略凹陷，对向股骨髁，下面平坦，朝向胫骨髁。内侧半月板大而较薄，呈"C"形，前端狭窄而后端较宽。前端起于胫骨髁间前窝，位于前交叉韧带的后外侧，后端止于髁间后窝，位于外侧半月板与后交叉韧带附着点之间，边缘与关节囊纤维层及胫侧副韧带紧密愈着。外侧半月板较小，呈环形，中部宽阔，前、后端均较狭窄。前端附着于髁间前窝，位于前交叉韧带的后外侧，后端止于髁间后窝，位于内侧半月板后端的前方，外缘附着于关节囊，但不能与腓侧副韧带相连。半月板具有一定的弹性，能缓冲重力冲击，起着保护关节面的作用。由于半月板的存在，将膝关节腔分为不完全分隔的上、下两腔，增加了关节运动的灵活性。此外，半月板还具有一定的活动性，屈膝时，半月板向后移，伸膝时则向前移。在强力骤然运动时，易造成损伤，甚至撕裂。当膝关节处于关屈而胫骨固定时，股骨下端由于外力骤然过度旋内、伸直，可导致内侧半月板撕裂；同理，如该时股骨下端骤然外旋、伸直，外侧半月板也可发生破裂。

髌骨是典型籽骨，由股四头肌腱覆盖，具有保持四头肌与髌腱，加强伸膝效应的功能。髌股关节结构异常可导致病理改变和髌部疼痛。髌痛常见原因有髌骨排列不正，髌软骨软化，髌股关节炎及髌内侧滑膜襞综合征等，临床表现相似。

## 七、膝关节镜的检查和手术方法

膝关节镜检查可以直观膝关节内部病变，还可同时进行膝关节内病变的手术处理。膝关节镜检查，必须了解膝关节内的解剖结构，以选择正确的入路，否则会遗漏病变或延长手术操作时间，甚至会导致关节内组织结构损伤。

掌握"三角操作技术"是进行关节镜检查最基本的要求，即关节镜由入口进入关节腔，将图像反映在监视器上进行观察，而手术器械由另一入口进入关节内，并在关节镜监视下进行手术操作。关节镜手术必须眼手配合一致，掌握三角操作技术并经过长时间的练习之后才能达到随心所欲。

1. 膝关节镜入路

在风湿科临床常用的是前外侧入路和前内侧入路，其他还有中央入路、髌上入路、膝后外侧入路、膝后内侧入路。

2. 关节镜检查手术步骤

患者取侧卧位，屈膝下垂，为避免灌注液体污染手术台和地面，在其关节套入接液袋，在大腿中段扎气囊止血带备用。关节镜、刨削刀和射频分别放置在左右两侧。在髌骨外上方与股骨外踝交界处行膝关节穿刺。将30°关节镜目镜与摄像头相连，连接关节镜光源系统，将关节镜套筒插入关节内，按一定程序进行，以免遗漏病变。完整而系统的观察是关节镜诊断正确的保证，应按如下常规检查顺序进行观察：髌上囊、髌股关节、踝间窝、内侧间隙、外侧间隙、后外侧间隙、后内侧间隙。此外，内、外侧隐窝必须检查。如果通过前外侧入路检查不安全，可适当选择其他入路助诊。探查后使用活检钳取病变组织和滑膜活检。手术时用电动滑膜组织削刨刀对增生滑膜进行削刨（转速为 3 200 次/分），直至露出滑膜下的脂肪组织；使用双极射频刀松解纤维粘连束带并对削刨后的软组织出血点进行止血。手术过程中对镜下所见病变使用图像采集系统摄取术前和术后图像。关节镜检查结束后，冲洗关节腔，将关节腔血液及组织碎片冲洗干净并缝合伤口，进行加压包扎。如关节腔内出血较多，必要时可放置负压引流管。术后应行冷敷有利于止血、止痛。

## 八、关节镜检查在肘关节和距小腿关节的应用

随着关节镜技术和手术器械的不断提高、改进，临床医生们发现可以将膝关节镜检查技术应用于其他关节。如肘关节和距小腿关节，都可以用关节镜来进行检查和治疗。

对于肘关节镜检查而言，由于神经、血管结构紧靠关节周围行走，因此，对肘关节解剖有透彻的了解尤其重要。熟悉解剖和建立正确入口可以防止损伤神经、血管。关节镜检查可以看到肘关节的前内室、前外室和后室，不仅可以观察滑膜的形态，同样也可以进行滑膜活检、滑膜切除和游离体摘除等手术操作，对肘关节炎的诊断和治疗提供新的选择。

腕关节是一个很脆弱的关节，炎症、外伤和退行性变化是常见病因。由于其复杂的解剖结构，现有的影像诊断技术往往很难清晰地确定影响关节功能的症状和原因。虽然最近才开始将关节镜手术应用于腕关节，然而其对关节内病理变化的近距离观察，已经使我们对许多影响腕关节的疾病有了更深的理解，这是进行正确诊断和治疗的基础。

在诊断性腕关节镜手术后，需要重视的是皮肤上的 3 个或 5 个穿刺点，它一般在数小时内即可闭合，3~4 天愈合。如果应用了推荐的钝针穿刺技术，则在关节囊上几乎没有不适。术后只需一个软的加压绷带以使患者舒适，吸收少量的出血，并使入口保持无菌，也可选择在绷带内加入一个掌侧夹板以使腕部制动。由于腕关节囊的背侧比较表浅，因此，推荐保留无菌绷带 3~5 天方可洗澡，以减少关节感染的危险性。如无不适，1 周后即可恢复正常活动。

## 九、关节镜技术在风湿病中的应用

1. 骨关节炎

骨关节炎是临床常见病，主要累及膝、手、髋关节和脊柱。在 65 岁以上人群中，80%患有骨关节炎。病因包括劳损、创伤、力线不正、肥胖和遗传。病变以关节软骨的损害为

主。疾病的严重程度和关节软骨的损害程度相一致。除软骨退变外，常伴有滑膜炎、骨赘形成、半月板损伤、游离体、关节囊挛缩和关节裸露骨面的硬化等镜下改变。骨关节炎临床表现为早期的活动痛和晚期的休息痛，伴随卡感和绞锁，甚至肿胀。关节镜手术的最佳适应证是早期骨关节炎，活动痛伴卡感和绞锁者。这类患者因无法摆脱劳累，而术后康复困难，症状会很快复发，手术应慎重考虑。通过关节镜对关节腔的冲洗，可以去除组胺、5-羟色胺及前列腺素等致痛因子和酶类；并通过对退变半月板的修整和对影响功能的骨赘的切除，改善关节的功能；通过松解髌骨支持带，减少髌股关节的压力。关节镜手术方法包括：去掉游离的骨及软骨碎片，取出将剥脱的软骨瓣，切除撕裂的半月板，刨除卡压的充血滑膜组织，去除影响关节屈伸活动以及有明确压痛和已断裂的骨赘，并用大量的生理盐水冲洗。对无症状的骨刺没有必要处理。

2. 类风湿关节炎

类风湿关节炎（RA）是一种致残性极强的慢性关节炎，RA的破坏性在疾病早期即可出现，特别是在发病头1~3年病情进展迅速，若得不到及时的治疗，患者可出现不可逆的关节破坏及关节功能丧失。近年来，生物制剂的使用及疗效，为患者带来了福音，但因价格昂贵，广泛使用仍受到限制，因此，风湿病学家一直在寻找一些更为有效的治疗方法来进一步提高RA的疗效。RA的主要病理变化为关节的慢性滑膜炎，在关节镜下表现为大量珊瑚样或棉絮样增生，其间可见明显的滋养血管。这些病变的滑膜产生大量的细胞因子，造成炎症、肿胀、疼痛，导致关节骨破坏。约90%的类风湿关节炎患者病变累及膝关节，双侧膝关节的滑膜总量占人体的50%以上。因此，切除膝关节炎性增生滑膜，一方面能直接减轻滑膜炎对膝关节骨的侵蚀，另一方面通过减少炎性细胞因子进入血液循环，从而减轻其他关节的损害。国内报道行关节镜膝关节滑膜切除术，早、中期患者术后疗效满意，但单纯的滑膜切除治疗，随着时间的推移，疗效下降，几乎所有的病例都出现滑膜的再生，滑膜炎2年的复发率在67%左右。因此，术后进行规范的抗风湿治疗，是防止滑膜炎复发和保证远期疗效的重要保证。在目前检索的有关文献中，RA的治疗多为单独使用改善病情抗风湿药（DMARD）或单独使用关节镜下滑膜切除术。2010年国内发表的一项历时3年的前瞻性随访研究显示，关节镜下膝关节滑膜切除术联合改善病情抗风湿药物治疗类风湿关节炎的近期及远期疗效，疗效优于单用药物治疗，且经滑膜切除后患者病情缓解快，从而减少了治疗药物的种类、剂量和不良反应。

3. 色素沉着绒毛结节性滑膜炎

这种病的病因未明，年发病率是1.8/100万人口；男女比例约为5：1，多发于男性黑种人。发病年龄可以小到8个月龄婴儿。术后17年仍有复发的。临床多为慢性病程，Rao等报道的81例的平均病程是27个月，多为单关节发病，Flandry报道27例仅有2例是双膝；最常累及的关节是膝关节。早期诊断非常困难，实验室检查如血红蛋白、白细胞计数、红细胞沉降率等对诊断没有帮助。关节液多为血型。早期X线片常无异常表现。如有骨质侵蚀，X线平片可见软骨下骨囊性变和关节间隙狭窄；关节造影可显示软组织阴影和滑膜缺损。最易发生骨侵蚀的是髋关节。关节镜检查是本病诊断最有效的方法。镜下可见大量葡萄串珠样增生的滑膜，表面见网状滋养血管。治疗应早期行关节镜下滑膜切除术。如有骨质侵蚀和弥漫性者应开放关节行彻底的滑膜切除术，但文献报道复发率仍达28%~76%。若复发，可加关节内放射治疗。

**4. 痛风性关节炎**

痛风石由单尿酸钠结晶聚集而成，主要沉积在软骨、滑膜、骨骼、肌腱、韧带、皮下脂肪和皮肤。在偏振光显微镜下观察，晶体呈双折射的棒状。痛风石常发生于手足、胫前、尺骨和鹰嘴及膝关节。在关节镜下，痛风关节炎表现为棉絮样或团块样增生滑膜，期间可见大小不一的亮白色痛风石。Straub 报道了 21 例患者 36 次手术 67 块结石切除的经验，将手术效果归纳为：①恢复关节功能，通过手术使患者能穿衣服和戴手套，恢复功能和稳定关节；②控制引流和感染；③减轻疼痛；④神经减压；⑤容貌修复；⑥代谢，减少身体尿酸总量。关节镜手术的目的，在于清除沉积在关节软骨表面、关节内韧带结构和滑膜表面的痛风结晶，以阻止关节的进一步破坏。

**5. 关节镜在单膝关节炎病因诊断中的作用**

单膝关节炎在临床上常见，其病因种类繁多，如骨关节炎、代谢相关性关节炎、血清阴性脊柱关节病、感染及肿瘤相关性关节炎、结缔组织病如类风湿关节炎等也可以表现为单膝关节炎。临床上，按目前的分类标准难以作出病因诊断。

关节镜检查可以直视患者关节腔内各种病变，如滑膜形态、增生部位和程度及关节软骨、韧带、半月板等相关结构的损害情况，并通过组织病理活检获取病变组织及关节液，进行实验室检查和病理检查，有助于单膝关节炎病因的诊断。一项报告中对 74 例单膝关节炎患者进行关节镜检查，并结合临床表现、滑膜形态特征、组织病理，对单膝关节炎病因诊断分析显示，关节镜诊断率为 95.9%。其中诊断类风湿关节炎最常见（39 例），血清阴性脊柱关节病 7 例，化脓性关节炎 7 例，RA 并发痛风性关节炎 6 例，痛风性关节炎 5 例，膝关节结核 5 例，色素沉着绒毛结节性滑膜炎 1 例，多中心网状组织细胞增多症 1 例。该研究显示，经关节镜检查结合滑膜组织活检可显著提高单膝关节炎的病因诊断率，关节镜诊断与病理结果相比有较高的一致性。

（何光桥）

# 第四节　滑膜活检

滑膜活检是关节炎病因辅助诊断的重要方法，特别是对于经其他临床检验方法，如滑液分析等都难以诊断的持续性单关节炎。对滑膜标本的分析可显著增进对 RA 及脊柱关节病和其他慢性关节疾病致病机制的了解。随着生物制剂在临床上的应用，滑膜活检也被尝试用于判断靶组织对治疗药物的反应。

## 一、滑膜标本组织处理方法

经关节镜手术获取的滑膜组织都要经甲醛溶液固定及石蜡包埋，再用光学显微镜观察。此外，许多分子标志物用于分析病变的滑膜，包括细胞表面标志物、细胞因子、黏附分子和蛋白酶，要求组织标本在有合适的封片剂如冰冻切片包埋剂（OCT）复合物的情况下快速冷冻，再用冷冻切片机进行切片。

切片可用特异性单克隆抗体或多克隆抗体、免疫荧光或免疫过氧化物酶等方法进行显色。通常核复染也被用于组织定位，免疫过氧化物酶法使用苏木精进行染色。分子 DNA 和 RNA 技术的敏感性和特异性给了解滑膜病变的产生机制带来了极大的帮助。研究显示，微生物 DNA 及 RNA 技术对了解反应性关节炎、RA 及其他病因不明的慢性滑膜炎的病因及机制起了重要的作用。

## 二、滑膜病理学

1. 正常滑膜

组织学上，正常滑膜衬里层含 1~3 层细胞，其组成与巨噬样滑膜细胞（A 型）和成纤维样滑膜细胞（B 型）密切相关，和真正的上皮相比，其与滑膜下层间没有基底膜相隔。衬里层多个部位有可见的间隙，使得小分子物质较易从细胞外间质扩散到滑液中。巨噬样滑膜细胞起源于骨髓，其具有吞噬细胞的形态特征，表达巨噬细胞表面标记如 CD68、CD14 和 FcγRIIIa。成纤维样滑膜细胞来自间充质，间充质是正常滑液中透明质酸和其他蛋白多糖的主要来源。它们表达 CD55（衰变加速因子）、高水平的黏附分子 VCAM-1，尿苷二磷酸葡萄糖脱氢酶（该酶与透明质酸合成相关，并且可用细胞化学方法检测到）。成纤维样滑膜细胞表达黏附分子 11，以及和这些细胞同型聚集相关的特异性黏附分子，它们共同维护了滑膜衬里层的完整性。

正常的滑膜衬里层大多数细胞是 B 型合成细胞。滑膜下层是紧邻衬里下层的部位，有着丰富的含有孔内皮细胞的毛细血管网，起到维护近软骨区健康和活力的作用。滑膜下层可见大量小动脉和小静脉。滑膜微血管被疏松结缔组织包围，与滑膜淋巴系统共同作用排出组织中多余的水分。完全无症状的患者滑膜中常有少量的 T 淋巴细胞浸润，T 淋巴细胞偶尔聚集在血管周围，而通常无 B 细胞。

2. 单关节炎的滑膜病理学

滑膜标本的病理分析对单关节炎有极大的临床价值，但滑膜活检标本的病理学描述常是非诊断性并且缺乏特异性。滑膜组织间质中大量中性粒细胞存在应高度怀疑感染性关节炎，革兰染色可提示组织中存在细菌。淋球菌性关节炎可做滑膜活检以明确诊断。

单核细胞浸润符合慢性炎症表现。肉芽肿组织支持结核性关节炎或结节病的诊断，两者均可导致慢性单关节炎。结核的滑膜肉芽组织可能为干酪样坏死或非干酪样坏死，需要做抗酸染色、细菌培养，分子探针可诊断近 50% 的病例。真菌感染可用类似的方法，但是需要特殊的染色，如 Gomori 染色。排除了结核分枝杆菌和真菌感染的非干酪样坏死的滑膜组织需怀疑结节病性关节炎。

色素沉着绒毛结节性滑膜炎是大关节中单关节炎的常见原因，如膝关节或髋关节。组织病理学检查可确诊该病，可见弥漫性血管增殖性病变及单核巨噬细胞中的单核细胞、类溶骨细胞的泡沫多核细胞、含铁血黄素沉着。滑膜肉瘤是一种罕见的肿瘤，需要滑膜病理检查才能确诊。

3. 多关节炎的滑膜组织病理学

目前最广泛应用于病理组织学的是 RA 滑膜。RA 滑膜炎的两个特点为衬里层增生和衬里下层单核细胞浸润。衬里层表面常由纤维沉积物覆盖，其由炎性滑液中纤溶系统激活后产生。有时滑膜衬里层完全裸露，取而代之的是致密的纤维蛋白帽。高度炎性的组织中，纤维沉积物可沉积深至衬里下层基质，血管通透性显著增加可致衬里下层基质水肿。

RA 最早的滑膜改变是以微血管异常为特征的，在无症状的 RA 患者关节滑膜中可见到单核细胞浸润。这些特点是非特异性的，在许多其他急性炎性关节炎的滑膜中都可见，包括反应性关节炎和银屑病性关节炎。

RA滑膜的单核细胞浸润衬里下层可为弥漫性的，但更常见的为聚集在血管周围形成类似淋巴滤泡样结构。有时可形成较大且发育良好的淋巴小结，可识别出真性生发中心。淋巴小结通常位于高大内皮血管附近，被称为"高内皮微静脉"，这些血管专职于修复淋巴细胞。多核巨细胞偶尔可见于RA滑膜中，其中一些组织有肉芽肿样改变。根据是否为弥漫性的单核细胞浸润，是否形成有生发中心的集合淋巴结，或是否为肉芽肿性划分为3种形态。肉芽肿性滑膜炎与关节外表现关系最密切，如类风湿结节，而弥漫性滑膜炎与血清阴性类风湿关节炎有关。

有学者将银屑病性关节炎、强直性脊柱炎和反应性关节炎的滑膜组织病理与RA进行比较。所有病例中都有类似的炎症细胞群，但可以观察到许多细微却可能很重要的差别。对照研究显示银屑病关节炎滑膜血管病变比RA的更加明显，其滑膜微血管更加弯曲，肉眼及显微镜下都十分明显。相关研究表明，强直性脊柱炎患者外周关节滑膜有大量的淋巴细胞、浆细胞及淋巴细胞聚集物浸润。将反应性关节炎及早期RA的滑膜病变进行对比，研究显示，反应性关节炎滑膜中B淋巴细胞、浆细胞和巨噬细胞浸润较少。骨关节炎患者滑膜常有淋巴细胞聚集物形成，与RA相比，其形态较小且不及RA的发育良好。

系统性红斑狼疮患者滑膜可见滑膜增生、炎性浸润、血管增生、水肿及充血，纤维素样坏死，血管内皮纤维增生及表面纤维蛋白沉积，这些改变与RA相比较轻微。在早期硬皮病中，滑膜衬里层可见纤维蛋白沉着及间质淋巴细胞和浆细胞，在皮肌炎和多肌炎患者的滑膜中也可以见到同样的改变。

慢性晶体性关节炎患者滑膜中可见大的双折射物质沉积。经刚果红染色，滑膜组织可见淀粉样物质沉积可诊断淀粉样病变关节炎。褐黄病滑膜中含有褐色的软骨碎屑。多中心网状组织细胞增生症可通过病理学进行诊断，其滑膜中可见大泡沫细胞和多核细胞。血色病关节炎中，在衬里层细胞中可见褐色含铁血黄素沉积，并可找到CPPD晶体。

## 三、滑膜免疫组织学

1. 取样及定量分析

免疫组化使用有明确分子靶位的特异性单克隆和多克隆抗体，是一种分析滑膜细胞及分子特性有效的工具。随着该领域的进步，要求免疫组化切片染色的定量数据有可重复性。研究显示，如果选取6个及以上的关节不同部位标本进行检查，可减少T细胞及活化标志物变异至10%以下。研究显示，在邻近及远离血管翳软骨交界处的滑膜炎症特征相似，但巨噬细胞的数量除外，在交界区的数目要较多。

获取免疫组化组织切片的定量数据最简单易行且廉价的方法是将组织多个部位染色强度进行半定量评分（如分为0~3级），这样可得出整个组织的平均得分。计算机辅助影像分析技术包括从组织标本的多各部位获取图像，再用专门的色彩定量分析软件进行分析。这种方法可生成重复性最好的数据，但是需要昂贵的设备和一定的操作技术水平。

2. 滑膜衬里细胞层

RA衬里层通常有增生，这是由于由CD68和CD55染色标志的A型及B型细胞增多造成的。一些由两种衬里层细胞共同表达的黏附分子家族，可使两种细胞紧密联系并改变它们的活化状态，包括$\beta_1$和$\beta_2$整合素及它们各自的免疫球蛋白超基因家族，特别是ICAM-1和

VCAM-1。由成纤维样细胞表达的黏钙蛋白 11 很可能在维护衬里层增生的相互黏附作用中起了关键的作用。

衬里层成纤维样滑膜细胞和其他衬里下层间质细胞之间的相互作用尚不明确。对衬里层巨噬样细胞和衬里下层巨噬细胞之间的关系也缺乏完整的认识，两者都广泛表达巨噬细胞标志物如 CD68 和 CD14。

RA 衬里细胞层高度激活表达 HLA-DR，特别是巨噬样细胞，这提示在抗原递呈过程中这些细胞的作用。一些研究显示，RA 中衬里层细胞是软骨降解蛋白酶的主要来源，特别是 MMP-1 和 MIN/IP-3。虽然两种衬里细胞均产生这些蛋白酶，体外滑膜细胞培养研究显示成纤维样滑膜细胞可能是主要来源。巨噬样细胞是前炎症因子产生的主要来源，如肿瘤坏死因子（TNF）-$\alpha$ 和 IL-1，其可刺激蛋白酶产生。

在脊柱关节病中衬里层增生较少，如银屑病性关节炎和反应性关节炎。与 RA 相比，它们的差异很可能是数量上的而不是质量上的，但对这些疾病的衬里层细胞的功能状态所知较少。

3. 滑膜淋巴细胞和浆细胞

RA 和脊柱关节病患者滑膜组织中，CD3$^+$T 细胞优势表达，CD4 与 CD8 比值为 4 : 1，在淋巴细胞聚集物中比值较高，而在弥漫性浸润部位比值较低。T 细胞表型被进一步描述，且与 CD45Ro+记忆性 T 辅助细胞的优势表达一致。在淋巴细胞聚集物中 CD4 细胞也表达 CD27，其促进 B 细胞辅助作用。许多注意力都集中于明确 RA 和其他关节病中浸润的 T 细胞主要是 Th1（干扰素-$\gamma$ 产生）还是 Th2（IL-4 产生），而这方面的数据还存在分歧。有研究显示，RA 和银屑病性关节炎中 T 细胞更倾向是 Th1，而反应性关节炎中 T 细胞倾向是 Th2。第 3 种 T 辅助细胞亚型的标志物为 IL-17，且其在慢性炎症性疾病中起到中心作用，这使得有必要修正 T 细胞在滑膜炎中的作用。RA 滑膜中存在 IL-17、IL-$\beta$ 和 TNF-$\alpha$ 预示有进行性的关节破坏。

B 细胞通过表达 CD19 和 CD20 可进行识别，在有生发中心的大集合淋巴结组织中其数量特别多。在这些聚集物中通常可见 B 细胞与 CD4$^+$T 细胞联系紧密。对 SCID 小鼠进行研究发现，B 细胞在维持滑膜淋巴小结微结构及 T 细胞激活过程中起到重要的作用。

在类风湿关节炎滑膜中，集合淋巴结周围常被成片密集的 CD38$^+$浆细胞浸润。类风湿关节炎和反应性关节炎滑膜中，B 细胞和浆细胞 V 基因片段的变异和重排显示同一集合体中的浆细胞是同源的，这提示它们最终分化是在滑膜微环境中进行的。滑膜浆细胞积极合成免疫球蛋白，其中一部分导致自身抗体的形成，如抗环瓜氨酸肽抗体，其可识别局部环瓜氨酸抗原。

邻近高密度集合淋巴结区域主要由 CD4$^+$T 细胞和 B 细胞组成，被称为移行细胞带。这些区域特征为低 CD4/CD8 比值，且似乎免疫特别活跃。移行区含有大量的巨噬细胞和交错树突状细胞，两者均为有效抗原递呈细胞。淋巴母细胞，特别是 CD8$^+$细胞在邻近抗原提呈细胞区域出现。

自然杀伤细胞可通过表面标志物、颗粒酶的表达及功能测试进行识别。研究显示，在类风湿关节炎滑膜组织和滑液中存在自然杀伤细胞的亚型扩增。类风湿关节炎滑膜中有大量的肥大细胞，与炎症介质和蛋白酶共同存在于滑膜微环境中。

4. 滑膜衬里下层巨噬细胞和树突状细胞

在类风湿关节炎滑膜的衬里下层基质中有大量的巨噬细胞。当用标志物如 CD68、CD14

对炎症反应严重的组织进行研究时，在衬里下层巨噬细胞群和增生的衬里层巨噬细胞样滑膜细胞间并没有明显的区别。用大量巨噬细胞标志物进行标记的研究表明，血管周围新近迁移的巨噬细胞高表达 CD163，同时也表达 CD68 和 CD14，而在大量淋巴细胞聚集区和衬里层的巨噬细胞却不太可能表达 CD163。这些表型差异之间的功能联系并不清楚。有研究表明，类风湿关节炎滑膜中，巨噬细胞数量与有侵蚀性影像学破坏证据的滑膜炎潜在破坏性有很强的关联。这种关联可反映出这些细胞的高度激活状态，这些细胞是滑液中 TNF-α 和 IL-1β 的主要来源。大量证据提示，滑膜巨噬细胞群作为破骨细胞前体，在滑膜微环境中发育成熟，直接介导对近骨区域的破坏。

成熟的树突状细胞是最有效的抗原提呈细胞，在与 T 淋巴细胞紧密接触的 RA 滑膜中大量存在。通过免疫组化技术对它们进行识别，为高表达 HLA-DR 和共刺激分子如 CD80 和 CD86 的树突状星状细胞，骨髓树突状细胞也表达 $\beta_2$ 整合素 CD11c。这些表型特征可用于鉴别未成熟树突状细胞和已暴露于抗原且有效提呈抗原的树突状细胞。有关使用这些标志物和检测使树突状细胞迁移和聚集的趋化因子表达的具体研究表明，滑膜中的相当一部分树突状细胞处于未成熟状态，之后将在富含 T 细胞的滑膜微环境中逐渐成熟。在大量淋巴细胞聚集的生发中心，滤泡树突状细胞表达标志物 CD16、FDC 和 VC-AM-1。

5. 滑膜微血管、内皮细胞、间充质细胞

滑膜炎中间质成分增多常与炎症细胞的浸润程度一致。微血管似乎明显增加，尤其在衬里下层深部，有学者推测间质部分增多可能与血管生成的局部刺激有关。形态研究显示，紧邻衬里层的血管数较正常减少。由于组织的代谢需求，血管数的减少造成了一个相对缺血缺氧的环境，可从滑液的生化性质反映出。从免疫组化研究也表明，在 RA 滑膜炎中缺氧的分子效应，尤其是对细胞缺氧反应有关键调解作用的缺氧诱导因子-1α 是增多的。RA 和其他炎性关节病滑膜血管内皮组织在微环境中被促炎症反应介质激活，表达出与炎性募集相关的黏附分子，如 E-选择蛋白、ICAM-1 和 VCAM-1。

RA 滑液标本中可见间充质基质细胞数增加或"间充质瘤样变"增多。这些基质细胞为有大且苍白的细胞核及多个核仁的活化表型。RA 中间充质细胞分化的过程还不完全清楚。虽然正努力研究这些细胞的特征，但由于目前还没有合适的免疫组化标志物来识别这些细胞，阻碍了对这些细胞进一步的了解。滑膜软骨瘤的病理特征为滑膜上软骨细胞岛的发育，据推测其病理学的发现起因于对滑膜间充质干细胞软骨母细胞分化的研究。

6. 滑膜—软骨—骨交界处

在慢性关节病中，炎性滑膜与近软骨和骨的交界处是一个特别让人感兴趣的部位，因为许多关节的破坏发生在这个部位。类风湿关节炎中，这种有破坏性的滑膜组织被称作血管翳，可覆盖大部分软骨的表面，侵入关节边缘的骨裸区。血管翳标本主要来源于关节置换术，在疾病早期，关节镜研究曾尝试去总结邻近这个部位滑膜标本的特征。免疫组化显示，在血管翳软骨交界处有大量的滑膜巨噬细胞和成纤维细胞，它们高度表达蛋白酶。在血管翳与骨交界处，有相当数量的多核破骨细胞，可通过形态和特异性标志物进行辨认，如降钙素受体、组织蛋白酶 K 及抗酒石酸酸性磷酸酶。RANKL 是破骨细胞中一种重要的细胞因子，在这些部位高表达。

## 四、小结

经关节镜手术获取的滑液及滑膜组织标本分析提供了有价值的诊断信息。当怀疑是感染性或晶体诱导关节时，滑液分析对诊断有决定意义。对诊断不明的慢性单关节炎，滑膜活检可提供明确的证据，如结核、结节病及色素沉着绒毛结节性滑膜炎。

RA 和其他炎性关节炎滑膜组织的系统分析，特别是免疫组化的使用提供了丰富的有关滑膜病变的细胞和分子机制信息。目前的研究正在探索如何将滑膜活检应用于预测抗风湿治疗的疗效中。

（郭娟娟）

# 第三章

# 风湿病常用药物

## 第一节 非甾体抗炎药

非甾体抗炎药（non-steroidal anti-inflammatory drug，NSAID）仍然是目前治疗各种风湿性疾病最常用的基础药物之一。NSAID 种类繁多，结构式各不相同，但基本作用机制均为抑制合成前列腺素所需的环氧合酶（cyclo-oxygenase，COX），从而发挥解热、镇痛、抗炎作用。NSAID 广泛用于临床许多疾病，全球范围内其总的消耗量仅次于抗生素，而在各种风湿病治疗中，NSAID 的处方量位居第一。近年来，环氧合酶异构体的发现使 NSAID 再次成为研究与开发的热点之一。

## 一、作用机制

### （一）抑制前列腺素合成

NSAID 通过抑制环氧合酶的生成，减少前列腺素的合成而发挥抗炎、镇痛、解热等作用。

1. 花生四烯酸（arachidonic acid，AA）代谢

大多数组织细胞膜的磷脂含有丰富的 AA。在炎症、毒素等刺激下，从在磷脂酶 $A_2$ 作用下释放，并由 COX 及脂氧合酶（lipoxygenase，LOX）转化为炎症介质。

2. 环氧合酶的同工酶

研究证明，环氧合酶至少有两种异构体同工酶，即环氧合酶-1（COX-1）及环氧合酶-2（COX-2）。两者分子量均为 70 kD，有 60% C-DNA 同源性，均能使花生四烯酸代谢生成前列腺素，但两者位于不同基因上，故其功能不尽相同。

COX-1 位于染色体 9，缺乏 TATA 框架及上调转录始点，能持续转录稳定信号，故称管家基因（要素酶）。在胃、小肠、肾脏、血小板中构建，并合成微量的 PG，具有多种生物活性，维持着机体正常生理功能。

COX-2 位于染色体 1，含有一个 TATA 框架及上调转录始点，组成重要的转录因素（NF-κBA，PEA-3，$AP_2$，C-AMP 等），合成参与炎症反应的 PG，称为诱导基因（诱导酶），它在内皮细胞、巨噬细胞、纤维母细胞等处表达。在炎症、毒素等刺激下诱导产生的 COX-2 可以数十倍的速度增长，故具有强烈的致炎、致痛作用。

近年来，新开发的选择性 COX-2 抑制剂能抑制诱导型 COX-2，而发挥抗炎、镇痛作

用，但不抑制 COX-1 的生理作用。

进一步研究发现，COX-1 和 COX-2 两种酶的活性有重叠与互补性，即两者均有生理与病理作用。如在类风湿关节炎的滑膜中可同时测出 COX-1 和 COX-2；在滑膜细胞培养后的检查其巨噬细胞、纤维母细胞中也有两种酶同时表达。COX-2 在胃、肾、脑等组织均有表达，且发挥着生理功能。在炎症组织中 COX-2 呈双向表达，即存在致炎性的 PG（$PGE_2$，$PGF_2$）及抗炎性 PG（$PGI_2$，$PGJ_2$）的双向效应。后来又发现 COX-2 抑制剂可促进脂蛋白氧化而诱发动脉粥样硬化病变并增加高血压、心肌梗死的患病率与心血管事件的发生率。

## （二）抑制 5 脂氧合酶（5-lipoxygenase，5-LOX）

炎症过程 5-LOX 可合成多种介质。由炎症细胞（单核巨噬细胞、中性粒细胞、肥大细胞等）生成氢过氧化二十碳四烯酸（5-HPETE）、白三烯、组胺、氧自由基等。NSAID 可抑制炎症组织内中性粒细胞黏附，从而改善微循环、舒张血管，解除支气管痉挛与减少黏液分泌等。

## （三）其他潜在作用

（1）NSAID 属于亲脂性药物，可与细胞膜脂质结合，故可阻断信号传导有关的蛋白质与蛋白质之间的相互作用。例如，某些 NSAID 在体外可抑制刺激—反应偶联，从而阻遏巨噬细胞在炎症部位的募集。

（2）NSAID 抑制中性粒细胞活动与其趋化作用，减少受刺激的中性粒细胞生成毒性氧自由基，并能清除超氧阴离子。

（3）水杨酸类药物能抑制巨噬细胞磷脂酶活力与抑制花生四烯酸的级联反应。

（4）某些 NSAID 可抑制 T 淋巴细胞功能，在体外试验中显示，可抑制类风湿因子的产生。

（5）体外试验显示，NSAID 可抑制 NF-κB 依赖性转录，故可抑制诱生型 NO 合成酶的表达，但水杨酸类则需在超药理剂量浓度时方能抑制亚硝酸盐的生成。

（6）诱导肿瘤细胞凋亡，抑制肿瘤的侵袭、转移。

（7）超前镇痛作用：手术前应用 NSAID，可在中枢"敏感化"形成之前抑制 COX-2 活性，阻断 PG、白三烯等物质的生物合成，从而起超前镇痛作用。

# 二、药代动力学

不同的 NSAID 化学结构式差异很大，故药物的生物利用度、代谢、半衰期差别极大。但不同 NSAID 制剂的基本作用机制和不良反应基本相同。

1. 生物利用度

NSAID 口服后吸收一般是完全的，血清蛋白结合率>95%。

炎症局部血管渗透性高，故 NSAID 蛋白结合率高，疗效显著。低蛋白血症者或老年人其蛋白结合率较低，故游离的 NSAID 浓度升高，使疗效降低，不良反应却增多。

肠溶制剂可降低药物吸收率，故对胃刺激性减少，但疗效亦随之降低。

2. 代谢

NSAID 主要在肝脏代谢。排泄途径：代谢产物一部分经胆管排泄，另一部位经肾脏排泄（苯异噁丙酸等）。

药物口服后经肝肠循环后排泄，可使半衰期延长，对老年人肝肾功能病变用药时需注意

（吲哚美辛、舒林酸等）。代谢产物可以再次成活性物质，有肾功能不全者起始剂量应小（双氯芬酸、塞来昔布胶囊）。

水杨酸是 NSAID 中蛋白结合率最低的药物，其结合率仅 68%，它按"零级动力学"代谢，当达饱和状态时，再增加剂量可使血液循环中药物浓度明显升高，故增加水杨酸剂量应十分谨慎。

3. 半衰期

不同 NSAID 制剂的药物血浆半衰期各不相同，半衰期长的制剂不能在短时间内达到有效血浆浓度，但药物效应是长的；半衰期短者起效迅速，停药后不良反应消失也快，故应按个体化原则选用药物。

# 三、分类

不同 NSAID 的半衰期、使用剂量及适应证，见表 3-1。

表 3-1　不同 NSAID 的半衰期、使用剂量及适应证

| 药物 | 半衰期（h） | 使用剂量 | 适应证 |
| --- | --- | --- | --- |
| 羟酸类药物 | | | |
| 二氟尼酸 | 8~12 | 0.5~1.0 g，2 次/天 | RA OA AS ST |
| 阿司匹林 | 0.5~2.0 | 0.5~1.0 g，3 次/天<br>儿童 0.1g/（kg·d） | RA OA AS ST |
| 水杨酸 | 2.0 | 1.5~3.0 g，2 次/天 | RA OA AS ST |
| 丙酸类药物 | | | |
| 布洛芬 | 2~2.5 | 0.1~0.2 g，3 次/天 | RA OA JIA |
| 萘普生 | 12.5~17 | 0.25~0.5 g，2 次/天 | RA OA JIA ST |
| 托美丁 | 5.0 | 0.4~0.8 g，2 次/天 | RA OA JIA |
| 乙酸衍生物 | | | |
| 吲哚美辛 | 4.5 | 25~50 mg，3 次/天 | RA OA G AS |
| 双氯芬酸 | 1.1~2.0 | 75 mg，3 次/天 | RA OA AS |
| 舒林酸 | 16 | 200 mg，2 次/天 | RA OA AS ST G |
| 膏酸类药物 | | | |
| 吡罗昔康 | 5.0 | 10~20 mg，1 次/天 | RA OA |
| 美洛昔康 | 15~20 | 7.5~15 mg，1 次/天 | OA RA |
| 萘基烷酮 | | | |
| 萘丁美酮 | 24 | 500 mg，2 次/天 | RA OA |
| COX-2 抑制剂 | | | |
| 萘来昔布 | 11 | 100~200 mg，2 次/天 | RA OA |

**注**　RA，类风湿关节炎；OA，骨关节炎；AS，强直性脊柱炎；JIA，幼年特发性关节炎；G，痛风；ST，软组织损伤。

近年欧美学者根据治疗剂量时 NSAID 抑制 COX-1、COX-2 的强度分类命名见表3-2。

表 3-2 NSAID 抑制 COX-1、COX-2 的强度分类命名

| 美国命名 | | 欧洲命名 | | NSAID |
|---|---|---|---|---|
| COX-1 | 特异性 | COX-1 | 选择性 | 低剂量阿司匹林 |
| COX | 非特异性 | COX | 非选择性 | 布洛芬、萘普生、吲哚美辛 |
| COX-2 | 优势性 | COX-2 | 选择性 | 双氯芬酸、美洛昔康、萘丁美酮 |
| COX-2 | 特异性 | COX-2 | 高选择性 | 塞来昔布胶囊 |

## 四、选用 NSAID 的注意事项

（1）迄今无证据显示非选择性及选择性 COX 抑制剂在治疗效果上有明显差异。

（2）选择性 COX-2 抑制剂胃肠道毒性作用较轻，故适用于易发生 NSAID 胃肠道毒性反应的患者，但选择性 COX-2 抑制剂价格较贵。

（3）严重贫血可加重 NSAID 诱发胃肠道出血的危险性。

（4）没有证据支持易发生 NSAID 肾功能衰竭者应选用选择性 COX-2 抑制剂，但后者在肾脏表达，故在肾脏局部可生成前列腺素而起调节肾脏血流的作用。

（5）NSAID 可使血压轻度升高，并减弱降压药的效果。也可加重心力衰竭。

（6）长期使用小剂量阿司匹林预防心血管事件的患者构成一个特殊临床问题。迄今尚不了解可逆性抑制血小板功能的 COX-1 抑制剂是否可取代阿司匹林而同样发挥心血管保护作用。同时应用某些非选择性 NSAID（如吲哚美辛）可减弱阿司匹林抑制血小板的效力，这可能是限制了阿司匹林进入 COX-1 的乙酰化部位，而选择性 COX-2 抑制剂则无此作用；另外，同时使用阿司匹林亦可削弱选择性 COX-2 抑制剂胃肠道不良反应轻的优点。

（7）阿司匹林对血小板的作用是不可逆的，故进行任何手术前应停用 1~2 周；而其他 NSAID 则需在手术前停用 5 个半衰期。

（8）所有非选择性 NSAID 绝对禁用于阿司匹林过敏患者，选择性 COX-2 抑制剂也同样禁用。

（9）NSAID 可在血浆蛋白结合部位置换药物，并改变其代谢与药效。

（10）妊娠妇女一般亦禁用 NSAID，妊娠末期使用 NSAID 可能导致出血或胎儿动脉导管过早闭合，故更属禁用。

（11）某些非处方药（OTC），其中包括布洛芬、阿司匹林等，与正规 NSAID 合用时，可增加药物的中毒机会。

（12）禁用于儿童的 NSAID 有阿西美辛、依托度酸、舒林酸、美洛昔康、酮洛芬、洛索洛芬、二氟尼酸、萘丁美酮及塞来昔布。

美国 FDA 批准用于儿童的 NSAID 有水杨酸、布洛芬、萘普生及托美丁。

## 五、临床应用

本药具有抗炎、镇痛、解热和抗血小板聚集四大主要作用，主要用于下列风湿性疾病。

1. 关节炎

伴有急、慢性关节炎的风湿性疾病是使用 NSAID 的主要适应证。如类风湿关节炎、强直性脊柱炎、赖特综合征、反应性关节炎、骨关节炎、银屑病关节炎、儿童特发性关节炎、

风湿热等。

### 2. 软组织病

肌纤维疼痛综合征、颈肩臂综合征、肩周炎、腱鞘炎等。

### 3. 其他

（1）预防肠道腺瘤发生癌变。

（2）治疗多发性硬化症。

（3）治疗新生儿动脉导管关闭。

（4）用于心、脑血管病的一级与二级预防（阿司匹林）。

（5）可能对囊性纤维化肺炎有治疗作用。

## 六、不良反应

NSAID 对机体多种器官具有不良反应，主要是由于抑制了前列腺素生成所致。不良反应的严重程度与所用的药物、用药剂量、患者全身状况及医师的临床经验等因素有关，故用药时需权衡风险/效应比并严密观察药物反应。

### （一）胃肠道不良反应

NSAID 最常见的不良反应是胃肠道损害，其发生率占各种不良反应的首位。临床常见表现有恶心、呕吐、腹胀、腹痛等，以及食管炎、胃炎等疾病的症状严重者可发生溃疡、出血、穿孔，甚至危及生命。

#### 1. NSAID 诱发胃肠毒性的危险因素

（1）年龄>60 岁。

（2）有胃溃疡病史或消化道出血史，既往服用抗酸药、$H_2$ 受体阻滞剂。

（3）长期使用 NSAID 或用量过大，或同时应用糖皮质激素>10 mg/d 的抗凝剂。

（4）并存其他慢性疾病：高血压、糖尿病、肝病、肾功能不全等。

（5）嗜酒、嗜烟。

#### 2. 胃肠道不良反应处理原则

（1）严格掌握用药适应证，选用一种而不同时应用两种 NSAID，并尽量采用低剂量。

（2）出现胃肠道不良反应时立即停用 NSAID。

（3）选用 COX-2 选择性抑制剂或 COX-2/COX-1 比值小的 NSAID。

（4）高危患者可用米索前列醇 200 mg，每天 2 次，以预防发生胃肠道溃疡，也可并用奥美拉唑、雷贝拉唑钠肠溶片等药物防治十二指肠溃疡。

（5）硫糖铝、$H_2$ 受体阻滞剂等药物可协助缓解药物诱发的症状。

### （二）肾脏不良反应

肾脏是合成前列腺素最活跃的组织之一。肾皮质主要合成 $PGI_2$、$PGE_2$ 并刺激肾素和醛固酮释放，促进钾的排泄。肾髓质集合管合成 $PGE_2$、$PGF_2$ 并抑制氯转运与阻断抗利尿激素作用，减少水钠重吸收。肾功能不全或低血容量时，前列腺素发挥重要的维持肾小球血流量和血压作用，并扩张肾动脉增加钠的排泄。NSAID 则可使肾血管收缩、肾小球滤过率减低、水钠潴留、血钾与肌酐升高，甚至可导致肾乳头坏死。

肾毒性临床表现为间质性肾炎、过敏性肾炎、肾病综合征，重者出现肾衰竭。

NSAID 诱发肾功能不全的危险因素如下。

1. 高危因素

血容量不足（脱水、失血）、严重心力衰竭、肝硬化。

2. 低危—中危因素

原有肾脏疾病、糖尿病肾病、高血压肾病、诱导麻醉时，同时应用血管紧张素转换酶抑制剂（ACEI）、利尿剂。年龄>60 岁。

### （三）对心血管系统的影响

NSAID 抑制前列腺素生成，故可增加血管阻力，使血压升高，并增加冠心病发生率。同时它对肾素—血管紧张素系统与抑制利尿剂的作用可引起水钠潴留，引起症状性水肿，对原有心血管疾患的患者可促发充血性心力衰竭，并增加猝死的危险性。NSAID 可拮抗 β 受体阻滞剂、α 受体阻滞剂与 ACEI 的作用，故可使血压升高，老年人高血压未控制者服用本类药物尤需严密监测，并应尽可能不用。

促发血栓。特异性 COX-2 抑制剂（昔布类）对 COX-1 无作用，而后者对血栓烷 $A_2$（$TXA_2$）是至关重要的，异常血管需要抗血栓的前列腺素 $I_2$（$PGI_2$），但昔布类是选择性 COX-2 抑制剂，可使抗栓与致栓之间的天然平衡失调（使促血栓的 $TXA_2$ 占优势），而易促发血栓。

### （四）肝毒性

肝毒性的发生机制不明，可引起药物性肝炎、胆汁郁积、急性肝功能衰竭，故肝病、低蛋白血症患者与老年人应慎用或避免使用本类药物。

### （五）其他

1. 过敏反应

荨麻疹、红斑等光敏感，Stevens-Johnson 综合征（罕见）。

2. 哮喘

其中最危险的是伴有鼻息肉的哮喘，即阿司匹林诱发的哮喘与鼻息肉（阿司匹林过敏三联症）。

3. 耳鸣

多见于儿童、老年人，可致不可逆性听力丧失，应加警惕。

4. 神经系统

头痛、眩晕、幻觉、忧郁、震颤、无菌性脑膜炎等。

5. 血液系统

粒细胞减少、贫血、Coomb 阳性贫血（萘普生）、再生障碍性贫血（主要是保泰松，故已禁用）。血小板减少，血小板聚集率降低等。

## 七、小结

自阿司匹林问世直至选择性 COX-2 抑制剂的临床应用，NSAID 已经历了 100 余年的临床应用与考验，且其新品种仍在不断发展中。NSAID 抑制引起炎性的前列腺素，从而发挥抗炎、镇痛、解热作用，同时也抑制生理性前列腺素而起不良反应。胃肠道的不良反应非常常见。选择性 COX-2 抑制剂即阻断了炎性的前列腺素合成，同时保护防止胃肠道的前列腺素，故选择性 COX-2 抑制剂（昔布类）很快发展，现至少有 5 种昔布类已被美国食品药品监督管理局（FDA）批准用于临床，仅美国就有超过 8 000 万患者在服用中。但 NSAID 的临床应用也经历了不少波折，FDA 批准的苯噁洛芬、甲芬那酸、舒洛芬、溴芬酸钠、罗非昔布于 1982 年、1983 年、1987 年、1988 年、2004 年相继撤出市场。其根本原因是前列腺素在人体的组织分布既广泛，且生物效应也极为复杂，故在临床应用中不断出现许多问题。以人群为基础的回顾性方法研究证实选择性 COX-2 抑制剂会增加充血性心力衰竭发生的危险性，尚发现它可增高血压、诱发血栓性心血管事件。对于生殖系统及视力等不良反应也逐渐被暴露，故需进一步评估选择性 COX-2 抑制剂的利与弊。COX-3 于 2002 年证实它是 COX-1 的异构体，存在于脑、心脏中，可以引起疼痛、发热，并有较强的致炎作用，COX-1、COX-2、COX-3 三种同工酶在生理和病理上均有重叠作用。故开发特异性 COX-3 抑制剂将对广大患者带来新的希望。

为安全合理使用 NSAID，广大医师应不断提高临床药理学的知识，严格掌握用药适应证，严密观察其不良反应，以发挥其最大疗效。

（郭燕羽）

# 第二节　糖皮质激素

1949 年 Hench 等应用糖皮质激素（Glucocorticosteroid，GC）治疗类风湿关节炎，并获得显著疗效，为此获得了 1950 年诺贝尔医学奖。自此，GC 广泛应用于治疗各类风湿性疾病。一方面，GC 的应用对某些危重患者似发挥了"起死回生"功效；另一方面，长期大剂量应用 GC 也可能给一些患者带来严重甚至致命的不良反应，故 GC 是一把"双刃剑"，临床医师在考虑应用 GC 时，对此应有充分认识。

## 一、生理功能

在基础与应激状态下，GC 对维持机体正常的生长发育与内环境的稳定均发挥着重要作用。

GC 是下丘脑—垂体—肾上腺（HPA）轴与中枢应激反应系统生成的重要物质之一，除其强力抗炎作用外，它还调节各种代谢与中枢神经系统功能。在基础状态下，激素水平呈节律性波动与变化，早晨分泌量最低，晚间最高；当机体处于应激状态时，中枢应激反应系统受刺激可促进 GC 大量生成与分泌。

炎症性应激可产生大量细胞因子，如肿瘤坏死因子（TNF-α），白介素-1（IL-1）、白介素-6（IL-6）等，这些细胞因子在正常情况下，可刺激 HPA 轴生成 GC，这一变化转而可反馈性抑制细胞因子的生成与炎症反应。GC 生成不足可促使炎症蔓延与组织损伤。

中枢神经系统与末梢炎症通路之间双向性反馈通路的障碍可能是某些风湿性疾病的发病机制。此外，组织对 GC 效应的抵抗亦可能参与了上述疾病的发生。

虽然 GC 不能真正治愈任何一种风湿性疾病，但却极有可能参与了不少风湿性疾病，尤其是类风湿关节炎的发病过程。

## 二、对细胞与分子的作用

肾上腺皮质激素的所有作用由其两种受体所介导，即Ⅰ型受体又称盐皮质激素受体，Ⅱ型受体又称糖皮质激素受体。

Ⅰ型受体主要分布在肾脏与中枢神经系统不同部位，它对维持肾上腺皮质活动的昼夜节律性变化至关重要；Ⅱ型受体存在于机体所有细胞内，它介导皮质类固醇的抗炎作用与代谢活动。

在无皮质类固醇配体条件下，Ⅱ型受体与几种热休克蛋白同时存在。在结合皮质类固醇条件下，热休克蛋白与受体分离，皮质类固醇—受体复合体（物）进入细胞核发挥调节基因表达与其他细胞功能的作用。

皮质类固醇—受体复合物的主要细胞内作用包括使 C-fos-C-jun 复合体与核因子（NF）-κB 活动竞争性失活。NF-κB 的抑制系经抑制因子（IκB）介导而实现的。

C-fos-C-jun 与 NF-κB 是重要的转录激活因子，它的主要效应是促使细胞产生许多促炎症性细胞因子与各种炎性介质。皮质类固醇尚能阻抑位于皮质类固醇受体结合部位的基因启动子—增强子程序，从而改变基因转录。此外，皮质激素尚能促进环腺苷酸（cAMP）的生成与使某些信使 RNA 变得不稳定。

GC 的作用机制：GC 具有甾环，故容易进入细胞膜。GC 与其胞浆中受体（cGR）结合形成复合物进入细胞核为转录过程，分别生成转录后抑制和转录后激活效应。某些 GC-cGR 复合物在特定辅因子的帮助下，抑制转录因子 AP-1 或 NF-κB 等与基因启动子的结合，从而抑制基因的转录，使 IL-4、IL-3、IL-10、TGF-β、补体促炎物（C1q、C3、C5）、趋化因子等炎症因子的表达受限，从而起到抗炎作用。另外一些 GC-cGR 复合物与位于靶基因启动子区的某些特定序列（抑制性糖皮质激素结合序列，nGRE）结合，结合后抑制相应基因的转录，从而抑制炎症因子的产生，这一途径被称为转录抑制途径为药理作用。还有一些 GC-cGR 复合物则与靶基因启动子区的糖皮质激素结合序列（GRE）结合，激活转录因子，使特定基因的转录活化，最终导致代谢增强，这一途径被称为转录激活途径与其不良反应相关。

Ⅱ型受体有两种交替性剪接型，即 α 型与 β 型。α 型主要调节皮质类固醇受体的抗炎症性活动，β 型可抑制皮质类固醇作用并与 α 型相互竞争，故可认为细胞的 α/β 型受体比率调节着皮质类固醇对细胞的作用。如细胞内以 β 型为主，则该类细胞对皮质类固醇作用将呈"抵抗"。

在细胞水平皮质类固醇的最基本作用是抑制炎症性与免疫性级联反应。与此同时，中性粒细胞、单核细胞向炎症部位迁移、抗原加工、淋巴细胞活动和分化亦均受皮质类固醇抑制，GC 对未成熟的 T 淋巴细胞、激活的 T-效应淋巴细胞、自然杀伤细胞与幼稚 B 细胞的抑制效应特别明显，但对成熟的、产生抗体的 B 细胞抑制作用微弱。

正常情况下，皮质类固醇能强力地抑制各种致炎症性细胞因子与炎症介质的生成，但对抗炎症因子诸如 IL-4 与 IL-10 则仅有轻微的抑制作用。因此，GC 的应用使机体的免疫反应转向体液免疫（Ⅱ型免疫反应），并抑制巨噬细胞活动与细胞免疫（Ⅰ型免疫反应）。

上述不同的免疫效应可能决定着患者在接受皮质激素治疗后的有效与无效。例如类风湿关节炎主要由巨噬细胞与Ⅰ型细胞免疫所介导，故 GC 治疗非常有效；反之，如狼疮性肾小球肾炎，可能主要为Ⅱ型体液免疫机制性疾病，故常需应用超生理浓度的 GC 治疗方可抑制疾病进展。

## 三、药效学、药动学与药物相互作用

所有不同激素都与同一激素受体结合，但不同激素的相对效力与其结构和血浆半衰期有关。

1. 药效学与药动学

（1）常用糖皮质激素药效学与药动学比较（表 3-3）。

表 3-3　常用糖皮质激素药效学与药动学比较

| 药物 | 等效口服剂量（mg） | 血浆半衰期（分钟） | 相对抗炎强度 | 相对的盐皮质激素作用 |
|---|---|---|---|---|
| 可的松 | 20 | 90 | 1 | 1 |
| 泼尼松 | 5 | 200 | 4 | 0.8 |
| 甲泼尼松 | 4 | 200 | 5 | 0.5 |
| 氟羟泼尼松龙 | 4 | 200 | 5 | 0 |
| 地塞米松 | 0.75 | 300 | 25 | 0 |

（2）使用激素剂型（表 3-4）。

表 3-4　激素剂型

| 剂型 | 抗炎效力 | 蛋白结合力 | 贮纳 |
|---|---|---|---|
| 短效：生物半衰期<12 小时 | | | |
| 氢化可的松 | 1 | 100 | 2 |
| 可的松 | 0.8 | 128 | 2 |
| 中效：生物半衰期 12~36 小时 | | | |
| 泼尼松 | 4.0 | 68 | 1 |
| 泼尼松龙 | 4.0 | 61 | 1 |
| 甲泼尼松龙 | 5.0 | 74 | 0 |
| 氟羟泼尼松龙 | 5.0 | 0 | |
| 长效：生物半衰期>48 小时 | | | |
| 醋酸帕拉米松 | 10.0 | | |
| 倍他米松 | 25.0 | >100 | 0 |
| 地塞米松 | 30~40 | >100 | 0 |

常用的口服制剂如泼尼松，口服后由胃肠道迅速吸收并与血浆蛋白呈可逆性结合。在低浓度或正常血浆浓度时，主要与球蛋白结合，在较高浓度时与白蛋白结合量增加，且伴游离激素水平增加。生物利用度为 80%~90%，泼尼松在肝脏中快速代谢，并经尿液排泄。口服后 1.5~3.0 小时激素由血液中消失，半衰期约 1 小时。但在组织中作用维持时间明显为长。

2. 药物相互作用

（1）GC 与苯巴比妥、苯妥英钠、异烟肼合用时其代谢速率加快。

（2）阿司匹林与 GC 合用，因增强水杨酸代谢速率，故可降低血浆水杨酸水平；相反如减少激素剂量可增加血浆水杨酸水平而出现水杨酸过量的症状。儿童炎症性关节炎患者同时接受上述两种药物治疗时容易出现上述药物的相互作用。

（3）GC 应用可使接受胰岛素治疗或口服降糖药的糖尿病患者血糖水平变得难以控制。

（4）GC 与排钾性利尿剂合用易致低钾血症，而引起严重心律失常等。

## 四、治疗风湿性疾病的适应证

1. 主要的适应证

系统性红斑狼疮、皮肌炎、血管炎及其相关疾病、严重风湿性多肌痛与急性风湿性心肌炎等弥漫性结缔组织病。

2. 选择性的适应证

类风湿关节炎、赖特综合征、干燥综合征伴脏器损伤、硬皮病并嗜酸性筋膜炎、自身免疫性肝炎、Still 病、Tietze 综合征等。

## 五、剂量与用法

各种风湿性疾病的发病机制、临床表现不同，不同个体对激素的反应也不相同，故使用的激素剂量应根据个体化原则分别制订。

### （一）连续口服法

小剂量：泼尼松≤7.5 mg/d，可作为病情控制后的维持量使用以防复发。

中剂量：7.5 mg/d<泼尼松剂量≤30 mg/d，用于风湿性疾病活动期，但无明显脏器损伤的患者，如 SLE（以关节炎、浆膜炎为主要表现者）、血管炎、自身免疫性肝炎等疾病。

大剂量：30 mg/d<泼尼松剂量≤100 mg/d，用于风湿性疾病有明显活动且伴脏器损伤，如狼疮肾炎，皮肌炎合并间质性肺炎，白塞病并血管炎等患者，以迅速控制病情，一般使用4~6周后逐渐递减剂量，直至使用一个固定的维持量。

### （二）激素脉冲疗法

激素脉冲疗法又称甲泼尼松龙冲击（IVMP）治疗。适用于风湿性疾病伴重要脏器严重损伤且危及生命时，如狼疮脑病，多发性肌炎并呼吸肌麻痹，红斑狼疮并全血细胞减少等患者。这一疗法可使部分患者赢得宝贵时间，以使细胞毒等药物与支持治疗发挥作用，从而协助患者度过危险期。根据病情将脉冲疗法使用的剂量分为小、中、大剂量3种。使用冲击量后再用大剂量泼尼松维持一段时间。

小剂量：甲泼尼松龙 80~250 mg/d 静脉滴注，持续 5~7 天。

中剂量：甲泼尼松龙 250~500 mg/d 静脉滴注，持续 3~5 天。

大剂量：甲泼尼松龙 500~1 000 mg/d 静脉滴注，持续 3 天。

注意事项：甲泼尼松龙静脉滴注时间不应少于 2 小时，应警惕可诱发低血钾、感染、胃穿孔、高血压、高血糖、脑出血、猝死等不良反应。

Cachcait 于 1976 年报道用泼尼松龙 1 g/d 静脉滴注，连续使用 3 天治疗严重狼疮肾炎 7 例，其中 5 例患者获救。这一极大剂量 IVMP 治疗未经严格对照试验，即被少数医生广泛甚至盲目滥用于临床，致诱发严重感染和（或）出血、猝死等后果。Edward 曾做随机双盲对照试验，对比了 1 000 mg 与 100 mg IVMP 对 SLE 的临床疗效，结果两组无区别。近年学者们认为，重症狼疮还是要大剂量的冲击，使用极大剂量类固醇激素治疗风湿性疾病应慎重。

## （三）使用方法

### 1. 每天分次给药法

适用于病情活动期，以便较快控制症状。这一给药方法对 HPA 轴抑制作用较明显。一般在晨、午、晚 3 个时段服用（晚间剂量一般是早晨剂量的 1/3）。

### 2. 每晨一次给药法

适用于病情已获控制的稳定期患者，每晨 6~8 点给药 1 次，这可减少对体内 HPA 轴的抑制作用。

### 3. 隔日给药法

疾病控制后为防止复发，以最小剂量维持用药，本法药物不良反应轻微，且对 HPA 轴的抑制作用最小，故可保持患者 HPA 轴的抗炎与免疫抑制的作用。

### 4. 减量方法

足量激素持续应用 4~8 周，病情已获控制后，即可递减药量，常先减少晚间的剂量，每 5~7 天减量 1 次，直至用量处于中等剂量时（泼尼松 40 mg/d）应每 15 天减 1/10 量。当剂量接近小剂量（泼尼松 ≤7.5 mg/d）时，可隔日递减一次剂量，最终每隔日早晨服药一次。

### 5. 撤药综合征

因突然停用糖皮质激素而出现糖皮质激素不足表现，典型的是"爱迪生危象"，表现为发热、恶心、呕吐、低血压、低血糖、高血钾、低血钠等，以及原发的炎症疾病突然加重。需注意的是，此时检测患者血液中的糖皮质激素水平可能仍高于正常。

有撤药综合征的患者，需暂时增加糖皮质激素剂量，症状缓解后再按以上减量方法递减药量。

当糖皮质激素减至 <20 mg/d，尤其是 5 mg/d 时患者易发生撤药综合征，因剂量改变已是在正常生理范围之内了。如当泼尼松 5 mg/d 快速递减为 2.5 mg/d，此时，体内可利用的皮质类固醇已减少了 50%，就很容易发生撤药综合征。故根据病情，患者及用药时间在隔日减药时按泼尼松 1/5~1/4 片的减药是安全的。

### 6. 儿童患者的激素应用

GC 可导致生长迟缓（抑制线状骨生长与骨骺闭合），尤易发生在泼尼松每天剂量 >7.5 mg 时。如儿童患者必须使用激素则宜采用隔日一次给药法，此可避免患儿生长发育迟缓。

## 六、激素的主要不良反应

激素的应用可产生多种多样的不良反应，且大多数不良反应与剂量和疗程呈正相关；剂量越大、疗程越长，出现不良反应的概率越大。例如在激素连续应用 2 个月后，约 13% 患者可出现库欣面容外貌，连续应用 ≥5 年者，一半患者将表现库欣面容，将药物改为每隔日 1 次服用后可减轻其不良反应。

更重要的是激素长期应用可影响糖、蛋白质与电解质代谢。导致胰岛素抵抗、高血糖症、高血压、水钠潴留、血钾丢失与骨骼肌肉蛋白质分解等。

1. 感染

长期激素治疗可使患者易患各种感染，尤其是葡萄球菌、革兰阴性杆菌、结核与利斯特菌属感染，亦较易发生真菌与某些病毒感染。住院使用激素治疗的风湿性疾病患者可罹患不典型病原菌感染，且症状亦可不明显，激素治疗引起结核病的复燃就是一个例证。但研究显示，结核菌素皮肤试验阴性的一组患者使用激素后长期随访并未发现结核病发病率增加。但同时使用多种免疫抑制剂或有易患感染性疾病危险因素的患者则在激素使用期间仍应警惕发生结核病等感染的可能性。

2. 溃疡病

使用 GC 诱发胃、十二指肠溃疡病或使慢性病变活动的报道大多为非对照性研究。近年认为，这一不良反应发生率并不很高，但 GC 应用可加重 NSAID 的致溃疡性作用。故两者合用时应特别注意溃疡病的防治。

3. 骨质疏松（OP）

GC 主要降低成骨细胞蛋白合成，故可降低骨的形成；抑制降钙素及其他骨代谢所需的细胞因子；增加破骨细胞的数量，促进骨吸收；促进甲状旁腺的分泌，故抑制肠和肾对钙的吸收及促进钙、磷排泄，使骨骼矿化不足而导致骨质疏松。用光子吸收仪测定骨的矿物质密度显示使用 GC 的患者腰椎最易发生骨质丧失，其次为股骨近端，最少的是前臂骨。椎体楔形或粉碎性骨折是应用激素治疗患者的常见并发症，其发生率为 11%~20%，故应予特殊关注。

根据英国一项髋骨骨折的病例对照性研究，激素应用可使髋骨骨折发生率增加 1 倍，但目前并不了解骨折发生与激素用药剂量之间有何关联。有研究发现，泼尼松每天剂量 10 mg，在应用 20 周时减量至停药者亦发生骨质丢失，另有报道称，接受泼尼松维持量为 ≤7.5 mg/d，长期治疗者仍可发生骨折。

必须指出，泼尼松剂量>7.5 mg/d 长期治疗与骨质丧失发生率上升有着密切关系。

类风湿关节炎本身即有骨质丧失危险性，使用激素后这一并发症发生率进一步增高。一般而言，泼尼松剂量>7.5 mg/d，持续应用 6 个月以上者，应评估患者发生骨质疏松的各种可矫治性与不可矫治性危险因素，如有 1 个或 1 个以上不可矫治性危险因素，应考虑尽早给予双膦酸盐治疗。

4. 动脉粥样硬化

越来越多的报道显示类风湿关节炎、系统性红斑狼疮与其他风湿性疾病患者的心血管死亡率增高。与未接受激素治疗的对照组比较，接受激素治疗组的心血管病死亡率要高 1 倍左右。

# 七、如何安全合理使用糖皮质激素

（1）必须严格掌握用药适应证，在保证患者充分获得治疗条件下，尽量使用较小剂量，较短疗程。

（2）告知患者及其家属有关激素的各种不良反应表现。

（3）用药前筛选有无结核病，结核菌素（PDD）试验与摄胸部 X 线片。

（4）治疗前与治疗中检测血糖，每周查尿糖 1 次。

（5）定期监测血压变化。

（6）筛选有无白内障与青光眼（治疗前与治疗中）。

（7）防治性腺功能减退。

（8）按病情制订运动方案，避免长期卧床，但禁忌剧烈运动。

（9）尽可能避免做选择性外科手术。

（10）摄食维生素 A 20 000 U/d，连续 7 天，可促进伤口愈合（妊娠期禁用）。

（11）经常注意皮肤，指（趾）甲、口腔、阴道、直肠有无真菌等感染。

（12）一旦发现并发感染应积极治疗，尤应想到不常见病原体的感染。

（13）尽量避免使用含氢氧化铝抗酸剂，因其与磷酸盐结合可致低磷酸盐性骨软化，而加重激素引起的骨质疏松。

（14）防治溃疡病：激素与食物同服，如需合用 NSAID，应考虑预防性使用奥美拉唑 20~40 mg/d。

（15）经常测体重、合理营养，避免肥胖。

（16）治疗前，治疗过程中定期做骨密度测定，禁烟、限制酒精摄入。

（17）递减剂量过程中，注意有无肾上腺功能不全表现。

（18）每天补充元素钙 1 g，维生素 $D_3$ 400~800 U，监测晨尿使钙浓度<30 mg/dL；并用噻嗪利尿剂者监测有无高钙血症，每天补充元素钙 0.5 g 已足。

（19）亦可使用双膦酸盐制剂，如阿仑膦酸钠 10 mg/d 或每周口服 70 mg。

以上建议适用于激素长期治疗者。

## 八、局部注射的临床应用

1. 局部注射的剂量、优点与注意事项

优点：迅速改善关节的炎症，消除肿胀，减轻疼痛，慢性期患者可减轻关节粘连、纤维化，改善关节功能，并可减少全身用药量。

用药前必须排除局部治疗的禁忌证：如感染（关节腔或周围化脓）、关节不稳定、既往关节腔注射无效者，药物注射不易进入关节腔，或有凝血功能障碍等情况。

操作时注意事项：应保证绝对无菌操作。用药量：中、小关节甲泼尼松龙每次 2~20mg，间隔 4~6 周。负重关节甲泼尼松龙每次 20~40mg，间隔 6~12 周，注射过频可加速软骨退化、肌腱软化或破裂。应随访观察局部治疗的效果及不良反应（感染、类固醇晶体性滑膜炎、肌腱断裂等）。

2. 适应证

（1）多关节炎患者某一关节炎症状特别明显（必须先排除感染性）。

（2）复发性渗出性关节炎。

（3）严重腱鞘炎。

（4）抗 NSAID 的滑囊炎、腱鞘炎。

（5）非感染性多关节炎。

3. 某一阶段适应证

以下风湿性疾病在病程某一阶段亦可考虑使用局部可的松注射。

（1）类风湿关节炎。

（2）骨关节炎。

（3）晶体沉积性关节炎。

（4）系统性红斑狼疮。

（5）血清阴性脊柱关节病。

（6）急性外伤性关节炎（不合并感染者）。

（7）Tietze 综合征。

## 九、小结

GC 是治疗多种风湿性疾病的主要药物，以治疗类风湿关节炎（RA）为例，10 个随机双盲对照试验中 9 个显示，GC 可改善并防止 RA 破坏性进展。GC 不仅有抗炎作用，而且有免疫抑制作用，它的合理使用已使无数患者获益，不仅改善了症状而且提高了生活质量。但有研究者发现部分患者对 GC 呈抗药性，此种抗药性源于 GC 受体的异构体，即受体有 α 受体和 β 受体，正常情况 GC 仅与 α 受体结合而发挥作用，但某些患者 β 受体呈高度表达，此时该受体不仅不和 GC 结合，反可抑制 GC 和 α 受体结合，因此虽然 GC 血浓度高但不能发挥其效能而表现抗药现象，甚至出现 GC 的众多不良反应。

GC 研究的重要进展之一是正在大力开发新型制剂，包括：①选择性糖皮质激素受体激动剂，选择性地作用于特定受体，并发挥强力的转录后抵制作用，减少转录后激活作用；②氮䓬体激素，可同时释放少量一氧化氮且抗炎作用强于泼尼松，不良反应小，且没有活化破骨细胞的作用。

鉴于风湿病的复杂性与多样性，以及皮质类固醇作用与不良反应的多向性，故应严格掌握用药的适应证，并遵循个体化原则选择合适的给药方式、剂量与疗程，治疗期间严密观察药物的作用与不良反应，以最大限度地发挥激素的疗效并减少不良反应。

（陈艳茹）

## 第三节　改善病情抗风湿药

改善病情抗风湿药物（disease-modifying antirheumatic drug，DMARD）包括多种药物，它们的共同特点是可以改善风湿免疫疾病与其他关节病，如银屑病性关节炎等的症状与体征表现。最初 DMARD 的定义包含着这类药物应具有预防放射线学上关节破坏的效能，但尽管传统上羟氯喹与醋硫葡金归属于 DMARD，但它们并不能延缓关节病变的进展。近年若干种新型生物制剂亦被考虑属于 DMARD 范畴，因其能改善关节的结构性改变。

定义上限定，一种药物至少必须能够改变类风湿关节炎病程 1 年者才能称为 DMARD。亦即需符合下列条件之一：关节活动功能持续改善、炎症性滑膜炎好转，关节结构损害进展减慢或预防了它的发生。

传统的 DMARD 治疗后至少需 3 个月才能出现显著效果，故又称为慢作用药物，理解本类药物这一特点并告知患者是非常重要的，以便使患者与医师都能树立信心坚持长期治疗。

RA 患者发病后数月即可出现关节结构破坏，故近年专家主张对该类患者应尽早启动 DMARD 治疗；病情严重者则应施行不同药物的联合治疗。

对使用一种 DMARD 制剂反应不佳或出现不耐受不良反应时可换用另一种 DMARD 类制剂；如一种 DMARD 药临床效果欠佳但尚能耐受则可加用第二种 DMARD，此可发挥协同作用，提高疗效。

## 一、柳氮磺吡啶（Sulfasalazine，SSA）

SSA 早在 20 世纪 40 年代即已用于 RA 的治疗。治疗 RA 的药物对照研究表明本药的疗效与金制剂相当。

### （一）免疫药理

本药为 5-氨基水杨酸（5-ASA）与磺胺吡啶（SP）的偶氮化合物。

**1. 抗炎作用**

抑制前列腺素、白三烯、氧自由基等炎症介质的生成。

**2. 免疫抑制作用**

（1）抑制单核巨噬细胞分化、增殖，并抑制细胞间黏附分子（ICAM-1）表达。

（2）抑制有丝分裂原诱导的淋巴细胞转化、增殖（肠道、滑膜）。

**3. 抗菌作用**

抑制肠道细菌（克雷伯菌）。

### （二）药动学

生物利用度：原形 SSA 生物利用度<15%，经小肠细菌分解后转化为 5-ASA，其生物利用度为 10%~30%；磺胺吡啶生物利用度为 60%。

口服后 SP 血浆峰值出现在 10 小时，SP 代谢后半衰期为 10~15 小时，SP 及其代谢产物在尿中排泄。

### （三）临床应用

**1. 类风湿关节炎**

可减轻关节炎症、缓解晨僵，改善血液学指标，长期应用可减缓病情进展，延缓关节侵蚀进展。

**2. 强直性脊柱炎**

因抑制其肠道菌群作为基础治疗药，伴有外周关节症状者效果尤为显著。

**3. 其他**

反应性关节炎、赖特综合征、肠源性关节炎等。

### （四）用法与剂量

常用剂量 1.0~2.0 g/d 分次口服，起始剂量 0.5 g/d，逐步递增至 2.0 g/d。

### （五）不良反应

**1. 消化道**

腹胀、腹痛、恶心、呕吐。

**2. 皮肤**

皮疹（用药初期），罕见史—约（Stevens-Johnson）综合征。

**3. 血液系统**

白细胞、血小板减少，偶见再生障碍性贫血。

**4. 肝脏**

可逆性肝转氨酶升高，偶有药物性肝炎。

5. 其他

可逆性精子减少与成熟障碍。

### （六）注意事项

（1）用药前后检测血常规、尿常规（治疗 3 个月内，每 3~4 周查 1 次）。

（2）对磺胺、阿司匹林或 SSA 过敏者禁用。

（3）有 G-6-PD 缺乏的溶血性贫血禁用。

（4）有哮喘史，嗜酒，肝、肾功能不全者慎用。

## 二、抗疟药——羟氯喹（Hydroxychloroquine，HCQ）

1894 年 Payne 报道用奎宁治疗风湿性疾病，1951 年 Page 报道用抗疟药治疗系统性红斑狼疮取得成功。目前本类药物仍是系统性红斑狼疮等风湿性疾病的主要治疗药物。

### （一）免疫药理

羟氯喹呈碱性，可积聚于酸性囊泡（如溶酶体）中，使细胞内 pH 提高，故而抑制抗原肽-MHC 复合物形成，使 CD4 细胞失活，从而降低了对抗原反应。羟氯喹尚能与 DNA、RNA 结合成复合体，抑制抗体生成。抗疟药、羟氯喹在治疗风湿病的机制仍未完全阐明。

1. 抗炎作用

（1）降低磷脂酶 $A_2$ 的活性，抑制花生四烯酸代谢，使前列腺素合成减少，且可阻断炎症组织所需能量（ATP）的生物合成，故降低炎症反应。

（2）稳定溶酶体膜，减少溶酶体释放，抑制组胺、缓激肽、透明质酸酶、乙酰胆碱等炎性物质产生、释放，降低毛细血管通透性，从而减少炎症渗出。

（3）降低血浆纤维蛋白合成使成纤维细胞生成减少，故可阻抑肉芽组织形成。

2. 免疫抑制

（1）抑制植物血凝素诱导的淋巴细胞转化、增殖，抑制细胞免疫。

（2）抑制浆细胞活性，使抗体产生减少。

（3）低浓度羟氯喹可抑制 IL-1、L-6、IFN、TNF-α 生成。

3. 其他

光滤作用，抗血小板聚集、黏附可预防血栓形成，降低血清胆固醇水平。

### （二）药动学

口服后吸收迅速而完全，2~3 小时达峰值血浓度。口服后 24 小时血中仍维持较高浓度，50% 与血浆蛋白结合，很快分布在肾、肺、肝、脾组织中，在含有色素细胞的组织如虹膜、脉络膜中浓度尤高（可达血浓度 300 倍）。

半衰期 3.5~12 天，尿排出率 55 μg/d，停服 77 天后，尿排出率 1 μg/d，5 年后（停服最后一天算起）在血浆、红细胞、尿液中仍可检测到羟氯喹。

### （三）用法与剂量

口服 0.2~0.4 g/d，有学者建议身高<152.4 cm 者，剂量为 0.2 g/d；身高 152.5~167.7 cm 者剂量为 0.3 g/d。

### （四）临床应用

盘状狼疮、亚急性皮肤狼疮、狼疮性肾炎及系统性红斑狼疮并发的抗磷脂抗体综合征等。

对轻型类风湿关节炎，可作为类风湿关节炎早期联合治疗的基础药物。

其他：血管炎（结节性多动脉炎、皮肤血管炎、白塞病等）、干燥综合征、硬皮病（心脏受损者不用）等。

## （五）不良反应

1. 胃肠道

恶心、呕吐、腹痛、腹泻。

2. 皮肤

皮疹，瘙痒，脱发，毛发干枯、变白。

3. 神经系统

头痛、无力、肌痉挛、神经性耳聋、多发性神经病，疲乏，无力、精神症状等。

4. 眼

复视、眼肌麻痹（高剂量）角膜沉积、视网膜病变。连续服用2年以上者，1%~2%患者发生视网膜病变，色视异常，红色光视丧失，视野异常等（氯喹不良反应大于羟氯喹）。

5. 其他

心脏传导阻滞、心肌损伤、白细胞减少，罕见再生障碍性贫血、白血病等，转氨酶升高等。

## （六）注意事项

（1）治疗前与治疗期间，每2~6个月检查1次血、尿常规，肝、肾功能。

（2）每6个月眼科检查1次，出现视觉症状或有视网膜病变者应立即停药。

（3）妊娠、哺乳妇女忌服。

# 三、米诺环素（Minocycline）

米诺环素是2002年美国风湿病学会（ACR）在对类风湿关节炎治疗中添加的5种治疗药物之一。

## （一）免疫药理

本药是长效半合成四环素类广谱抗生素。

1. 抗炎作用

抑制脂氧合酶，抑制磷脂酶 $A_2$，使前列腺素生成减少，中性粒细胞趋化聚集，清除超氧自由基。

抑制胶原合成及 NO-II 的表达，抗炎症介质，上调 IL-10。

抑制金属蛋白酶的活性、抑制骨吸收，可能有修复破坏的骨质作用。

2. 免疫抑制

抑制 T 淋巴细胞分化、增殖。

抑制抗体产生，抑制炎症介质 IL-2，TNF-α 和 γ 干扰素（IFN-γ）的分泌，故有抗风湿作用。

3. 抗感染

对 $G^+$ 和 $G^-$ 球菌、杆菌均有较强的抑制作用，对支原体、衣原体亦有抑制作用。本药的抗感染作用也可能是对类风湿关节炎触发因素的间接治疗。

### （二）药动学

本药吸收迅速，口服米诺环素 0.2 g 后，血药浓度峰值出现在 1~4 小时，半衰期为 15.5 小时，血清蛋白结合率 76%~83%，易透入机体各组织。

本药大部分由胆汁、尿排泄。

### （三）临床应用

（1）类风湿关节炎，早期轻度至中度可改善症状，缓解病情。

（2）其他：赖特综合征、反应性关节炎、骨关节炎等。

### （四）用法与剂量

0.1~0.2 g/d，分次口服，治疗 6 个月无效时应停用。

总体而言，本药不良反应少，且较轻微，常见不良反应为消化道症状，头晕和皮疹，但一般均能耐受，本药在国内应用经验较少，有待进一步观察，积累经验。

### （五）不良反应

1. 消化道

食欲缺乏、恶心、呕吐、口腔炎、舌炎、食管溃疡（罕见）。

2. 肝脏

黄疸、血清转氨酶升高、脂肪肝、急性肝坏死（罕见）。

3. 皮肤

斑丘疹、色素沉着，多形红斑，罕见史—约（Steven-Johnson）综合征。

4. 神经系统

头晕、耳鸣、共济失调（停药后可恢复）。

5. 肾脏

加重肾功能不全。

6. 血液系统

白细胞减少，嗜酸性粒细胞增多。

7. 其他

哮喘、褐色牙。

### （六）注意事项

（1）妊娠、哺乳期、妇女禁用。

（2）老年人肝、肾功能损伤者慎用或不用。

（3）定期监测血常规，尿常规，肝、肾功能。

（4）长期治疗偶可发生狼疮样综合征。

## 四、沙利度胺（Thalidomide）

1956 年沙利度胺（反应停）作为口服镇静剂问世。其后因孕期妇女服用后出现胎儿先天性异常（海豹型畸形），故于 1960 年从市场中撤除。但随后 Sheskin 用于麻风病伴有躁狂和结节性红斑的治疗，发现用药后 24～28 小时全身症状迅速缓解，红斑结节消退。本药对特发性发热、皮疹、葡萄膜炎、关节炎、睾丸炎等治疗也有效。近年用于强直性脊柱炎、类风湿关节炎、白塞病等自身免疫病治疗亦获得显著效果。反应停用于人类免疫缺陷性病毒感染（HIV）、移植物抗宿主疾病、多发性骨髓瘤、乳腺癌等疾病均显示一定效果。反应停是一种新型强力的免疫调节剂，但不是免疫抑制剂。对它的作用机制及毒性尚需深入研究。

### （一）免疫调节

（1）选择性抑制单核细胞和巨噬细胞生成 TNF-α（增加 TNF-α mRNA 的降解）。

（2）改变细胞表面 TNF-α 诱导的整合素表达。

（3）降低白细胞趋化、吞噬，并抑制白细胞进入炎症部位，拮抗炎症介质前列腺素 $E_2$（$PGE_2$）、组胺等。

（4）是人类 T 细胞生成的强力辅助刺激剂（通过 T 细胞受体复合物的刺激作用），对 $CD8^+T$ 细胞作用强于 $CD4^+T$ 细胞，故调整了 $Th_1/Th_2$ 的比值。

（5）增加单核细胞生成 IL-4、IL-5，抑制 IL-1、IFN-γ 生成，以及血管内皮生长因子、成纤维生长因子。

（6）抗新血管生成（治疗实体性肿瘤）。

### （二）临床应用

白塞病（以血管炎为病理的自身免疫病，临床表现复发性口腔、生殖器溃疡，皮肤葡萄膜炎），沙利度胺治疗口腔、生殖器溃疡疗效显著，Saylan 报道，22 例严重完全型白塞病，服用沙利度胺 400 mg/d，5 天，以后 200 mg/d，15～60 天后，溃疡痊愈。其耐受率 82.6%。

严重特发性口腔、生殖器溃疡，本药治疗后 92% 患者的溃疡痊愈。关节炎、强直性脊柱炎（AS）、难治性类风湿关节炎等用沙利度胺起始剂量 150～200 mg/d，病情控制后 50～100 mg/d。国内学者用沙利度胺治疗 AS 患者，于 6～12 个月时起最大疗效，并证实沙利度胺能缓解症状，控制病情，延缓放射学的进展，此可能是抑制了 TNF-α 基因的表达。

其他：结节病、硬皮病、皮肤血管炎、坏疽性脓皮病、溃疡性结肠炎、成人斯蒂尔病等。

### （三）不良反应

1. 致畸

新生儿短肢畸形（海豹型畸形）、十二指肠狭窄、中线血管瘤等。

2. 多发性神经病变（女性多见）

初起时为对称性上下肢感觉异常，针刺样疼痛，立即停药后，可能恢复。神经病变常呈进行性，肢体感觉丧失，肌萎缩，呈不可逆性。

3. 其他

昏昏欲睡、眩晕、口干、便秘、食欲亢进等。

### （四）注意事项

（1）仅适用于其他方法治疗无效的风湿性疾病（白塞病、强直性脊柱炎、皮肤血管炎等）。

（2）应预先制订剂量疗程并进行预后评估。

（3）告知患者使用本药的利与弊，特别是致畸性与神经系统损害的可能性，并签署知情同意书。

（4）确保女性患者用药前未妊娠，并应保证在用药期间与停药后 3 个月有效避孕。

（5）治疗前进行神经生理功能检查，治疗期定期（6 个月）复查。

（6）应控制每次处方的药量，以防患者贮存药物，对不再使用的存余药物应予回收，以确保患者安全。

# 五、雷公藤总苷（Tripterygium glycosides）

我国于 20 世纪 70 年代，首先应用本药治疗类风湿关节炎并取得明显效果。1995 年我国列为基本药物广泛用于治疗各种自身免疫性疾病。

## （一）免疫药理

雷公藤含多种成分（生物碱、萜类、糖类、有机酸、无机盐等），具有多种药理作用。如免疫调节、抗炎、抗肿瘤及抗生育等。雷公藤通过激活 HPA 轴等机制而起抗炎与免疫抑制作用。

1. 抗炎症作用

（1）抑制单核巨噬细胞合成的 $PGE_2$、氧自由基、组胺等。

（2）抑制血管通透性，减少渗出、炎症后期血管内皮增生、纤维增生和肉芽组织形成。

2. 免疫抑制

（1）大剂量雷公藤可抑制巨噬细胞抗原提呈功能。

（2）抑制 T 淋巴细胞的增殖，明显抑制 $CD4^+$ 细胞，故使 $CD4^+/CD8^+$ 比值下降。

（3）直接抑制 B 淋巴细胞增殖，或经抑制 Th 细胞后抑制 B 细胞，故抑制 DNA 和蛋白合成，减少 IgG、IgM 及自身抗体生成。本药作用于细胞周期 $G_0$-S 期。

（4）抑制巨噬细胞产生 IL-1、T 细胞表达的 IL-2 和 IL-2 受体与抑制关节滑膜表达的 TNF-α。

3. 剂量

小剂量雷公藤可增强 NK 细胞活性；大剂量时抑制 NK 活性。

4. 其他

抗生育作用。

## （二）药动学

口服吸收不完全，以小肠吸收为主，在肝脏缓慢代谢，分布于肝、肾、肺等器官，半衰期 58.6 小时，未经吸收的药物经粪便排泄。吸收的原药及代谢产物经肾排泄。

## （三）临床应用

1. 类风湿关节炎

类风湿关节炎是本药主要适应证，有效率达 90% 以上。用药后能较快控制症状，改善关节功能和实验室指标异常（红细胞沉降率、C 反应蛋白、IgG、IgM 等），从而提高患者生活质量。雷公藤亦是与其他"改变病情"药联合应用的基础配伍药。

2. 狼疮

系统性红斑狼疮（伴关节炎、浆膜炎）、皮肤型狼疮、深在性红斑狼疮，尤其是狼疮肾炎（弥漫增殖型、系膜增殖型）与皮质激素、细胞毒药物联合应用时可减少这些药物的剂量，缩短病程并减少药物不良反应。

3. 其他

强直性脊柱炎、幼年型特发性关节炎、硬皮病及血管炎等风湿性疾病。

### （四）用法与剂量

口服 40~60 mg/d ［1~1.5 mg/（kg·d）］ 分次口服，病情控制后可减量维持。

### （五）不良反应

1. 胃肠道

食欲减退、恶心、呕吐、腹胀、罕见消化道出血（应立即停服）。

2. 肝脏

肝酶升高，重者可有黄疸、肝损伤。

3. 血液系统

粒细胞减少、血小板减少。

4. 生殖系统

雷公藤是抗生殖药物，可致月经紊乱、闭经、卵巢功能衰退。男性精子数减少，精子发育异常。

### （六）注意事项

（1）有肝炎史、嗜酒者用药前需监测肝功能，如肝功能正常亦应减少剂量。

（2）月经期间、孕妇、哺乳期禁服，服药期应避孕。

（3）老年人、儿童、未婚者慎用。

（4）有严重肝、肾功能损伤或消化道溃疡、未控制的感染者禁用。

## 六、白芍总苷 （Total Glucosides of Paeony，TGP）

TGP 是我国自行研制并于 1998 年批准上市的抗炎与免疫抑制药物，主要治疗类风湿关节炎，具有镇痛、抗炎与免疫调节作用。本药的药理作用与非甾体抗炎药及细胞毒免疫抑制剂不同。经循证医学研究及临床应用证实本药是一种较安全有效的风湿性疾病治疗药物。

### （一）免疫药理

（1）抑制巨噬细胞合成 $PGE_2$，白三烯（$LTB_4$）等炎症介质。

（2）清除自由基（$H_2O_2$）、降低脂质过氧化物和氮氧化物生成。

（3）抑制巨噬细胞、滑膜细胞、淋巴细胞生成 IL-2、IL-1、TNF-α。

（4）调节 HPA 轴功能：小剂量 TGP 兴奋大剂量抑制 HPA 轴功能。调整 TH/TS 比值（提高外周血 CD8 值），降低 RF 滴度。

（5）其他：有催眠、抗惊厥、保护肝细胞超微结构等作用。

### （二）临床应用

类风湿关节炎、干燥综合征、狼疮肾炎、多肌炎、自身免疫性肝炎等。

## （三）用法与剂量

1.8~2.4 g/d，分次口服，疗程 3~9 个月。

## （四）不良反应

（1）消化道：食欲差，轻度腹痛，腹泻（较多，大便稀，次数增多），但多能自行缓解。

（2）过敏性皮疹。

（3）一般无肝、肾损害作用，亦无骨髓抑制与致畸作用。

# 七、金制剂（醋硫葡金）

金制剂早在 20 世纪 20 年代起即用于类风湿关节炎的治疗，于 20 世纪 80 年代起改用口服金制剂醋硫葡金替代注射剂型，本药至今仍是类风湿关节炎主要的改变病情治疗药物之一。

## （一）免疫药理

金诺芬与激活的中性粒细胞的氰酸盐生成氰化金而抑制细胞内氧化过程而起作用。

1. 抗炎作用

抑制炎症多个环节，抑制炎症细胞游走、吞噬，降低血管通透性等。抑制血管内皮细胞增生和新生血管的形成，减少血管翳数量。

2. 免疫抑制

氰化金抑制 T 淋巴细胞、B 淋巴细胞的 DNA 合成，并降低抗体生成。

## （二）临床应用

1. 类风湿关节炎

抑制关节炎症，改善症状，修复破坏的骨质。但服药后平均需 6 个月才出现疗效，一旦生效，应坚持应用 2 年以上。

2. 其他

银屑病关节炎，幼年型类风湿关节炎，反应性关节炎等。

## （三）用法与剂量

起始剂量为 3 mg/d，以后可递增至 6 mg/d，奏效后可减为 3 mg/d 进行维持治疗。

## （四）不良反应

1. 皮肤黏膜

皮炎、瘙痒、口腔炎、溃疡。

2. 亚硝酸盐反应

用药后 15~30 分钟皮肤发红，低血压。

3. 血液系统

中性粒细胞、血小板减少，甚至发生再生障碍性贫血（儿童用药应特别注意）。

4. 胃肠道

腹泻（在粪便排泄，故起始剂量应小）。

5. 肾毒性

蛋白尿，少数有膜性肾小球肾炎发生。

## 八、D-青霉胺（D-Penicillamine，D-PEN）

D-PEN 是 2002 年美国风湿病学会（ACR）批准的治疗类风湿关节炎的改变病情药物之一，但本药有较高的不良反应，故应慎用，现已在临床上很少应用。

### （一）免疫药理

D-PEN 是青霉素的代谢产物，属于含巯基的氨基酸。临床使用的是右旋（D）异构体。其基本作用机制是与体内铜离子协同作用产生超氧离子攻击细胞膜，故抑制 T 淋巴细胞、B 淋巴细胞增殖。

青霉胺治疗风湿性疾病的确切机制仍未完全阐明。

### （二）临床应用

（1）类风湿关节炎（起效慢，6 个月后才显效）、伴血管炎或 Felty 综合征等患者。

（2）其他：系统性硬化症，原发性胆汁性肝硬化，胱氨酸尿等。

### （三）用法与剂量

起始剂量 125~250 mg/d，以后每 3 个月增加 125 mg/d 直至剂量达 500~750 mg/d，病情控制后可减量维持。

### （四）不良反应

1. 胃肠道

食欲缺乏、恶心、呕吐，口腔内有金属异味。

2. 皮肤

瘙痒、皮疹，重者疱疹性皮炎、黏膜溃疡（应减少用药剂量）。

3. 肾脏

肾损伤发生率约 20%，出现蛋白尿、肾病综合征、肾炎表现者应停药。

4. 肌肉

重症肌无力、多发性肌炎。

5. 血液系统

白细胞、血小板减少，罕见再生障碍性贫血。

6. 自身免疫病

出现抗核抗体阳性的药物性狼疮，阻塞性细支气管炎等。

（金　永）

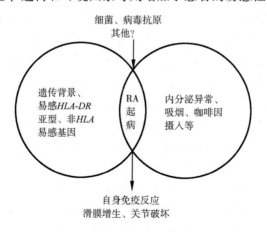

# 第四章

# 类风湿关节炎

类风湿关节炎（RA）以慢性破坏性关节炎为主要临床表现，其特征是对称性多关节炎，以双手、腕、踝、足关节受累最常见。患者还可伴有皮下结节、血管炎、心包炎等关节外表现。研究证明，抗原驱动、T细胞介导的自身免疫反应以及遗传因素的参与在RA发病中具有重要作用。

不同地域、不同种族RA患病率有一定差异。总的趋势是印第安人患病率高于白种人，而后者又高于亚洲黄种人。这种患病率的不同可能与 *HLA-DRB1* 亚型等遗传因素差异有关。我国RA患病率约为0.34%。女性多发，男女比例约为1：3。本病可发生于任何年龄，但发病高峰在30~50岁。此外，RA的发病与某些病毒或细菌感染有关。

## 第一节　病因、病理和发病机制

### 一、病因

RA是多种因素共同作用引起的自身免疫病。感染和自身免疫反应是RA发病和病情迁延的中心环节，而内分泌、遗传和环境因素等则增加了患者的易感性（图4-1）。

**图4-1　RA发病因素**

## （一）感染因素

许多研究从患者滑膜组织中分离到了病原体或其基因，目前有多种细菌或病毒成分被怀疑与 RA 有关。多数研究者认为，细菌或病毒致病的可能机制为病原体的某些蛋白成分在体内作为外源性抗原激活机体免疫反应，进而活化自身反应性 T 细胞。

### 1. 细菌

多种细菌成分可能与 RA 发病有关，如大肠埃希菌热休克蛋白 DnaJ、结核分枝杆菌 HSP65、奇异变形杆菌菌体抗原等。RA 患者血清中可以检测到针对奇异变形杆菌蛋白的特异性抗体，这些抗体与手足小关节内的透明软骨结合，激活补体和自然杀伤细胞，可造成滑膜及软骨的损伤。奇异变形杆菌的菌体抗原与 HLA-DR4 及 II 型胶原 $\alpha_1$ 链有相同序列，可能通过与 RA 患者自身蛋白发生交叉免疫反应而致病。

### 2. 病毒

RA 患者外周血存在 EB 病毒感染的 B 细胞，且血清中可检测到抗 EB 病毒抗体。EB 病毒核抗原-1（EBNA-1）的 35~68 位氨基酸中精氨酸替换为瓜氨酸后，可作为抗原刺激 RA 患者产生其特异性抗体，而这种抗体可与瓜氨酸多肽及脱亚氨基的纤维蛋白原存在交叉反应。这些研究为 EB 病毒在 RA 中的致病作用提供了有力证据。此外，EB 病毒 gp110 糖蛋白与 HLA-DRB1*0404 等亚型存在共同的氨基酸序列，可能作为外源性抗原诱发 RA 的自身免疫反应。

细小病毒 $B_{19}$ 是另一种可能与 RA 发病有关的病毒。$B_{19}$ 急性感染常可引起类似 RA 的自限性多关节炎，部分患者甚至可发展成 RA。有报道 RA 患者 $B_{19}$ 感染率增高，在患者骨髓中可以检测到 $B_{19}$ 病毒 DNA，并发现其衣壳蛋白 VP-1 高表达于活动性 RA 的滑膜病灶部位。

此外，内源及外源性反转录病毒如 HVR-5、HERV-K 及 HTLV-1 也可能通过上调原癌基因的表达，增加生长因子及基质降解酶的产生，参与 RA 关节破坏的进展。其他病毒如巨细胞病毒（CMV）、肝炎病毒、HIV-1 等在 RA 滑膜中检出率较高。这些病毒对于 RA 有无原发致病性尚需研究。

## （二）遗传因素

研究表明 HLA-DRB1 基因表型与 RA 易感性密切相关，常见易感亚型包括 HLA-DRB1*0401、*0404、*0405、*0101 和 *1001 等，并与患者病情严重程度和预后相关。不同种族的 RA 易感 HLA-DRB1 亚型存在差异（表 4-1），而其他亚型如 HLA-DPB1*0401、*0201、*0601，DPA1*0301、*0101 及 *0401 和 DQB1*0301、*0302、*0401、*0501 等也与 RA 可能有一定关联。此外，某些基因如 HLA-DRB1*0402、*0403、*1302、*1101、*1501、*0301 和 DRB1*0701 在 RA 患者中发生率低，可能具有保护机体不患该病的作用。研究发现 RA 易感 HLA-DRB1 基因 β 链在 70~74 位含有 QKRAA、QRRAA、RRRAA 的共同表位，使上述 HLA-DR 分子具有共同的抗原结合特性，可与致病抗原肽结合，并呈递给 T 细胞，引发自身免疫反应。而 RA 保护性基因 DRB1*0402 和 *0403β 链的 70~74 位分别为 DERAA 和 QRRAE，该部位由于含有带负电的谷氨酸 E，改变了共同表位的电荷，而使其不能识别抗原。HLA 基因仅为部分 RA 患者的遗传易感因子，HLA 复合体以外的基因同样对 RA 存在基因易感性，包括控制 T 细胞抗原受体基因、免疫球蛋白重链和轻链基因、TNF-α 和 IL-10 基因等。RA 可能为多基因相关疾病，其易患性、严重程度及病变特点均可能与上述基因有关。

表 4-1 *HLA-DRB1* 亚型与 RA 的关系

| 作用 | HLA 分型<br>（DR/Dw） | *HLA-DRB1*<br>基因亚型 | β 链第 3 高变区氨基酸<br>序列（70~74 位） | 种族 |
|---|---|---|---|---|
| | DR4/Dw4 | *0401 | QKRAA | 白种人（西欧） |
| | DR4/Dw14 | *0404 | QRRAA | 白种人（西欧） |
| | DR4/Dw15 | *0405 | QRRAA | 中国、日本 |
| RA 易感 | DR1/Dw1 | *0101 | QRRAA | 印度、以色列 |
| | DR10 | *1001 | RRRAA | 西班牙、意大利、希腊、以色列 |
| | DR14/Dw16 | *1402 | QRRAA | 美国印第安人和土著人 |
| RA 保护 | DR4/Dw10 | *0402 | QERAA | 白种人（西欧） |
| | DR4/Dw13 | *0403 | QRRAE | 波利尼西亚人 |
| | DR2/Dw2 | *1501 | QARAA | 白种人 |
| | DR3/Dw3 | *0301 | DARGR | 白种人 |

注　Q，谷氨酰胺；K，赖氨酸；R，精氨酸；A，丙氨酸；D，天冬氨酸；E，谷氨酸；G，甘氨酸。

### （三）内分泌因素

RA 发病存在明显的性别差异，因此人们对性激素在 RA 中的作用进行了深入研究。有报道 RA 患者体内雄激素水平降低，雄激素/雌激素比例下降，患者滑膜局部及滑液中雌激素（特别是 $16\alpha$ 羟雌酮、$17\beta$ 雌二醇）水平增高可能与诱导发病有关。进一步研究证实，$16\alpha$ 羟雌酮、$17\beta$ 雌二醇等可能刺激巨噬细胞、成纤维细胞增殖，进而活化自身免疫反应，而睾酮则可诱导淋巴细胞凋亡。此外，下丘脑—垂体—肾上腺轴以及交感神经系统也与 RA 发病存在一定关系。这些因素均可能在 RA 的发病中发挥一定作用。

### （四）其他因素

吸烟、咖啡因摄入、寒冷、潮湿及疲劳等均与 RA 的发生有关。

## 二、病理

RA 的基本病理改变是滑膜炎和血管炎。前者可表现为滑膜水肿和纤维蛋白沉积，淋巴细胞和单核细胞浸润，随着症状迁延，滑膜衬里细胞层明显增厚，滑膜内大量炎症细胞浸润，以 T 细胞为主，周围可有巨噬细胞，形成以小静脉为中心的淋巴小结。滑膜内可出现多核巨细胞，并可有肉芽组织增生和血管翳形成。RA 患者增生的滑膜组织存在明显的血管增生和炎症细胞浸润，电镜下可见滑膜呈指状突起，形成"血管翳"。血管翳和软骨交界处可见血管、单个核细胞及成纤维细胞侵入软骨，导致软骨变性，并进而引起骨侵蚀。病变晚期，血管翳以纤维增生为主。RA 血管炎可以表现为不同类型，各个部位均可出现。病理表现与其他血管炎相似，急性期为血管壁纤维素样坏死、炎症细胞浸润，继而出现管壁纤维化，严重者可出现小动脉梗死及相应脏器受累。

## 三、发病机制

关于 RA 的发病机制，目前存在 2 种假说：一种假说认为，该病的炎症反应是在抗原驱动下，$CD^+4T$ 细胞在滑膜组织中特异性识别交叉抗原引起；另一种假说认为，RA 患者存在免疫耐受和调节机制异常，产生一群功能异常的 $CD^+4$ 细胞。由此可见，T 细胞异常是 RA 患者免疫病理损伤的关键。目前证据显示，这两种假说在 RA 的发病机制阐述中均具有重要意义。

RA 发病过程可能分为 3 个阶段。①初始阶段，易感宿主接触相关抗原，由巨噬细胞消化，并结合在 HLA Ⅱ类分子上呈递给外周血中 T 细胞，引起 T 细胞活化并增殖。②早期炎症阶段，抗原活化的 T 细胞迁移并聚集于滑膜。受滑膜巨噬细胞、滑膜细胞或树突状细胞呈递并与外源抗原有交叉反应的自身抗原刺激，再次活化，引起克隆性增殖，分泌炎症细胞因子，刺激巨噬细胞、中性粒细胞等炎症细胞向滑膜迁移并激活，分泌 IL-1 和 TNF-α 等炎症细胞因子、炎症介质及降解骨、软骨的酶类，同时刺激内皮细胞增殖和内皮黏附分子表达，促进新生血管形成。③进展期，滑膜细胞继续增殖，并侵犯软骨和骨。活性蛋白水解酶、细胞因子和一系列炎症介质引起各种临床症状和关节破坏。骨和软骨的破坏又释放出新的抗原，引起其他 T 细胞群的活化，造成关节侵蚀（图 4-2）。

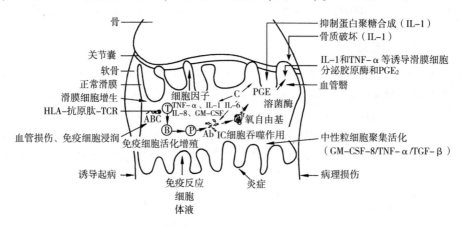

**图 4-2 RA 发病机制示意图**

注 T：T 细胞；B：B 细胞；P：浆细胞；TGF-β：转化生长因子 β；Ab：抗体；IC：免疫复合物；PGE：前列腺素 E。

研究显示，在 HLA 对抗原多肽的呈递过程中存在分子模拟或模糊识别机制。例如许多与 RA 有关的细菌或病毒（结核分枝杆菌、EB 病毒蛋白等）含有共同表位 QK/RRAA，当进入机体后，其 QK/RRAA 多肽片段可诱导针对外源性抗原的特异性 T 细胞及抗体，引起病理性自身免疫反应。同一种抗原可被多个 HLA 表型识别，而同一 HLA-DR 分子又可分别结合不同抗原，这是 RA 患者存在多种易感基因和自身反应性 T 细胞交叉识别的分子基础。近年来瓜氨酸化蛋白的致病作用受到人们的重视，RA 患者体内存在抗瓜氨酸抗体，多种蛋白瓜氨酸化后可与之发生交叉反应，如聚丝蛋白、Ⅱ型胶原和纤维蛋白原等。瓜氨酸在 RA 发病中的作用机制有待进一步研究。

关于共同表位与 RA 的相关性有 3 种解释。①共同表位（SE）中特异性氨基酸侧链影响了对结合肽的选择。②其自身作为抗原与其他完整的 HLA 分子结合，被抗原提呈细胞加工，并以小肽的形式呈递给 T 细胞。③共同表位 67~74 位氨基酸序列直接与 TCR 作用，导致自身反应性 T 细胞的活化。

（李　强）

# 第二节　临床表现

RA 的主要临床表现为以双手、腕、足等小关节受累为主的慢性和破坏性多关节炎，并可有全身多系统受累的表现。其起病方式、关节受累及关节外表现多样，并且因人而异（图 4-3）。

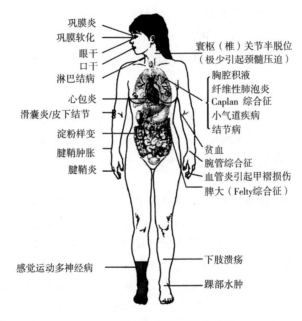

**图 4-3　RA 临床表现示意图**

注　除双手、腕、足等小关节受累为主的慢性破坏性多关节炎外，RA 可有全身多系统受累的表现。

## 一、起病方式

1. 慢性起病型

60%~75%RA 患者呈隐匿起病。该型起病多以全身症状为主，如疲乏或伴全身肌肉疼痛，随后出现关节疼痛、肿胀。最初为非对称性，逐渐发展为对称性关节炎。明显晨僵是其重要特征之一。慢性关节炎可导致关节畸形、关节周围肌肉萎缩及肌无力等。

2. 急性起病型

5%~15%RA 患者关节症状可在几日内出现，甚至可描述出准确的发病时间及诱因，如感染、外伤、分娩、寒冷刺激等。该型起病急，关节受累数目、肿胀持续时间、晨僵特点等可能不符合 RA 的诊断标准，有时需与感染性关节炎、反应性关节炎等鉴别。

3. 亚急性起病型

该型占 RA 的 15%~20%。其关节受累特点与急性型类似，但一般在数周内出现。全身表现相对较重。

## 二、典型关节表现

1. 晨僵

明显晨僵是 RA 的特征性表现之一，对诊断颇具意义。晨僵是指患者晨起后关节及其周围肌肉僵硬、发紧的症状，活动后可缓解。RA 患者晨僵可持续 1 小时以上甚至整个上午，且程度较重。其他关节炎如骨关节炎等也可出现晨僵，但持续时间及程度均不如 RA。

2. 疼痛及触痛

关节疼痛及触痛是 RA 最主要的临床表现，发生部位及程度存在个体差异。最常见的受累部位是近端指间关节、掌指关节和腕关节，但也可累及肘、肩、膝、踝、足、髋、脊柱、颞下颌、寰枢关节等。大关节中肘关节受累比较常见，发生率可达 65%~80%。70%RA 患者存在肩关节病变。55%RA 患者可出现颞下颌关节病变。约 30%RA 患者伴足关节受累。少数 RA 患者出现髋关节受累。

3. 肿胀

RA 患者关节肿胀主要是由于滑膜增生、关节腔积液及组织间隙水肿而致。在炎症早期以滑膜关节周围组织的水肿及炎症细胞渗出为主，在病变中、后期则主要表现为滑膜增生、肥厚。关节腔积液是关节肿胀的另一个主要原因。

4. 关节畸形

关节畸形通常出现于重症或治疗延误的晚期 RA 患者，严重影响患者生活质量。各个关节均可出现畸形，典型表现为"钮孔花"畸形及"天鹅颈"样畸形等。前者是因屈曲的近端指间关节穿过撕裂的伸肌腱和关节外侧骨间肌移位所致，表现为近端指间关节屈曲，而远端指间关节过伸。后者则是由于远端指间关节伸肌腱裂、下移至关节两侧引起远端指间关节屈曲、近端指间关节过伸之故。指间关节软骨及骨质的广泛破坏和明显吸收还可导致指骨短缩，表现为关节处皮肤皱褶增多，指骨可像"望远镜"样缩短或拉长，也称为"望远镜手"。掌指关节屈曲畸形、尺侧腕伸肌萎缩及伸肌腱尺侧移位所致尺偏畸形在 RA 患者也很常见。晚期由于关节破坏、关节周围肌肉萎缩及韧带牵拉，可引起关节半脱位或脱位。

5. 骨质疏松

本病患者的骨质疏松相当常见，而且随病程延长，发生率上升。研究显示，患者脊柱及软骨骨量减低主要与活动减少及体重增加有关。下面 3 个方面因素可能参与 RA 骨质疏松的形成：①成骨细胞功能减低；②溶骨作用增加；③钙吸收减少。

## 三、关节外病变

1. 血管炎

常见于类风湿因子（RF）阳性、伴淋巴结病变及骨质破坏明显的 RA 患者，以中、小动脉受累为主，可致紫癜、网状青斑、指（趾）坏疽、皮肤溃疡等。供应神经和内脏血流的血管受累可引起相应的周围神经病变和内脏梗死。HLA-DR4、补体、循环免疫复合物（CIC）等也与血管炎发生有关。

2. 类风湿结节

见于 20%~30%RA 患者，为尺骨鹰嘴下方、膝关节等易受摩擦的骨突起部位存在的硬性结节，紧贴骨面，一般无疼痛。类风湿结节也可发生在内脏血管，如胸膜、心包等，偶可见于中枢神经系统、巩膜、心肺组织等。伴发类风湿结节的患者 RF 多为阳性，关节破坏程度较重或有其他关节外表现如血管炎、脾大等。类风湿结节与疾病活动度相关。伴发类风湿结节、血管炎、RF 阳性及病情活动的 RA 患者还可能出现心包炎、心瓣膜炎及心肌炎等，病变累及心脏传导系统时可导致不完全或完全性传导阻滞等心律失常的发生。

3. 肺

20%RA 患者可发生胸膜炎，其胸腔积液的特点是蛋白、免疫球蛋白含量增加，补体及糖明显下降，伴有炎症细胞渗出，积液中常可检出 RF。少数患者可发生肺间质纤维化及肺动脉高压等。

4. 肾脏

RA 患者可能存在与血管炎有关的原发性肾损害和与药物等有关的继发性肾损害，而后者似乎更常见，并可表现为原发性肾损害的任一类型。患者还可出现淋巴结肿大、肝脾损害和巩膜炎、角膜炎等眼部受累等。

除了上述关节和关节外表现，某些特殊类型 RA 可能表现为不同的临床特征。如缓解型血清阴性对称性滑膜炎伴凹陷性水肿综合征（RS3PE）为突发的手背凹陷性水肿、腕关节滑囊炎及手指屈肌腱鞘炎，患者 RF 多为阴性，无关节破坏。Felty 综合征伴脾大及白细胞减少，多出现贫血、血小板减少、红细胞沉降率增快、RF 及 HLA-DR4 阳性。大颗粒淋巴细胞综合征患者外周血中可查到大颗粒淋巴细胞，并伴有多关节炎、中性粒细胞减少、脾大及易于感染。

（冯 叶）

# 第三节 诊断和鉴别诊断

## 一、诊断

RA 的诊断主要依据病史及临床表现，结合血清学及影像学检查，诊断一般不难。目前国际上应用较广泛的诊断标准仍是 1987 年美国风湿性疾病学会制定的 RA 分类标准：①晨僵，持续至少 1 小时（≥6 周）；②双侧近端指间关节、掌指关节、腕关节、肘关节、跖趾关节、踝关节、膝关节共 14 个关节区中至少 3 个区的关节炎（≥6 周）；③有近端指间关节、掌指关节或腕关节受累的手关节炎（≥6 周）；④对称性关节炎（≥6 周）；⑤皮下结节；⑥RF 阳性；⑦手和腕关节 X 线片显示受累关节骨侵蚀或骨质疏松。符合 7 项中至少 4 项者可诊断为 RA。

上述标准的敏感性为 94%，特异性为 89%，对早期、不典型及非活动性 RA 患者均易漏诊。因此，RA 的诊断要以病史及临床特征为主，不应完全拘泥于人为的诊断标准。

此外，RA 患者可出现多种检查异常，这些检查有助于诊断和预后的判断。

1. 血清学检查

RA 患者血清中可检测到多种自身抗体，这些自身抗体在诊断和预后评估中的意义各不相同。

（1）RF：为 RA 血清中针对 IgG Fc 片段上抗原表位的一类自身抗体，可分为 IgM、IgA、IgG、IgE 四型。IgM-RF 是人们发现的最早的 RA 相关抗体，在 RA 患者中阳性率为 60%～78%，但特异性不高。除 RA 外，尚可见于干燥综合征（SS）等其他自身免疫病、慢性感染性疾病及某些肿瘤患者等。

（2）从 1964 年发现抗核周因子（APF）是 RA 的特异性抗体后，人们陆续发现抗角蛋白抗体（AKA）、抗聚丝蛋白抗体（AFA）、抗 Sa 抗体均在 RA 中具有高度特异性。研究显示，这些抗体针对的抗原表位为含瓜氨酸的抗原肽。上述抗体在疾病早期即可出现，与病情严重程度及骨质破坏有关，可作为 RA 早期诊断及预后判断的重要指标。

（3）抗内质网免疫球蛋白结合蛋白（BiP）抗体：为一种对 RA 相对特异性抗体，在 RA 患者中的敏感性为 35%～64%，特异性为 93%。抗 RA33/36 抗体可出现于早期不典型 RA 患者，对 RA 诊断具有较高的特异性。抗 RA 相关核抗原（RANA）抗体可见于 62%～95%RA 患者，显著高于其他风湿性疾病，且在 RF 阴性的 RA 患者中可有 38.5% 的阳性率。另外，抗葡萄糖-6-磷酸异构酶（GPI）抗体、抗钙蛋白酶抑素抗体、抗 II 型胶原抗体等也可出现于 RA 患者（表 4-2）。

**表 4-2 RA 相关自身抗体**

| 抗体 | 抗原成分 | 敏感性（%） | 特异性（%） |
|---|---|---|---|
| 抗 CCP 抗体 | 环瓜氨酸短肽 | 47～82 | 91～98 |
| IgM-RF | 变性 IgG | 60～78 | 86 |
| 隐性 RF | 变性 IgG | 50～75 | 70～90 |
| 抗 APF 抗体 | 聚丝蛋白和前聚丝蛋白 200～400 kDa 的部分去磷酸化产物 | 48～66 | 73～97 |
| AKA | 人类上皮角质层 37 kDa 前聚丝蛋白及其 40 kDa 中/酸性异构体 | 44～73 | 87～99 |
| AFA | 聚丝蛋白及其前体 | 47～69 | 94～99 |
| 抗 Sa 抗体 | 50/55 kDa 非酰基多肽 | 34～45 | 91～99 |
| 抗 RA33 抗体 | hnRNPs | 25～47 | 85～99 |
| 抗 BiP 抗体 | 人免疫球蛋白结合蛋白 | 35～64 | 93 |
| 抗钙蛋白酶抑素抗体 | 钙蛋白酶抑素 | 45～83 | 71～96 |
| 抗 GPI 抗体 | 葡萄糖-6-磷酸异构酶 | 12～64 | 75 |
| 抗 II 型胶原（CB10）抗体 | CB10 片段 | 88 | 94 |

注 CB10，溴化氰裂解片段 10。

（4）除自身抗体外，RA 患者急性时相反应物如 C 反应蛋白（CRP）和红细胞沉降率在病情活动期增高，随着病情缓解可恢复至正常。在关节外表现较多者可出现总补体、C3 及 C4 水平下降。病情活动期 RA 患者还可伴有正细胞低色素性贫血、白细胞及嗜酸性粒细胞轻度增多及血小板增多。

2. *HLA-DRβ1*（*HLA-DR4/DR1*）基因分型

RA 共同表位的 *QK/RRAA* 基因见于 48%～87% 的患者，依种族不同而异。RA 的骨质破坏、类风湿结节及血管炎等表现与 *HLA-DRβ1*＊0401、＊0404、＊0101 密切相关，其中 *HLA-DRβ1*＊0401 影响最大，*HLA-DRβ1*＊0404 次之，而 *HLA-DRβ1*＊0101 相对较弱。

3. 滑液

RA 患者的滑液一般呈炎性特点，白细胞总数可达 $10 \times 10^9/L$，甚至更多。在个别早期 RA 患者，滑液内单个核细胞占多数。滑液内可测出 RF、抗胶原抗体及免疫复合物。补体 C3 水平多下降，而补体 C 3a 和补体 C 5a 升高。

4. 影像学检查

X 线片可见梭形软组织肿胀、骨质疏松、关节间隙变窄、骨侵蚀及囊性变，晚期可出现关节融合、半脱位等。CT 检查可用于需要分辨关节间隙、椎间盘、椎管及椎间孔的患者。MRI 可很好地分辨关节软骨、滑液及软骨下骨组织，对早期发现关节破坏很有帮助。已经证明发病 4 个月内即可通过 MRI 发现关节破坏的迹象。

5. 关节镜及针刺活检

关节镜及针刺活检的应用已日趋广泛。前者对关节疾病的诊断及治疗均有价值，后者则是一种操作简单、创伤小的检查方法。

## 二、鉴别诊断

RA 在诊断时需与其他累及关节的风湿性疾病鉴别，如强直性脊柱炎、反应性关节炎、银屑病关节炎、骨性关节炎和系统性红斑狼疮等（表4-3）。

**表4-3 类风湿关节炎与其他关节受累风湿性疾病的鉴别诊断**

| 项目 | 类风湿关节炎 | 强直性脊柱炎 | 反应性关节炎 | 银屑病关节炎 | 骨关节炎 | 系统性红斑狼疮 |
| --- | --- | --- | --- | --- | --- | --- |
| 发病年龄 | 青中年多见 | 青年多见 | 青年多见 | 青中年多见 | 老年多见 | 青年多见 |
| 性别 | 女>男 | 男>女 | 男≥女 | 男女均等 | 女≥男 | 女>男 |
| 起病方式 | 多慢性 | 缓慢 | 急 | 不定 | 慢性 | 慢性为主 |
| 前驱感染史 | 不明 | 不明 | 有 | 无 | 无 | 不明 |
| 手、腕关节受累 | 常见 | 少见 | 少见 | 可见 | 可见 | 少见 |
| 骶髂关节受累 | 少见 | 常见 | 可见 | 可见 | 少见 | 少见 |
| 晨僵 | 明显 | 可有 | 少见 | 可有 | 可有 | 可有 |
| 特征性皮疹 | 无 | 无 | 有 | 有 | 无 | 有 |
| 类风湿结节 | 可有 | 无 | 无 | 无 | 无 | 无 |
| Heberden/Bouchard 结节 | 无 | 无 | 无 | 无 | 无 | 可有 |
| 关节摩擦感 | 无 | 无 | 无 | 无 | 有 | 无 |
| 关节外表现 | 可有 | 可有 | 可有 | 可有 | 无 | 常见 |
| 自身抗体 | 有 | 无 | 无 | 无 | 无 | 有 |
| HLA-B27 | 阴性 | 多阳性 | 多阳性 | 可阳性 | 阴性 | 阴性 |

（刁建萍）

# 第四节 治疗目标

目前对于 RA 的治疗有多种传统或生物 DMARD 可供选择，但最重要的仍是早期治疗以及治疗后达到疾病缓解或低疾病活动度。对于非风湿病患者如高血压、高血脂或糖尿病患者，可以很容易通过检测血压、低密度脂蛋白或糖化血红蛋白（HbA1c）来早期诊断和早期治疗。但对于 RA 需要不断有效地重复评估疾病活动和缓解，并且长期随访，而目前尚缺乏有效评估疾病活动的单个检查方法和实验室指标。

现有的许多评估方法都是综合性的，包括关节检查、患者和医师对疾病活动的评估、患者的功能、反映炎症的实验室指标［动态红细胞沉降率（ESR）和 C 反应蛋白（CRP）］。近日，美国风湿病学会（ACR）提出了与疗效相关的疾病活动评估方法，表 4-4 列出了部分较好的评估方法，每种方法有其优缺点，有的评估方法过于依赖患者主观数据，有的需要临床医师进行大量的关节检查，有的要求有反映炎症的实验室指标。临床医师工作繁忙，很少有时间记录超过 60 个关节的压痛数和肿胀数，或在患者就诊期间等待实验室结果再做评估。因此，简化评估方法非常必要，包括限制关节数为 28 个的疾病活动评分（DAS28），不要求实验室指标的临床疾病活动指数（CDAI），以及完全依赖于患者的常规评估指数（RAPID）。临床上对于疾病活动的评估是非常重要的，由于这些评估方法的结果密切相关，所以采用何种方法并不十分重要。

表 4-4 类风湿关节炎疾病活动评估方法

| 方法 | 评分范围 | 疾病活动性界定 | | | |
|------|---------|------|------|------|------|
| | | 缓解 | 低度活动 | 中度活动 | 高度活动 |
| DAS28 | 0~9.4 | ≤2.6 | >2.6 且 ≤3.2 | >3.2 且 ≤5.1 | >5.1 |
| SDAI | 0.1~86.0 | ≤3.3 | >3.3 且 ≤11 | >11 且 ≤26 | >26 |
| CDAI | 0~76.0 | ≤2.8 | >2.8 且 ≤10 | >10 且 ≤22 | >22 |
| RADAI | 0~10 | ≤1.4 | >1.4 且 <2.2 | ≥2.2 且 ≤4.9 | >4.9 |
| PAS 或 PAS Ⅱ | 0~10 | ≤1.25 | >1.25 且 <1.9 | ≥1.9 且 ≤5.3 | >5.3 |
| RAPID | 0~30 | ≤1 | >1 且 <6 | ≥6 且 ≤12 | >12 |

注 DAS28，限制关节数为 28 个的疾病活动评分；SDAI，简化疾病活动指数；CDAI，不要求实验室指标的临床疾病活动指数；RADAI，类风湿关节炎活动指数；PAS，糖原染色方法（Periodic Acid-Schiff stain）；RAPID，完全依赖于患者的常规评估指数。

任何一种治疗方案都不能彻底治愈 RA，所以最好的治疗目标是使疾病缓解。然而目前 RA 缓解尚存在一些疑问，首先，既具有相关性又具有实质性的缓解是难以定义的，相关性是指随着时间推移依然能够很好地预测疾病进展，实质性则是临床医师可以早期、简单、实时地对患者进行疾病活动的评估。ACR 和欧洲抗风湿病联盟（EULAR）通过对 1~2 年具有短期放射学改变的患者进行严格随机对照试验（RCT）后，提出了用于临床试验的"缓解"的新定义（表 4-5）。"缓解"定义的标准化，使各种临床试验的报道和实验结果的相互比较向前迈出了巨大的一步。

**表 4-5 ACR/EULAR 在临床试验中关于 RA 缓解的定义**

| |
| --- |
| 基于 Boolean 的定义 |
| 　在任何时候，患者必须满足以下条件 |
| 　压痛关节数≤1* |
| 　肿胀关节数≤1* |
| 　CRP≤1 mg/dL |
| 　患者整体评价≤1（范围 0~10） |
| 基于指数的定义 |
| 　在任何时候，患者必须满足 SDAI 评分≤3.3 |

注 *，包括 28 个关节、足及踝；ACR/EULAR，美国风湿病学会/欧洲抗风湿病联盟；SDAI，简化疾病活动指数。

但是，该"缓解"只是针对临床试验，而非临床实践，因临床工作中实时获得 CRP 存在一定困难。当今医师面临的主要问题是由于接受了临床试验定义的"缓解"，而常常低估了通过滑膜活检或影像学技术如超声（US）或磁共振成像（MRI）发现的低疾病活动的患者。大量数据显示许多 RA 患者虽然已达疾病缓解状态，但通过 US 或 MRI 评估后仍处于疾病活动期。ACR/EULAR 定义的"缓解"允许患者有 1 个关节肿胀，其实并非达到真正的疾病缓解。另一个关于"缓解"的主要问题来自当前一些不确切的数据，即不论如何定义，缓解都应是所有 RA 患者的治疗目标，许多处于低疾病活动度的患者病情同样控制得很好。这种情况类似于近年来研究显示的 HbA1c 低于 6.5 提示血糖控制理想，但如果有心血管疾病，血糖水平过低则增加其死亡率。

尽管缓解或低疾病活动度的定义存在较多问题，但可以肯定的是只要临床医师明确治疗目标，患者病情即可得到很好的控制。苏格兰一项关于 RA 的随访研究（TICORA）有力地证实了这一点，纳入病程小于 5 年的患者随机接受常规治疗和强化治疗，两组患者均接受常规 DMARD 治疗（图 4-4）。一般治疗组定期随访和监测，强化治疗组每个月监测，如未达低疾病活动（DAS≤2.4）则接受进一步治疗。两组患者在 18 个月内病情均得到显著改善（图 4-4B），但有治疗目标的强化治疗组 DAS 平均分值（DAS=1.6）改善更明显。强化治疗组有 71% 的患者达到美国风湿病学会 70（ACR70）缓解，而一般治疗组仅为 18%（$P<0.001$）。此外，与一般治疗组相比，强化治疗组放射学进展也更慢（0.5 *vs.* 3.0，$P=0.002$）。更重要的是疾病改善与治疗不良反应无相关性。强化治疗组尽管随访频繁，但因患者只接受传统 DMARD 治疗而未使用生物制剂，所以短期内花费并不多。其他研究结果也证实了上述观点。此外，一项 Meta 分析也建议进行严格程序化控制策略使病情得到更好的控制，正如 TICORA 研究所证实的。

尽管 TICORA 研究将降低疾病活动作为治疗目标，但治疗目标也可以是疾病缓解，之前提到的大部分评估方法已经定义了"缓解"的程度。可以想象为了更好地达到疾病缓解，如果增加传统或生物性 DMARD 的剂量，其产生的不良反应也越大，并且治疗费用也会增加。ACR 和 EULAR 指南以及最近的观点都将低疾病活动或缓解作为治疗目标，临床工作中应根据每例患者的具体情况作出最恰当的治疗。

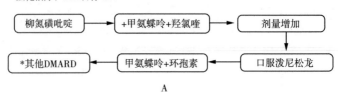

RA严密监控(TICORA)的随机对照试验

强化治疗：DAS目标<2.4

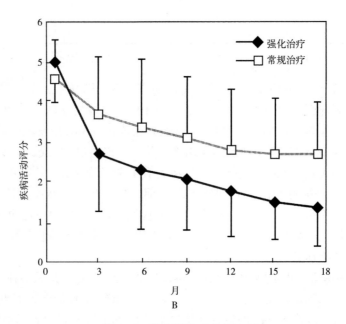

B

**图4-4 随访研究（TICORA）**

注 A. TICORA 试验中的治疗流程图；B. 强化治疗组和常规治疗组的比较。*：关节腔使用甾体类激素，但不使用生物制剂。DAS：疾病活动评分（44 个关节）；DMARD：改变病情抗风湿药。

（王俊婷）

# 第五节　药物治疗

## 一、药物的种类

### （一）DMARD

#### 1. 硫唑嘌呤

硫唑嘌呤（AZA）最初用于白血病和移植手术后的抗排斥治疗，后来被用于风湿免疫疾病的治疗。治疗 RA 时剂量通常为 50~200 mg/d。虽然 AZA 不是 RA 治疗的首选药物，但当患者对甲氨蝶呤（MTX）禁忌或不耐受时，AZA 则可以替代 MTX。当 RA 患者出现妊娠、肝及肾病时，也是使用 AZA 的适应证。AZA 常常与传统或生物 DMARD 联用，McCarty（RA 联合治疗的先驱者）和同事报道了 69 例患者接受 MTX、AZA 和羟氯喹（HCQ）联合治疗的开放性试验，有 45% 的患者达到 ACR 旧的缓解标准，并且联合方案耐受性好。

中性粒细胞减少是 AZA 最常见的不良反应，可以通过测定硫代嘌呤甲基转移酶（TMPT）遗传多态性来进行预测。患者体内存在无功能的突变纯合子时（1/300 或 0.3%），AZA 的骨髓抑制和其他毒性更敏感，而存在杂合子时（约 10%）则可能只出现轻微的中性粒细胞减少。但是该检测费用非常昂贵，并且不一定能报销，所以一些临床医生选择先从低剂量 50 mg/d 开始使用，2 周后检测全血细胞计数（CBC），如果白细胞（WBC）计数正常，则根据需要增加剂量。据推测在非功能多态性的患者群中，MTX 治疗方案稳定，加入硫唑嘌呤后会出现以发热、白细胞增多、皮肤白细胞破碎性血管炎为特征的急性发热性中毒反应。

2. 环孢素

20 世纪 90 年代，环孢素（CsA）治疗 RA 取得了一定的进步。CsA 多用来抑制同种异体移植的排斥反应，它通过阻断 IL-2 和其他 Th1 细胞因子的产生，抑制 T 淋巴细胞中 CD40 配体的表达，从而抑制 CD4$^+$T 细胞的活化。由于抑制了 CD40 配体的表达，T 细胞通过 CD40 配体对 B 细胞的活化作用也受到抑制。20 世纪 90 年代中期，人们对 CsA 的关注达到顶峰，Tugwell 等发现，在固定剂量的 MTX 方案中加入小剂量环孢素 2.5~5 mg/（kg·d），通过监测肌酐水平调整环孢素剂量，肌酐水平升高 30% 以上时减量，结果发现两药联合疗效优于单用 MTX，36 例 CsA 联合 MTX 患者（48%）和 12 例单用 MTX 患者（16%）达到了 ACR20 反应标准，该治疗方案同时减慢了放射学显示的骨侵蚀进展速度。但关于此研究的后续报道显示，只有 22% 的患者在 18 个月后继续使用联合方案，停药最常见的原因是血压或肌酐升高。

3. 米诺环素和多西环素

四环素及其衍生物治疗 RA 和其他关节炎有着漫长而曲折的历史，作用机制尚不清楚。四环素属于抗生素类，但同时具有抑制基质金属蛋白酶（MMP）、调节免疫及抗炎作用。最初认为四环素可以治疗感染导致的 RA，目前尚无证据证明该观点。但是四环素可以通过上调免疫应答（IL-1、TNF、IL-6）抑制一些非特异性感染如牙周炎、支气管炎和胃炎，这对于控制 RA 患者的病情也许有效。四环素类药物能够抑制 MMP 的生物合成和活性，而 MMP 在 RA 关节软骨的降解中起着主要作用，这在骨关节炎（OA）的动物模型中可以得到证实，可能的机制是该类药物能螯合钙和锌分子，从而改变酶原的分子构象，将之灭活。米诺环素对滑膜 T 细胞增殖和细胞因子的产生有轻微但肯定的抑制作用，并已被证明能上调 IL-10 的生成。有进一步的证据显示米诺环素具有调节免疫的作用，例如用于诱导抗 DNA 抗体阳性的狼疮患者病情缓解。

RA 患者使用米诺环素 100 mg/d，其疾病活动性指标较安慰剂组有中度改善。46 例未治疗过的 RF 阳性的早期 RA 患者使用米诺环素 6 个月后，65% 的患者在关节压痛、肿胀、晨僵持续时间及 ESR 等方面获得了 50% 的改善，而安慰剂组仅有 13% 的患者得到相同的改善程度。

多西环素在 RA 治疗中的研究很少。有一项研究比较了早期 RA 患者使用多西环素联合 MTX 与单用 MTX 的疗效，结果发现小剂量（20 mg，每天 2 次）和大剂量多西环素（100 mg，每天 2 次）联合 MTX 的疗效均优于单用 MTX，但该结果仍需进行重复研究。

四环素类药物潜在的不良反应包括头晕、眩晕、罕见的肝毒性、药物性狼疮，长期使用出现皮肤色素过度沉着，高龄患者出现眩晕的风险性增加。有报道称，服用四环素类药物的患者可能出现狼疮样综合征，产生抗 DNA 的自身抗体，偶尔也会出现核周型—抗中性粒细胞胞浆抗原（P-ANCA），对于多西环素和米诺环素治疗 RA 诱发的药物性狼疮尚未见报道。色素过度沉着多发生于米诺环素与多西环素联用时，这在一定程度上限制了四环素类的应用，但停药后可缓解。

4. 金制剂

金制剂治疗 RA，最初采用肌内注射，目前多为口服。随着新药的不断出现，已很少使用金制剂。肌内注射金制剂较为困难且烦琐，需每周使用，通常第 1 周初始剂量为 10 mg，第 2 周 25 mg，以后每周 50 mg 直到起效，一般需要 3~6 个月，起效后则每个月 1 次，需定期监测全血细胞数及蛋白尿，也可能出现一些严重的不良反应包括皮疹、骨髓抑制和肾病综合征。尽管金制剂治疗存在一定的问题，但大量证据显示肌内注射金制剂对 RA 治疗有益，包括可以延缓放射学进展。RA 患者每 2~4 周肌内注射金制剂，10%~20% 患者基本能达到长期缓解。在一项为期 48 周的随机对照试验中，活动期 RA 患者使用 MTX 和肌内注射金制剂，结果显示 61% 患者达 ACR20 反应，而安慰剂组仅 30%，提示 MTX 联合金制剂治疗 RA 有效。尽管金制剂疗效肯定，但大量证据显示由于需要严密监测其严重毒性，并且监测过程不方便，两种肌内注射金制剂硫代苹果酸金钠和硫代葡萄糖金钠在临床中的应用越来越少。

目前，金诺芬作为一种口服金制剂已很少使用。金诺芬与肌内注射制剂相比，不良反应更小，不会引起血细胞减少和蛋白尿，但是常出现轻微的肠炎，产生腹泻而导致治疗失败。金诺芬是一种有效的 DIARD，但随机对照试验显示其疗效不如 MTX、肌内注射金制剂、青霉胺或柳氮磺吡啶（SSZ）。

使用金制剂治疗 RA 过程烦琐且难以监测其毒性，所以除非发现一些标志物可以预测哪些患者使用金制剂后疗效显著，才会使用该药物。在注射金制剂发生血小板减少或肾病的患者中，HLA-DR$_3$ 的阳性率较高。也有证据表明，HLA-DR$_3$ 阳性患者可能对金制剂治疗具有更好的反应。

5. 生物 DMARD

生物 DMARD 包括抑制炎症因子和炎症细胞的多种药物，如抑制 TNF 的单克隆抗体英夫利昔单抗、阿达木单抗和戈利木单抗；抑制 TNF 受体蛋白的依那西普；抑制聚乙二醇化 Fab 片段的赛妥珠单抗；IL-1 受体拮抗剂阿那白滞素；IL-6 受体单克隆抗体托珠单抗；抑制 B 细胞的利妥昔单抗和抑制 T 细胞的阿巴西普。保守地说，生物制剂从预后和发病机制上已经改变了 RA 的治疗前景。因为其起效快（特别是 TNF 抑制剂），可以减缓放射学进展，所以提倡早期应用。而临床医生面临的主要问题就是如何恰当地联合传统药物与生物 DMARD，同时尽可能减少花费。

## （二）糖皮质激素

糖皮质激素治疗 RA 有一段漫长而传奇的历史。1948 年，梅奥诊所首次应用可的松治疗 RA，起效迅速且疗效显著。14 例接受糖皮质激素治疗的 RA 患者，在 1~3 个月大于 50% 的患者达 100%ESR 改善，80% 的患者至少达 70%ESR 改善。几个具有里程碑意义的研究也证明糖皮质激素临床疗效显著，延缓放射学进展作用显著。近年来 COBRA 试验和 BeSt 研究再次证实了糖皮质激素具有显著的临床疗效和延缓放射学进展的作用。虽然糖皮质激素起效快，疗效显著，但不良反应也大。目前糖皮质激素主要与 DMARD 联用作为部分 RA 患者的初始"诱导"治疗，以迅速控制病情，在 DMARD 起效后逐渐减药。之前人们一直认为 RA 患者一旦开始糖皮质激素治疗就不能停药，这是因为没有规范地使用 DMARD。对 RA 患来说，糖皮质激素如何顺利减药是关键所在。如果患者无法顺利停药或至少减量至"可接受"的低剂量时，就意味着当前使用的 DMARD 是无效的；如果长期使用的剂量相当于泼尼松大于 7.5 mg/d 时，就表明需要加强 DMARD 治疗。更重要的是，如果 RA 患者未接受 DMARD 治疗，则不应该使用糖皮质激素。

## （三）非甾体抗炎药

NSAID 是 RA 治疗中常用的药物，多年的研究证实 NSAID 的主要不良反应为胃肠道反应及心血管毒性，这在一定程度上限制了其使用。目前已知的一些严重的心血管事件不仅与 COX-2 抑制剂有关，也与所有 NSAID 有关，尤其对于 RA 患者，NSAID 引起的心血管事件导致其死亡率增加。如同糖皮质激素一样，NSAID 不应在未使用 DMARD 的情况下单独使用。此外，NSAID 也应尽可能逐渐减量，以避免胃肠道和心血管不良反应。

# 二、治疗方法和策略

如前所述，RA 患者的治疗目标是使疾病缓解或处于低疾病活动状态。除了药物不良反应和患者耐受性外，临床医师关注的不应该是给患者使用哪种药物或是联合哪些药物，而更应该关注达标治疗。没有任何一种 DMARD 或 DMARD 联合治疗适于所有患者，每例患者都有独特的疾病特点、治疗期望值、侧重点、疾病活动度、疾病对机体的损害程度、并发症及治疗成功概率。一项有关 RA 的调查显示，迄今为止还没有明确的指标可以预测何种治疗方案对绝大多数 RA 患者有效。有学者建议根据 RA 的预后好坏来选择不同的治疗，但这个建议存在一些问题，尽管有数据显示某些特征提示预后不良（表 4-6），但将患者区分为预后良好与预后不良很难，而且令人遗憾的是目前尚无数据证明基于预后的分层治疗可以使患者获得更好的疗效。例如，我们将预后分为 1~10 分，可以想象，大多数处于中间评分的患者经积极治疗可获得很好的疗效，而评分低的患者可能不需要积极治疗，评分高的患者经积极治疗可能出现不可接受的不良反应。临床上大多数符合传统分类标准的 RA 患者基本上包括表 4-6 列出的预后不良因素，因此无论预后不良因素是什么，患者的治疗目标都应该是至少达低疾病活动。在出现可以预测疗效的指标前，临床医师必须对每例患者采取个体化治疗方案（图 4-5）。

**表 4-6  RA 预后不良的相关因素**

| |
| --- |
| 类风湿因子阳性及其滴度 |
| 抗环瓜氨酸肽抗体阳性及滴度 |
| HLA-DR 共同表位及拷贝数量 |
| 正合并骨侵蚀的其他疾病 |
| 发病时疾病处于活动状态 |
| 红细胞沉降率和反应蛋白升高程度 |
| 类风湿结节或其他关节外症状 |
| 女性患者 |
| 吸烟史 |
| 肥胖 |

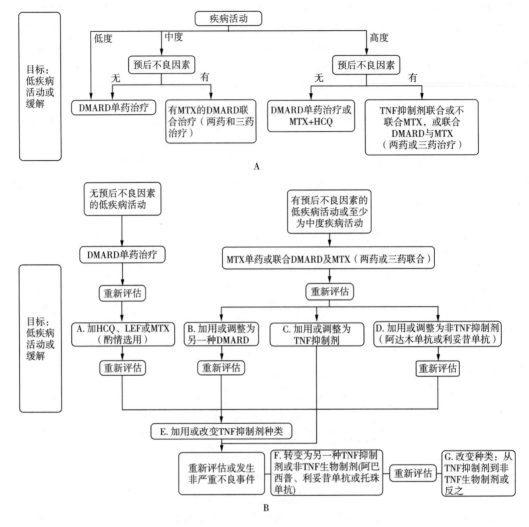

图 4-5　ACR 推荐的 RA 治疗方案

　　注　A. 疾病早期；B. 确诊。DMARD：改变病情抗风湿药；HCQ：羟氯喹；LEF：来氟米特；MTX：甲氨蝶呤；TNF：肿瘤坏死因子。

# 三、早期 RA 患者的治疗

　　治疗 RA 最重要的原则是早期、有效地应用 DMARD，尽管证明该观点的数据很少，但已被大家普遍接受，因为将患者随机分为早期治疗组与晚期治疗组的随机双盲试验不太现实，也不符合伦理要求，但是根据这个原则，早期治疗能防止关节损害和畸形，保留关节功能。许多研究为这一原则提供了有力的、令人信服的证据，这些证据来自比较早期治疗与晚期治疗的队列研究，比较强化治疗与常规治疗的随机研究，以及比较联合用药与单药治疗的随机对照研究，这些研究也最终确定了早期 RA 的定义。

　　一项有关早期 RA 的队列研究显示，一组患者在确诊平均 123 天后接受 DMARD 治疗，另一组患者在确诊平均 15 天后接受 DMARD 治疗，2 年后第一组影像学破坏的较多，并出现进行性的影像学进展，而第二组则没有上述表现。TICORA 试验早期治疗可更好控制病情。另有多项研究比较了早期 RA 患者的治疗方案，结果均显示联合用药疗效优于单用药。

ROIPT 试验还回答了一些上述研究未解决的问题，患有关节炎但尚未确诊 RA 的患者，随机接受 MTX 治疗或安慰剂，最终安慰剂组患者全部发展为 RA，而 MTX 组则可以显著延缓关节炎发展为 RA，该研究结果也证实了 RA 治疗需要早期使用 DMARD。

ACR/EULAR 新的 RA 分类标准旨在使患者得到早期诊断、早期治疗，之前的诊断标准要求患者必须在至少 6 周内具有某些特征，而新的分类标准虽然也要求 6 周，但并非绝对要求，因为许多患者特别是存在预后不良因素的患者可能在 6 周前就已经达到分类标准。

1. 首选 DMARD

患者应尽早接受 DMARD 治疗，那么首先选择哪种 DMARD？是先单药治疗还是联合治疗？虽然之前提到的许多随机对照研究均证明联合用药优于单药治疗，但这并不意味着一开始就联合用药是标准的治疗方法。一项有关早期侵蚀性关节炎治疗的研究证实，许多临床医生开始多采用 DMARD 单药治疗。针对不同患者，首先选择哪种 DMARD 是非常复杂的，而且所有患者没有统一的治疗方案（图 4-5A）。同等剂量，同种药物显然不适合所有患者，这中间需要考虑许多因素，包括患者疾病活动度、并发症、疾病消费支出预期和卫生保健体制（权衡收益，包括直接和间接的费用）以及在病情许可的情况下患者对受孕的期望。在出现可供选择的数据前最好由临床医师做出这个复杂的治疗决策。

总之，MTX 是大多数 RA 患者首选的一线 DMARD，其价廉、有效且耐受性好，在很多联合用药的研究中属于基础用药，特别是 TNF 抑制剂及其他 DMARD 与 MTX 的联合治疗，无论在临床上还是影像学上均有有效的数据可以证实。虽然 MTX 皮下给药具有较好的生物利用度，但首选口服用药。一般情况下，如果需要控制病情，MTX 剂量每周至少应为 20 mg，除非有禁忌证或不能耐受。研究表明，规律使用 MTX 6 个月可达最大疗效，3 个月时可预测其是否有效。如果按照上述剂量使用 MTX，约 50% 患者具有良好的疗效，并且多个研究一致证实约 30% 的患者可达到低疾病活动状态。

2. DMARD 单药治疗与 DMARD 联合治疗的比较

大多数临床医师主张从单药治疗开始，但 DMARD 联合治疗显然已经彻底改变了 RA 的治疗模式。20 世纪 90 年代初主张 DMARD 单药治疗，必要时调整 DMARD，当时还没有联合治疗。20 世纪 90 年代中期的研究表明，DMARD 联合治疗不仅疗效好且耐受性强。目前 RA 患者大多使用 2 种、3 种或更多的 DMARD 联合治疗。DMARD 联合治疗首次得到公认是来自一项关于 RA 三药联合治疗的研究，该研究清楚表明 MTX、HCQ 与 SSZ 联合治疗效果显著优于 MTX 单药或 HCQ 与 SSZ 联合（图 4-6），最重要的是 DMARD 联合治疗并未导致不良反应增加。之后多家刊物也报道了传统 DMARD 成功联合应用的研究。

开始给予患者 DMARD 联合治疗，再逐渐减药，还是开始给予 DMARD 单药治疗，若病情未达标再逐渐加药，这是目前一直存在争议的一个重要问题。对于这两种方法分别有其支持者及相关资料证实。一方面，通过短期观察发现联合用药优于单药治疗，这里的联合用药包括传统 DMARD 的联合，以及传统 DMARD 与生物制剂的联合。另一方面，在 TICORA 试验中开始给予单药治疗，仅在患者病情需要时才联合治疗也可获得显著疗效。更重要的是 BeSt 试验和 TERA 试验指出患者早期联合用药疗效更好，在 BeSt 试验和 TERA 试验中所有患者采取个体化治疗，在最后 2 年时间 DAS 或 DAS28 评分相同。如果 2 年或更久的时间后发现单药和联合用药疗效相似，使用最低剂量的 DMARD 就可以获得有效的治疗，那么对于患者及医疗卫生系统来说将有希望将 DMARD 潜在的不良反应及花费降到最低。

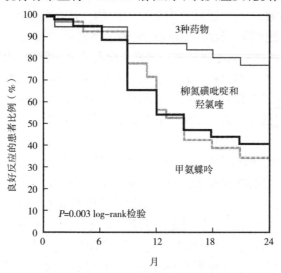

**图 4-6　MTX、HCQ、SSZ 联合治疗较单用 MTX 或**
**HCQ、SSZ 联合用药在治疗中的优势**

3. BeSt 研究（荷兰语"治疗策略"的首字母）

BeSt 研究是一个重要的开放性、多中心、随机试验，508 例早期 RA 患者随机接受 1~4 组的治疗"策略"，研究方法如下。

第 1 组：序贯 DMARD 治疗，初始 MTX 每周 15 mg→MTX 每周 25~35 mg→SSZ→LEF→MTX+英夫利昔单抗→等等。

第 2 组：逐渐加量的联合治疗，初始 MTX 每周 15 mg→MTX 每周 25~35 mg→MTX+SSZ→MTX+SSZ+HCQ→MTX+SSZ+HCQ+泼尼松→MTX+英夫利昔单抗→等等。

第 3 组：联合治疗，MTX 每周 7.5 mg+SSZ 每天 2 000 mg+泼尼松每天 60 mg（7 周时渐减量至每天 7.5 mg）→MTX 每周 25~35 mg+SSZ+泼尼松→MTX+CsA+泼尼松→MTX+英夫利昔单抗→等等。

第 4 组：MTX 联合英夫利昔单抗，MTX 每周 25~35 mg+英夫利昔单抗 3 mg/kg→英夫利昔单抗 6 mg/kg（每 8 周 1 次）→英夫利昔单抗 7.5 mg/kg→英夫利昔单抗 10 mg/kg（每 8 周 1 次）→等等。

每 3 个月监测病情并调整治疗，使患者 DAS≤2.4（低疾病活动度）。DAS 用 4 个变量来计算：Richie 关节指数 [66 个触痛关节数（RAI）]，肿胀关节数 [44 个（SJC）]，ESR（mm/h）和患者总体评估 [0~100：（GH）]，$DAS = 0.539\ 38 \times \sqrt{RAI} + 0.646\ 5 \times (SJC) + 0.33 \times in\ (ESR) + 0.072\ 2 \times (GH)$。1~2 年的结果如图 4-7 所示，两个联合组（第 3 组、第 4 组）比第 1 组、第 2 组改善更快，在 1 年时使用大剂量泼尼松的第 3 组和使用大剂量 MTX 联合英夫利昔单抗的第 4 组中，两组的 DAS 评分和其他临床结果是相似的，2 年的结果也是相同的。在 1 年时早期联合治疗组（第 3 组、第 4 组）健康评估问卷评分有所改善，但各组之间无显著差异。在 2 年时第 1 组比第 2 组临床及放射学进展快，第 1、第 2 组与联合治疗组比较则进展更快（四组平均Sharp Van Der Heijde得分分别为9分、5.2分、2.6分和2.5分）。关节间隙变窄的进展得分在四组中分别为4分、3分、2.1分、1.2分，第1组数值最高，但四组之间差异无统计学意义。解释该原因比较困难，因为尽管只有6个月的病程，但第2组患者在基线时有更为严重的放射学进展。

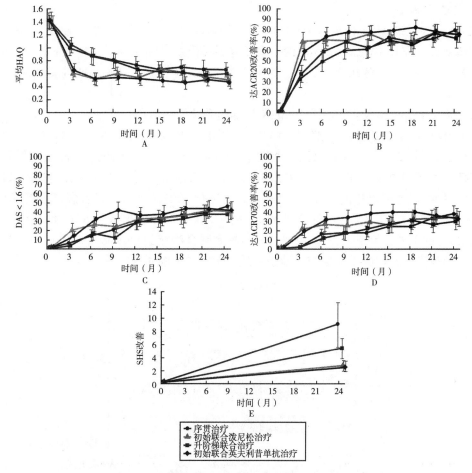

**图4-7　BeSt 2年研究结果，误差在95%可信区间**

注　ACR20，美国风湿病学会病情总体改善20%。ACR70，美国风湿病学会病情总体改善70%；DAS，疾病活动评分；HAQ，健康评估问卷；SHS，校正后的Sharp van der Heijde评分。

BeSt试验结论：所有RA患者都应接受达标治疗以改善预后，目前有许多不同的治疗方法，患者接受哪种治疗并不重要，只要他们能处于低疾病活动即可。几项重要的适应证及注意事项如下。

（1）从BeSt试验中使用DMARD的顺序来讲，虽然2年的临床结果相似，但第2组中加入DMARD比从一种DMARD调整为另一种DMARD更有效。第1组的影像学进展更快（平均9：2.5），有更多的患者需要使用英夫利昔单抗（26%：6%）。

（2）开始使用传统DMARD联合（第3组）或联合生物制剂（第4组）比升阶梯治疗组（第2组）起效更快，但在2年时临床结果是相同的。联合治疗组比升阶梯治疗组在放射学进展方面有优势，在关节间隙变窄方面没有区别。除非在接下来的若干年联合治疗组和升阶梯治疗组放射学进展程度保持原来的进展趋势，否则这种放射学进展的差异没有临床意义。少数患者（约10%）在常规治疗基础上如果有放射学进展则需要更多的治疗方法。

（3）在BeSt试验中，115例患者DAS评分<1.6分达6个月，使用药物逐渐减量，并在一段时间内停药。虽然有许多患者复发，但59例患者在缓解期可停用所有药物（平均随诊23个月）。

4. TEAR试验

TEAR试验是应用DMARD治疗早期（平均病程3~6个月）、难治性（RF阳性，抗CCP抗体阳性，或有侵蚀破坏）RA的一项具有划时代意义的研究，是在RA研究方面的一项大样本量（$n=755$）随机双盲试验，为期2年，试图探讨如何解决早期进展型RA的两个关键性问题：

（1）直接开始联合治疗还是单用MTX后逐渐升阶梯联合治疗？

（2）MTX联合依那西普（MTX-ETAN）是否优于MTX-SSZ-HCQ三药联合？

755例患者按2∶1的比例随机分为四组（图4-8），有2倍的患者分配至依那西普组，单用MTX组的患者如果在6个月时DAS28≥3.2，则升阶梯为联合治疗（有72%的患者升阶梯治疗）。四组研究终点相同，在48周和102周进行DAS28评分，患者病情最终都得到改善，DAS28平均值为2.8。三药联合或MTX-ETAN联合治疗的患者在6个月时疗效显著优于单用MTX的患者，但单用MTX的患者升阶梯到联合治疗的疗效及DAS28评分在第12周就开始得到改善，之后的结果则与其他组一致（表4-7，图4-9）。

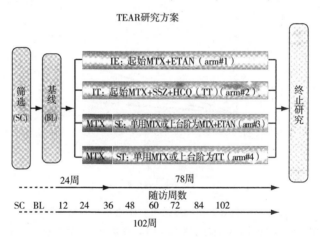

图4-8 TEAR试验中四组不同治疗组的示意图

注 第3组和第4组单用MTX，24周时如果DAS28>3.2则升阶梯治疗。BL：基线；HCQ：羟氯喹；SC：筛选；SSZ：柳氮磺吡啶。

表4-7 TEAR试验的影像学结果

| 治疗组 | 例数 | △TSS（达到2年） | 标准差 |
| --- | --- | --- | --- |
| 依那西普组 | 141 | 0.52 | 3.24 |
| 三药联合组 | 74 | 1.96* | 9.48 |
| 依那西普升阶梯组 | 139 | 0.76 | 2.75 |
| 三药联合升阶梯组 | 63 | 1.36 | 5.00 |

注 *，该组中的无效值ATSS+78.5；四个治疗组之间无显著差异；初始联合组与升阶梯联合组之间无显著差异；联合依那西普组与三药联合组比较进展更慢（$P=0.05$）；三药联合去掉无效值后，与依那西普组之间无显著差异（$P=0.07$）。TEAR，早期进展型RA的治疗；TSS，总校正后的Sharp评分。

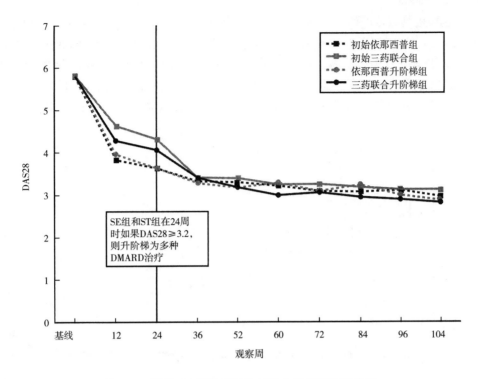

**图 4-9  历时 102 周的 TEAR 试验中四组的治疗效果**

注  DAS28：疾病活动评分；DMARD：改变病情抗风湿药；SE：依那西普升阶梯组；ST：三药联合升阶梯组。

DAS28 评分可以很好地反映功能和生活质量，分别在基线、48 周、102 周进行放射学检查，具体数据见表 4-7，累积概率曲线见图 4-10，从图表中我们可以清楚地看出，四组的影像学结果基本一致，但如果把所有 ETAN 组和三药联合治疗组进行比较，ETAN 组 Sharp 评分（TSS）总的改善曲线低于三药联合治疗组——△TSS 的 0.51/年（$P=0.047$）。

在这个为期 2 年的研究中一些小的统计学差异并无临床意义。更重要的是，大量数据显示两组之间的不良反应无显著差异。很多学者推测严重的不良反应在 ETAN 组更常见，而一些轻微的不良反应比如胃肠道反应在三药联合组更常见，但这在大型的双盲临床试验中均并未见到。

TEAR 试验可得出以下 2 个结论。

（1）单用 MTX 的患者在 6 个月时尚未达标则升阶梯为联合治疗，这与一开始就联合治疗的患者相比，1~2 年的临床和放射学结果无显著差异。就 DMARD 单药治疗还是联合治疗来说，其核心问题是应在多长时间内使 RA 病情得到控制，是数天到数周还是 3~6 个月控制滑膜炎和放射学进展？

目前还没有明确的数据来回答这个重要的问题，无论是 TEAR 试验还是 BeSt 研究都证实早期联合治疗疗效更好。在这两项研究中，升阶梯治疗组和早期联合治疗组在 2 年时的临床数据无显著差异，但联合治疗组在 2 年时的放射学进展更慢，虽然差异很小但具有统计学意义，TEAR 试验中该差异是 0.5TSS/年，BeSt 研究是 1.3/0.2 年。

（2）这项极具权威的研究报告证实三药联合治疗与 MTX-ETAN 联合治疗疗效相当，这让临床医师可以放心地使用传统的治疗方案。一些学者认为，该试验中的四组患者 1~2 年时的 DAS28 平均值为 3.0 左右，意味着几乎有一半的患者无论采取何种治疗均不能达标（DAS28<3.2）。因此，临床上患者通常在治疗 6 个月后调整治疗方式以更好地控制病情，例如在三药联合治疗的患者中加用依那西普或 MTX-ETAN 联合治疗的患者中加用 HCQ 和 SSZ。

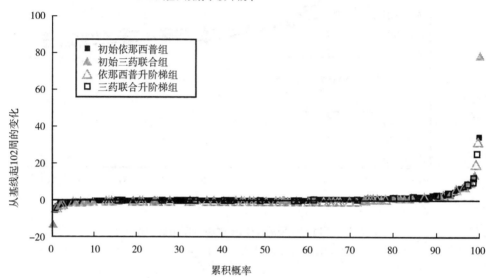

四组间无显著差异
初始依那西普组与依那西普升阶梯组之间无显著差异
依那西普组与三药联合组之间无显著差异$P=0.05$

**图 4-10　TEAR 试验中各组患者在为期 102 周治疗中放射学改善或进展的概率，通过 Sharp 总评分来衡量**

注　线上部分表示放射学进展，线下部分表示放射学改善。在该研究的四组中有小于 10% 的患者出现放射学进展。

## 四、缓解期 RA 患者的 DMARD 治疗

RA 患者需要治疗多长时间、缓解期如何治疗已经成为一个重要问题。目前对于缓解期的患者，临床医师常采用 DMARD 逐渐减药的方法。最近 ACR 专家组提出了这个问题的重要性，并且认为在将来的研究中应该优先考虑这个问题。先暂时不考虑确定"缓解期"的困难性，在临床工作中，通过放射学证据或使用先进的影像学技术，临床医师已经发现越来越多的处于"缓解期"或低疾病活动状态的患者，这些患者什么时候减药？如何减药？都是非常重要的问题。

不幸的是有关这方面的数据很少。目前我们还没有实验研究、炎症参数、细胞因子资料来预测哪些患者可以安全减药。考虑到不良反应，所有患者最有可能优先减药的是糖皮质激素和 NSAID。许多研究证实随着 DMARD 的使用，糖皮质激素可以逐渐减药。

患者疾病处于缓解期停用糖皮质激素，仅在需要时使用 NSAID，接下来如何减药是非常

困难的。一种常见的情况是患者联用 MTX 和 TNF 抑制剂，由于考虑长期的费用和药物不良反应，应尽可能将 TNF 抑制剂减至最低剂量。在临床工作中，这部分患者多数是一开始就使用联合治疗或是在 MTX 短期治疗后加用 TNF 抑制剂，这些患者与 TEAR 试验中开始就联合 MTX-ETAN 的患者相同。我们推测约 30% 的患者不需要使用 ETAN，单用 MTX 就可以很好地控制病情，正如有 28% 开始使用 MTX 的患者不需要升阶梯治疗，这部分患者不仅在 2 年时表现出最低的 DAS28 值（平均 2.7），而且放射学进展也非常慢，但是我们还不能预测哪些患者可单用 MTX。

患者如果使用生物制剂 6~12 个月，疾病持续处于缓解期，就可以慎重地减少药物剂量或延长使用的间隔时间。尽管大多数生物制剂（包括皮下注射）在各种情况下的使用剂量相同，但从以前的试验中可以看出低剂量跟常规剂量一样有效。因此，对部分患者尤其是疾病处于缓解期的患者可能存在用药过度的现象。临床上缓解期患者每 2~4 周使用 50 mg ETAN 或每 3~6 周使用阿达木单抗是很常见的。

缓解期患者如何使用 DMARD 非常关键，筛选生物学标志物的临床试验可以回答这个问题，并且有助于发现哪种治疗方案可以达到最好的疗效。超声（US）和 MRI 能够在临床症状不明显时确定滑膜炎的程度，随着研究的深入，我们也许会发现 US 证实存在炎症的患者不适合中断治疗，或是通过 US 或 MRI 提供疾病复发的预警。最近一项研究报道了 US 可以预测哪些处于临床缓解期的患者病情将会复发。

## 五、生物制剂联合使用

目前 RA 治疗取得了巨大的进步，传统 DMARD 联合以及传统 DMARD（尤其是 MTX）和生物制剂的联合在治疗中发挥了重要作用。但迄今为止生物制剂联合在治疗的研究并未取得成功。研究证明，ETAN 和阿那白滞素联合使用与单用 ETAN 组对比，ACR50 并无明显改善（ETAN 组和联合组 ACR50 改善分别为 41% 和 31%），而且联合组发生严重感染的概率增加（7.4%vs.0）。

同样，80 例使用 ETAN 仍处于疾病活动期的 RA 患者，随机联合阿巴西普或安慰剂，结果显示在 ACR20 改善方面无统计学差异（联合组和安慰剂组 ACR20 改善分别为 48% 和 31%；$P=0.07$），但是联合组发生严重不良事件（17%vs.3%）和严重感染的危险增加（4% vs.0）。一项规模较小的临床试验纳入使用 MTX 联合 ETAN 或 MTX 联合阿达木单抗仍处于疾病活动期的 RA 患者（$n=51$），随机加用利妥昔单抗或安慰剂，结果显示 ACR20 得到了适度改善（30%vs.17%），但联合组严重不良事件包括感染的发生率明显增加。尽管生物制剂联合治疗早期 RA 患者的研究结果不如人意，但对于一些晚期患者，生物制剂联合治疗是可能的。我们迫切需要一些方法来监测治疗措施对免疫系统抑制的程度——对 TNF、IL-1、IL-6 的调节。当前，我们可能对一些患者不恰当的治疗，导致疾病不能得到有效控制，不良反应不能降到最低。如果有更好的免疫系统监测技术，就能更恰当地使用生物制剂，更安全有效地联合生物制剂来提高疗效。

（谭文超）

# 第六节　辅助治疗

## 一、患者教育

RA 是一种终身性疾病，良好的病患教育具有重要意义，有资料表明病患教育可以带来更好的治疗效果。通过关节炎自我管理计划可以减少患者的疼痛，减少患者就诊次数，节省费用。RA 等慢性疾病会影响整个家庭，所以配偶参与患者的疾病教育将更为有益，能显著改善无助、自我价值低、疼痛等方面。但是重要因素是 RA 发病率和死亡率与患者的教育水平呈负相关，该结果不能用年龄、病程、受累关节数、功能指标或药物治疗来解释。

患者在慢性病的管理中发挥积极作用显然是非常重要的，患者越了解自己的疾病和治疗方案，越有利于病情改善。患者和医生共同合作来控制这种终身性疾病，对病情改善是一个重要的因素。医患双方合作越密切，患者因挫败感而转向一些昂贵且弊大于利的替代治疗的可能性就越小。

## 二、疼痛控制

如果 RA 患者能够及早有效地使用 DMARD 以及升阶梯治疗来控制疾病活动，就可以减少特殊止痛药物尤其是麻醉药物的使用。如果疼痛明显，临床医生应首先检查 DMARD 治疗方案，并调整治疗方案，在最大限度上控制活动性滑膜炎。但是患者在疾病后期常常因实质性关节损伤而需要缓解疼痛。疼痛是影响理疗及康复治疗疗效的因素，正如在由国家咨询委员会举办的关节炎、肌肉骨骼及皮肤疾病的研讨会上指出的，疼痛经常滞后于关节炎患者的治疗。疼痛除了限制机体功能外，还是导致抑郁的主要原因。在早期 RA 或未分化关节炎患者中，为使治疗最佳化，必须控制疼痛，而且不能影响患者的精神状态或使止痛药物成瘾。以教育、休息、锻炼、病情改善治疗为主的治疗策略是控制关节疼痛的方法，不应单纯依靠麻醉药镇痛。大多数医疗中心均有疼痛科医师为风湿病医师和初级保健医师提供咨询服务。

## 三、休息、锻炼和日常活动

风湿病专业人员在教育和治疗关节炎患者时，应强调在休息和锻炼之间寻找最佳平衡点，这作为治疗的一部分，在明确诊断前就可以开展。无论何种原因所致的关节炎，找到这个平衡点，就可以在不加重炎症的情况下，确保患者获得或者保持足够的力量以维持关节功能。

有急性及严重关节炎症的患者可能需要休息，夹板固定，关节制动，直到抗炎药物起效。使用夹板固定时，即使是最痛的关节，也必须每天进行全范围的被动活动来预防屈曲挛缩，尤其是儿童。对于中度的关节炎症，让肌肉在固定的位置收缩进行等长（肌肉休息时的长度）锻炼，可以在不加重关节炎症和疼痛的同时，使肌肉保持足够的张力。最大限度地收缩，保持 6 秒，重复 5~10 次，每天做几次这样的锻炼，可以预防炎症关节周围肌肉的进一步萎缩。

关节炎病情静止或已获得良好控制的患者，通过可变阻力运动或高强度的力量训练，提高肌肉力量，可改善疼痛及疲劳症状。和年轻患者一样，老年 RA 患者也可以从逐步增加的抗阻锻炼中受益。在一项研究中，老年患者通过精密调节的气阻设备进行锻炼，所有主要肌群的最大肌力增加了 75%，同时并未增加临床疾病活动度。进行持之以恒的锻炼不仅能增加患者的肌肉力量，还有助于提高患者日常生活的能力、提高对病情的总体评分、改善情绪、减轻疼痛。

每一例 RA 患者都应该与康复治疗师进行一或多次讨论，以了解怎样在不影响日常必需活动和娱乐活动的同时保护关节功能和形状。核心内容是避免非承重关节承受过大的力量，以及承重关节承受不必要的冲击。加拿大多伦多市关节炎社会服务之家参与了一项前瞻性对照试验，结果显示康复治疗师指导的家庭治疗可以显著改善 RA 患者的关节功能，而这种改善既有统计学意义，也有临床实际意义。

## 四、并发症的治疗、风湿病医师和全科医师的合作

全科医师和风湿病医师联合为 RA 患者制订治疗方案，可使患者达到最佳疗效。一方面，越来越复杂的治疗、联合治疗方案以及可能发生的不良反应使风湿病医师成为参与 RA 治疗决策不可或缺的一分子。有充分证据表明，RA 患者使用 DMARD 及 DMARD 联合治疗越多，则越倾向就诊于风湿病医师门诊。另一方面，随着对 RA 并发症尤其是心血管疾病的认识，为达到最佳疗效，与全科医师合作是非常必要的。

一些重要的数据表明，接受风湿病医师治疗的 RA 患者，病情可得到更好的改善。一项研究对 561 例 RA 患者进行了超过 20 年的随访，在疾病最初 2 年接受风湿病医师治疗的患者较其他患者病情改善明显。好的疗效与 DMARD 的早期应用有关。此外，有数据显示，与那些间断或偶尔接受风湿病治疗的患者相比，持续接受风湿病治疗（每年平均就诊次数为8.6 次）的患者功能障碍发展速度明显减慢。据此可得出如下结论，功能障碍加重不应成为治疗中断的理由，不规律治疗是残疾进展的原因。此外，有证据表明与那些只接受全科医生治疗的患者相比，接受专科（风湿科）医师治疗的患者活动能力评分较高。与只接受基本护理相比，同时接受基本护理和专科护理可明显改善患者的病情以及减少并发症的发生。

在 RA 治疗上，全科医师和风湿病医师一样重要（表 4-8）。近年来，RA 并发症受到高度重视，包括早期动脉粥样硬化、充血性心力衰竭、骨质疏松、骨折和感染。心脏病学专家和风湿病学专家共同提出，RA 与糖尿病一样，是心血管疾病发病率和死亡率升高的一个重要危险因素。就这点而言，全科医师必须高度重视 RA 心血管疾病的高危因素，如高血压病，尤其是高脂血症。在 RA 患者中，死亡率过高的主要原因是心血管疾病，因此应积极使用他汀类药物，而且他汀类药物可起到辅助抗炎作用，在 RA 动物模型和至少一个人类随机对照试验中证实他汀类药物可缓解疾病活动。此外，还有一些数据表明使用他汀类药物可以延缓 RA 进展。

**表 4-8 全科医师在 RA 治疗中的作用**

监测和及时处理心血管病危险因素

监测和治疗/预防骨质疏松症 *

认识 RA 药物的不良反应，及时正确作出处理 *

认识感染的风险，确保当前的免疫状况

注 *，与风湿病医师合作。

　　使用糖皮质激素是 RA 患者出现骨质疏松的危险因素之一，因此全科医师需与风湿病医师制订治疗方案。大多数患者应补充钙剂和足量的维生素 $D_3$。现已证实，双膦酸盐类药物可以防止类固醇引起的骨质疏松症，长期使用类固醇的患者建议使用双膦酸盐类药物，除非有禁忌证（如育龄期妇女）。

　　由于 RA 患者感染风险大，加之疾病本身和治疗方案的特殊性，接种最新的疫苗，包括每年的流感疫苗、每 5 年的肺炎球菌疫苗和适时的带状疱疹疫苗是很关键的。带状疱疹疫苗是一种活病毒疫苗，正在接受生物制剂治疗的患者应该避免接种，接受生物制剂治疗 2 周前可以接种该疫苗。流感疫苗和肺炎球菌疫苗因有安全的免疫反应，正在使用生物制剂的患者可以接种，但正在使用利妥昔单抗的患者除外，因其免疫反应非常严重。风湿病医师和全科医师应强烈推荐戒烟，除了常见的原因外，还因为心血管疾病和肺部疾病已经在 RA 并发症中占了很大比重，戒烟有可能获得额外的益处，使患者取得更好的疗效。最后，全科医师经常是疾病的首诊医师，因此必须熟悉 RA 常见药物的不良反应，包括 MTX 引起的肾损害、肺炎，并高度关注所有潜在的感染，包括使用免疫抑制剂的患者的机会感染，特别是使用生物制剂的患者。通常情况下，生存和死亡，好的结果和坏的结果之间的区别是及时发现某种疾病的早期征兆，例如一个简单的蜂窝织炎或肺浸润。

　　很明显，风湿病医师、全科医师和受过教育的患者三者之间密切合作可获得最佳疗效，此外及时咨询康复理疗师和整形外科医生也很有必要。令人欣慰的是需要关节置换术的 RA 患者数已呈下降趋势，但一些干预措施如及时行髋关节和膝关节置换可以成功地改善患者的活动和生活质量。随着未来卫生保健服务水平的巨大变化，应该确保有正确的团队一直致力于让每一例患者取得最好的疗效，这也将是未来面临的巨大挑战。

# 五、RA 患者的预后

　　RA 患者的预后取得了显著改善，每一例有幸看到一个多世纪以来发生的变化的风湿病医师都会很欣慰，以前坐轮椅的患者在诊所司空见惯，许多 RA 患者有 $C_1$ 半脱位、下肢慢性溃疡、缩窄性心包炎和角膜软化，现在这种情况已经非常少见。尽管临床医师已清楚地看到这一点，但支持这些变化的强有力的数据还需慢慢积累。

　　一项来自明尼苏达州奥姆斯特德县的研究显示，1995 年以后确诊为 RA 的患者与 1995 年之前确诊的患者比较，寿命延长了将近 9 年。在奥姆斯特德县，相同的患者，膝关节手术率下降了 46%，手外科手术率下降了 55%。来自美国退伍军人的 35 000 多例 RA 患者的数据显示，2000 年以后，RA 患者关节外表现减少了 30%。来自美国加州 1983~2001 年住院部的数据显示，RA 血管炎或 Felty 综合征脾切除的住院人数分别减少 33% 和 71%。此外，早期 RA 患者膝关节置换术下降了 10%。早年未发表的多中心研究显示，RA 患者关节置换术可能减少了 50%~80%。来自瑞典和西班牙的数据表明，疾病活动指数和健康评估得分与过去十年相比也明显改善。

　　研究人员推测，调整治疗方法或方案后观察长期疗效（比如关节置换和死亡率）的时间可能需要长达 20 年，早期一些数据可能反映了 20 世纪 90 年代中期的治疗方案。因此，我们希望这些早期的报道是好消息的前兆，就像一些治疗方案在显示其疗效的 10 年前已经被用于临床一样。

# 六、研究方向

前面多次提到目前的主要问题是为获得最佳疗效，如何更好地使用临床上常用的 DMARD。这其中首要的问题是迫切需要一些预测指标或参数，指导临床医师对于不同的患者选用不同的 DMARD，以及预测使用 DMARD 可能产生的反应和不良反应。如之前所述，为不同的患者选择不同的 DMARD 是非常重要的。由于不同的患者群体需要不同的临床研究，近年来 ACR 专家组强调优先开展临床研究，从而推动 RA 治疗的进展。强烈建议所有的临床研究包括生物制剂在内，都应该寻找预测不同治疗反应的指标。试验重点如下。

（1）阐明诱导治疗在疾病早期的可能作用。

（2）使用 MTX 和一种 TNF 抑制剂仍处于疾病活动期的患者的治疗。

（3）缓解期的降阶梯治疗。

（4）使用 MTX 仍处于疾病活动期的患者的治疗。

（5）对患者进行分类来提前确定最恰当的治疗方案，以代替目前治疗方案和错误的治疗方案。

除了有关缓解期患者的研究，专家组强调了比较不同治疗方案的必要性。当临床上存在多种治疗方案，但不能为临床医师做重要决策提供有用的信息时，就需要进一步的研究证实药物 X 优于安慰剂。

正确比较不同治疗方案的研究很重要，可以为不同类别的 RA 患者提供多种治疗选择。此外，专家组还强调了可以切实反映临床实际的创新实验设计的重要性。研究包括两方面：一是在临床疗效的基础上采用盲法的方式升阶梯治疗或调整治疗方案；二是患者在达到最大疗效后，疾病仍持续处于活动期时需调整治疗，而非采用固定不变的治疗。

# 七、展望

预测未来是困难的，尤其是预测像 RA 这种变化迅速的疾病。早期版本的 *Textbook of Rheumatology*（简称 TOR）的作者根本无法预测 RA 的治疗有了如此巨大的进步。正如比尔·盖茨说的"我们总是高估未来 2 年即将发生的变化，而低估未来 10 年即将发生的变化"。在第 10 版 TOR 中，将许多新型生物制剂和一些小分子 DMARD 引入治疗中，主要的生物制剂包括利纳西普（IL-1 的拮抗剂），已批准用于 cryopyrin 相关的周期性综合征，以及作为 IL-12、IL-17A、IL-23 和 IL-33 的靶向治疗。抑制信号分子的一些小分子 DMARD，尤其是 Janus 激酶（JAK）和来自脾的酪氨酸激酶（Syk），在未来几年内可能用于临床，并再次给治疗模式带来戏剧性的变化。

除了有可供选择的更多新的治疗方法外，以下两方面也取得了巨大的进步，一是根据能够预测不同治疗方案不同疗效的指标来分析病情，二是可以监测免疫调节的类型和强度。如果在这些方面取得实质性的进展，即使没有新的治疗方法，也能迅速控制病情。更为务实地说，RA 治疗已经成为一种昂贵的尝试，随着卫生保健的变化和花费的不断增加，临床医师需要合适的研究以便花最少的钱获得最佳的疗效。如果没有合适的实验来研究这些昂贵的药物，可能很难证明其疗效。

从许多研究中可以清楚地看到，在大多数 RA 患者出现典型的临床症状之前，免疫反应是其始动因素。阐明这种过程的研究正在进行中，而治疗症状出现前的 RA 的研究也为期不远。更进一步地说，针对症状出现前的疾病的研究有希望阐明 RA 的发病机制，如果这样，预防 RA 的最终目标将不会太远。

（刘瑞林）

# 第五章

# 系统性红斑狼疮

与器官特异性自身免疫性疾病如甲状腺炎、糖尿病和重症肌无力等不同，系统性红斑狼疮（SLE）是同属于一种疾病的多种症状和体征的集合。SLE 临床表现的多样性，随时间推移临床表现不断累积和病程的波动性对临床医师是极大的挑战。除极个别外，实验室检查均发现抗核抗体（ANA）存在。鉴于 SLE 病情的复杂性、与多种疾病鉴别的必要性以及更特异性治疗的需要，美国风湿病学会（ACR）制定了 11 条诊断标准，包括 SLE 的主要临床表现（皮肤黏膜、关节、浆膜、肾、神经系统）和相关实验室检查（血液检查和免疫学检查）。诊断需符合 4 条或 4 条以上标准，但并不要求这些表现同期存在，某一项标准如关节炎或血小板减少可早于其他症状数月或数年出现。尽管风湿病学者就该标准是否需要在临床工作中严格应用或仅用于正式学术研究的问题上尚未达成一致，但这些标准为患者的评估提供了一种方法。

一项加拿大的大规模队列研究表明，SLE 不仅可以累及几乎全身的任何部位，而且同一脏器不同结构受累频率也各不相同。SLE 的非特异性全身症状包括疲乏、发热和体重下降等，有时是主要的临床表现。人口学特点如女性多见（女：男约为 9：1）、育龄期女性发病有助于诊断。诱发或加重因素包括日光照射、精神紧张、感染、药物（如磺胺）和手术等。

目前 SLE 患者诊断后的 2 年存活率已经达到了 90%，10 年存活率为 80%~90%。SLE 患者的死亡率曲线呈双峰模式：诊断后 5 年内死亡的患者多为病情活动需大剂量皮质类固醇和免疫抑制剂治疗，同时并发感染；后期死因多为心血管疾病，这已经引起了临床和科研的高度重视。尽管 SLE 不能治愈，但部分患者可长期处于缓解状态，无病情活动的临床表现，甚至 ANA 也可以转阴。

系统性红斑狼疮是自身免疫性疾病的原型，临床表现多样，并存在抗细胞核成分的自身抗体。SLE 以年轻女性多见，发病高峰为 15~40 岁，女：男为（6~10）：1；儿童和老人也可受累，此时女：男为 2：1。在普通门诊人群中，SLE 发病率为 1/2 000，因人种、地域和社会经济水平不同而有差异。

与其他自身免疫性疾病类似，SLE 可呈现家族聚集倾向，在患者的一级亲属中发病率较高。SLE 同卵双胎同患病率为 25%~50%，异卵双胎为 5%。此外，SLE 可并发其他自身免疫性疾病如溶血性贫血、甲状腺炎和特发性血小板减少性紫癜等。尽管与遗传因素有关，但大部分 SLE 为散发病例。

# 第一节　病理和发病机制

## 一、免疫病理学

SLE 的病理改变见于全身多个脏器，表现为炎症、血管异常（轻微血管病至血管炎不等）以及免疫复合物沉积。以肾病理改变最为典型，包括系膜细胞和系膜基质增生、炎症、细胞增殖、基底膜异常和免疫复合物沉积。沉积物由 IgM、IgG、IgA 和补体等组成，电镜下可见其分布于系膜区、内皮下以及肾小球基底膜的上皮下。肾的两种病理分型为临床分期提供了依据。不同患者狼疮性肾炎的严重程度和病理类型各异，具有显著的多变性。

SLE 患者皮肤病理改变表现为表皮与真皮交界处的炎症和退行性变，主要损伤部位为基底层或生发层，免疫荧光显微镜下可见 IgG 和补体颗粒状沉积条带。坏死性血管炎也可引起皮肤损害。SLE 其他器官病理改变通常为非特异性炎症或血管异常，但有时病变轻微。例如，无论中枢神经系统（CNS）受累的严重程度，其病理改变通常仅表现为皮质微梗死灶和轻微血管病伴退行性或增殖性改变，而血管炎的炎症和坏死表现罕见。

心脏的病理表现为出现心包、心肌和心内膜非特异性炎症病灶，但并不一定引起临床症状。疣状心内膜炎，即 Libman-Sacks 心内膜炎，是 SLE 的典型病理改变，表现为瓣膜赘生物，好发于二尖瓣，由免疫复合物、炎症细胞、纤维蛋白和坏死物质聚积形成。

闭塞性血管病伴动静脉血栓形成是 SLE 的常见病理表现。除了炎症可引起血液高凝状态，自身抗体也参与触发血栓事件，包括抗磷脂抗体、抗心磷脂抗体和狼疮抗凝物。除了部分与脂质抗原结合，其他抗体与血清蛋白 $\beta_2$GP1 结合。$\beta_2$GP1 可以与脂质形成复合物。内皮细胞黏附性增加也可造成 SLE 的血管病变，其机制与革兰阴性细菌触发的 Schwartzman 反应类似。

SLE 的其他病理表现与炎症关系并不明确。即便是在不伴有常见心血管疾病危险因素的女性 SLE 患者中，其动脉粥样硬化的过程也是加速的，并且患者发生脑卒中和心肌梗死风险增高。目前尚未明确这些现象是否与皮质类固醇导致的免疫紊乱以及高血压或慢性炎症引起的血管病变有关。同样，慢性重症 SLE 患者的骨坏死和神经退行性病变可能与血管病变、药物不良反应或长期免疫系统功能紊乱有关。

## 二、ANA 致病的免疫病理机制

SLE 最主要的免疫系统功能紊乱是出现自身抗体。这些抗体的靶点是细胞核、细胞质或细胞表面的自身分子。此外，SLE 血清中还存在抗 IgG 和凝血因子等可溶性分子的自身抗体。由于抗原靶点众多，因此 SLE 是一种系统性的自身免疫性疾病。

在患者血清里检测到的自身抗体中，以抗细胞核成分的抗体（ANA）最具代表性，见于 95% 以上的患者。这些抗体可与 DNA、RNA、核蛋白以及蛋白/核酸复合物结合。ANA 所结合的靶分子在不同种属之间高度保守，具有重要的细胞功能，并作为复合物（如核小体）的一部分存在于细胞内。此外，这些分子可在特定存在状态下（例如在免疫复合物中），通过 Toll 样受体（TLR）刺激固有免疫系统的介导，表现出内在免疫活性。TLR 可识别多种自身和外源性分子，DNA、单链 RNA 和双链 RNA 都属于 TLR 配体。

针对某些核抗原（如 DNA 和组蛋白）的抗体常同时出现，这被称为连锁现象。连锁现象表明自身反应的靶点和驱动抗原是复合物，而并非单个抗原组分。就 ANA 在 SLE 中的特异性而言，有两种较为特殊，抗双链（ds）DNA 抗体和抗 Sm 抗体基本上只见于 SLE 患者，并被纳入 SLE 的血清学分类标准。尽管两者均为标志性抗体，但在表达形式和临床意义上各不相同。抗 DNA 水平可随时间出现显著波动，而抗 Sm 抗体的水平则较为恒定。此外，两者靶抗原也不相同。Sm 抗原是 snRNP（小核糖核蛋白），由富含尿嘧啶的 RNA 分子和蛋白复合物组成。抗 Sm 抗体以 snRNP 蛋白为靶点，而不是 RNA，而抗 dsDNA 抗体结合的是核酸决定簇。

抗 DNA 抗体最主要的特点是与 SLE 的免疫病理过程有关，特别是肾小球肾炎，这已经在多项观察中得到了证实：血清抗 DNA 抗体水平与病情活动度相关，活动性肾炎患者的肾小球洗脱液中含有高浓度的抗 DNA 抗体，将抗 DNA 抗体注入正常动物体内可诱发肾炎。抗 DNA 抗体的水平和肾病变活动性之间的关系并不固定：部分活动性肾炎患者抗 DNA 抗体阴性，而部分患者具有高滴度抗 DNA 抗体但临床症状轻微，未见肾炎临床表现。

其致病性自身抗体（如抗 Ro 或抗 Sm）可能与抗 DNA 抗体阴性的肾炎类型有关。部分患者血清学活动而临床表现稳定，表明仅有部分抗 DNA 抗体可诱发肾小球肾炎。具有该特性的抗体被称为致病性或致肾炎性抗体。抗体的致病性可能与抗体的类型、电荷、结合补体的能力以及与肾小球组织结合的能力有关。抗 DNA 抗体是可以与核小体结合的致病性抗体的一个亚群。DNA 存在于循环以及免疫沉积物中，只有对抗核小体抗体的全部类型进行测定，才不会遗漏致肾炎性抗体。

除了在肾炎中起直接作用，抗 DNA 抗体还可引起免疫系统功能紊乱从而增强肾局部和全身的炎症反应。含 DNA 的免疫复合物可促进浆细胞样树突状细胞表达干扰素 α（IFN-α）。这需要在免疫复合物中同时存在抗体和 DNA，还需要 Fc 受体的参与。该反应机制尚未明确，可能与参与内化核酸应答的 TLR 和其他非 TLR 信号系统有关。针对其他核抗原（包括 RNP 复合物）的抗体也可刺激该反应，表明免疫复合物除了造成脏器损害，在患者全身免疫系统功能紊乱中也起到了一定作用。

除了抗 DNA 抗体，其他自身抗体也可以造成器官特异性损害。例如，抗核糖体 P 蛋白（抗 P）抗体与神经精神症状和肝炎相关，抗 Ro 抗体与新生儿狼疮和亚急性皮肤型红斑狼疮相关，抗磷脂抗体与栓塞、血小板减少性紫癜以及反复自然流产相关，抗血细胞抗体则与血细胞减少相关。

抗体并不能直接作用于细胞内的靶抗原，难以解释 ANA 与 SLE 的临床表现相关。事实上，抗原的位置并不固定，部分抗原在发育或凋亡过程中移位于细胞膜，从而受到抗体攻击。心脏发育过程中，心肌细胞表面表达可以被抗 Ro 抗体结合的分子，在补体存在的情况下，造成局部炎症和传导系统损害。

由于肾病变影响患病率和病死率，在 SLE 发病机制的研究中，有关肾炎的研究最多。活动性肾炎的抗 DNA 抗体水平升高伴补体降低，表明 SLE 肾病变是由含抗 DNA 抗体的免疫复合物沉积造成的。抗 DNA 抗体主要沉积于肾，提示 DNA/抗 DNA 抗体免疫复合物是主要的致病因素。免疫复合物中的 DNA 多以核小体的形式存在，因此抗核小体其他成分的抗体也可能参与免疫复合物的形成。

尽管免疫复合物可以诱发肾损害，但其在血清中含量有限。这表明免疫复合物可能于原位形成，而不是通过循环到达肾。根据这个机制，免疫复合物是在黏附于肾小球基底膜的DNA 或其他核小体组分上形成的。狼疮性肾炎的另一个发病机制是肾小球抗原与自身抗体的直接反应。许多抗 DNA 抗体具有多特异性，可以与除了 DNA 之外的其他分子相互作用。抗 DNA 抗体与这些分子结合可以激活补体系统并诱发炎症反应。

目前对于 SLE 其他临床表现的病理机制了解较少，但一般认为与免疫复合物在相关组织中的沉积有关。补体下降和血管炎表现与 SLE 病情活动的密切关系提示免疫复合物是启动或加重器官损害的重要因素。细胞介导的细胞毒反应或抗体对靶组织的直接攻击也可能参与组织损伤。根据以上机制，具有交叉反应性的抗 N-甲基-D-天冬氨酸（NMDA）受体的抗体可能是通过诱导兴奋毒损伤而造成中枢神经系统的病变。

## 三、疾病易感性的决定因素

对患者的研究显示，SLE 由遗传决定的免疫系统功能紊乱所致，该免疫系统功能紊乱可被外源或内源性因子所触发。虽然疾病的易感性是遗传的，但它可能是多基因性，且不同个体中有不同的基因参与。关于遗传易感性的研究主要致力于寻找 SLE 患者中出现频率更高的基因多态性，以及对 SLE 患者的同胞或多发家系进行全基因组扫描。尽管该方法能够明确含有与发病可能相关的基因的染色体区域，但尚无法明确识别这些基因。此外，疾病相关位点可因人种和地域不同而有所差异。

与自身免疫性相关的基因中，主要组织相容性复合物（MHC）在 SLE 中的作用已有广泛研究。在基于人群的研究中通过多种 MHC 基因标记发现，与其他自身免疫性疾病一样，SLE 的易感性与Ⅱ类基因多态性有关。已经发现人类白细胞抗原（HLA）-DR2 和 HLA-DR3（及多种亚型）与 SLE 相关。这些等位基因引起疾病的相对危险度为 2~5。由于 HLA 扩展单倍型中Ⅱ类基因与其他可能导致遗传易感性的基因之间存在连锁不平衡现象，使得MHC 基因相关性的分析较为复杂。MHC 中含有许多与免疫系统有关的基因，因此，Ⅱ类基因标志物与疾病的相关性并不表明它们具有特定的、致发病的功能异常。

在 MHC 的其他基因系统中，遗传性补体缺陷与疾病易感性有关。与Ⅰ类和Ⅱ类分子一样，补体特别是 C4a 和 C4b 存在显著的基因多态性。C4a 分子（无效等位基因）缺失在人群中较常见。不同种族 SLE 患者中 80% 以上存在无效等位基因，纯合子 C4a 缺失是 SLE 的高危因素。C4a 无效等位基因属于以 HLA-B8 和 HLA-DR3 为标志的 HLA 扩展单倍型的一部分，这些Ⅰ类和Ⅱ类等位基因对遗传易感性的影响可能反映了与补体缺失之间的连锁不平衡现象。此外，SLE 还与遗传性 C1q、C1r/s 和 C2 缺失有关。

SLE 与遗传性补体缺失相关性似乎出人意料，因为疾病过程中有显著的免疫复合物沉积和补体消耗。补体活性下降可能造成外源性抗原和凋亡细胞清除功能缺失，从而影响疾病易感性。凋亡即程序性细胞死亡，包括 DNA 降解、细胞内成分重组并释放 DNA 和 RNA 进入外环境。这些分子可以单独或在免疫复合物中通过 TLR 激活免疫系统。

凋亡细胞的清除，即胞葬作用，涉及包括补体系统在内的多个细胞和体液途径。C1q 可以与凋亡细胞结合，启动补体在清除凋亡细胞过程中的作用。如果没有补体参与，凋亡细胞将持续存在并刺激免疫反应。补体缺失在自身免疫性疾病中的重要性已经在去除 C1q 基因的小鼠中得到证实。C1q 缺失小鼠抗 DNA 抗体水平升高，出现肾炎的临床表现，组织中凋亡细胞增多。清除系统中其他环节受损（如 IgM 和 DNase）同样也可以引起免疫系统异常，死亡细胞和失活细胞及其成分可以刺激干扰素分泌。

## 四、鼠科动物系统性红斑狼疮的基因学

数个近亲交配的小鼠株系表现为遗传性狼疮样疾病，被作为研究人类疾病的动物模型。这些小鼠在 ANA 合成、免疫复合物性肾小球肾炎、淋巴结肿大以及 B 细胞和 T 细胞功能异常等方面与人类 SLE 患者相似。不同株系之间在血清学指标和临床表现（如抗 Sm、溶血性贫血和关节炎）以及患病的性别比例方面各有差异。在不同的狼疮株系中（NZB、NZB/NZW、MRL-lpr/lpr、BXSB 和 C3H-gl/lgld），出现完全型的狼疮综合征需要多个非连锁基因参与。

通过分子基因技术已经建立了多种 SLE 的新模型。通过基因敲除技术去除或通过转基因技术增强特定基因表达，可以建立基因异常表达的小鼠模型。对小鼠模型的研究发现，多种基因异常与自身免疫性反应有关，调节免疫细胞存活期或信号阈的基因可引起自身抗体合成。这些基因的缺失可影响免疫耐受的建立或造成自身反应性细胞的持续存在。

## 五、免疫细胞紊乱

SLE 中免疫细胞如 B 细胞、T 细胞和单核细胞等普遍异常可导致自身抗体的产生。免疫细胞紊乱造成 B 细胞过度活化，引起高球蛋白血症、合成抗体的细胞数目增加以及对多种外源和自身抗原的反应性增强等。B 细胞和 T 细胞功能紊乱的另一个结果是免疫耐受异常。在健康人中，合成抗 DNA 抗体的前体细胞可通过无能或消除形成耐受，但 SLE 患者和动物模型中仍存在这些前体细胞，可产生高亲和力的自身抗体。

免疫细胞功能紊乱可影响多种细胞类型和细胞系，在患者外周血细胞中出现干扰素标记现象是一个显著特征。微阵列及相关分子技术表明，SLE 患者外周血细胞的基因表达方式符合 IFN-α 刺激的表现。此外，该标记现象与抗 DNA 或抗 RNP 等抗原的抗体有关，这与免疫复合物中核酸组分通过 Toll 样受体或其他受体刺激干扰素分泌的表现相符合。由于 I 型干扰素对免疫系统作用广泛，其高水平表达可引起多种非特异性免疫系统功能异常。

尽管非特异性免疫活化可诱发 ANA 合成，但这并不是引起致病性自身抗体特别是抗 DNA 抗体产生的主要机制。这些抗体的水平远远超出高球蛋白血症的程度。此外，体细胞基因中可变区突变可增加抗 DNA 抗体的 DNA 亲和力以及对 dsDNA 的特异性，提示存在受体驱动机制介导的体内抗原选择。免疫前各组分和前体细胞可在自身抗原驱动下出现突变，从而影响抗体合成反应。

此外，抗 DNA 抗体的一些特征提示体内存在受体驱动的抗原选择机制。这些特征包括能增加 DNA 的亲和力以及对 dsDNA 的特异性的可变区的体细胞基因突变。这些反应的产生也受免疫前免疫库的组成和可在自身抗原驱动下出现突变的前体细胞的影响。

SLE 患者的 DNA 可诱导自身抗体合成，但将哺乳动物 DNA 注入正常动物时，免疫原性较弱。这表明 SLE 患者可能存在对 DNA 的特殊反应能力，或存在高免疫原性的 DNA 形式（如凋亡细胞表面小泡或核小体）。尽管 SLE 患者以及 SLE 小鼠模型的血清学特点表明核小体是驱动抗原，但细菌或病毒 DNA 也可能诱导抗体合成。细菌 DNA 具有特征性序列基序，可以直接刺激 TLR，具有强大的佐剂特性。因此，细菌性 DNA 具有免疫原性，可在具有遗传易感性的个体中诱导抗 DNA 抗体合成。

ANA 抗核蛋白的特异性表明抗体合成反应是由抗原驱动的，因为这些抗体可以与核蛋白上不同位点的多个独立决定簇相结合。ANA 的结合方式不支持分子模拟是 SLE 自身免疫性疾病的唯一发病机制。交叉反应与多种免疫性疾病相关，也被认为参与了 SLE 的病理过程，因为某些核抗原与病毒蛋白和细菌蛋白之间存在序列相似性。但如果 SLE 的自身抗体是通过分子模拟机制产生，它们与自身抗原的结合将仅限于与外源性抗原同源的位点，而不是与整个分子结合。因此，对于外源性抗原的交叉反应启动了抗体产生，自身抗原则持续刺激 ANA 合成。感染在 SLE 发病过程中起到了一定作用，SLE 患者感染 EB 病毒较对照组人群多见。

关于 SLE 基因学和 ANA 合成方式的研究都强烈提示 T 细胞在疾病发生过程中具有重要作用。在狼疮鼠模型中，应用单克隆抗体清除 T 辅助细胞可阻断自身抗体合成和临床症状的出现。由于抗原的自身特点，T 细胞在自身抗体合成过程的辅助作用与传统形式有所不同。绝大多数 SLE 抗原以复合物如核小体的形式存在，含有多种蛋白和核酸类型。由于这些抗原可通过多价键结合诱导 B 细胞活化，参与自身免疫反应的 T 细胞经非特异性激活被清除，这样，反应性 T 细胞只能与抗原复合物中一种蛋白相结合，从而使得单一 T 辅助细胞与 B 细胞的抗原决定簇相互作用。

由于这些抗原可通过多价键结合诱导 B 细胞活化，T 细胞可通过非特异性激活参与自身免疫反应。或者 T 细胞被抗原复合物中一种蛋白激发而活化，从而使得单一 T 细胞辅助 B 细胞与抗原决定簇作用。

## 六、触发事件

尽管遗传因素和激素水平可影响 SLE 易感性，但疾病的发生和严重程度随时间的变化与环境及其他外在因素有关。例如，微生物可以通过分子模拟机制诱发特异性反应并导致免疫调节紊乱，精神压力可以引起神经内分泌改变从而影响免疫细胞的功能，饮食可影响炎症性介质的合成，毒物（包括药物）可以改变细胞反应性和自身抗原的免疫原性，物理因素如日光可以造成炎症和组织损伤等。这些因素对不同易感个体的影响差异很大，进一步解释了疾病的异质性以及病情复发与缓解交替现象。

很多 SLE 患者在临床表现出现前数年即存在血清学异常。因此，从发病机制角度而言，疾病的发展是按顺序进行的，先有自身抗体表达，继而出现临床表现。第二次触发事件可能导致自身抗原释放并形成免疫复合物，从而驱动细胞因子产生。将自身抗体表达与临床表现进行阶段性区别可以解释部分狼疮患者血清学活动但临床表现稳定，以及病情复发后再缓解的现象。

（刘润荣）

# 第二节　诊断和鉴别诊断

## 一、常见受累器官

### 1. 皮肤、黏膜

皮肤是最常见的受累器官之一，见于 80%～90%患者。正如 SLE 本身的症状和体征具有多样性，皮肤、黏膜损害亦有多种表现。11 条标准中有 4 条与皮肤、黏膜表现相关。根据皮损特点和病程的不同，SLE 特异性皮肤表现可分为慢性、亚急性和急性三类，这与皮肤外表现或实验室检查无关。

最常见的慢性皮肤表现是盘状红斑狼疮（DLE），可作为系统性红斑狼疮的一部分，或者独立存在并且不伴有自身抗体（2%～10% 将发展为 SLE）。DLE 皮损为境界清楚的红斑，表面覆有黏着性鳞屑。剥离鳞屑，其下可见扩张的毛囊口，最常分布于颜面、头皮、耳郭、耳后和颈部，非阳光暴露部位亦可受累，皮损可出现扩大，边缘为新发的红色硬斑，中央萎缩性瘢痕较为特异，毛囊破坏可造成非可逆性脱发。DLE 病程早期真皮中大量黏蛋白聚集可造成皮损的水肿性改变，但较为罕见。狼疮性脂膜炎又称深部狼疮，是慢性皮肤表现中较少见的类型，表现为累及深部真皮和皮下脂肪的硬结，无表皮层和表面皮肤受累，随病情进展，表面皮肤可因皮下结节粘连牵拉而出现凹陷性改变。

亚急性皮肤型红斑狼疮（SCLE）见于 7%～27% 患者，好发于白种女性。典型表现为广泛的对称性浅表皮损，多见于日光照射部位如肩部、上肢伸侧、胸上部、背上部和颈部，初为较小的鳞屑性红斑，可进展为丘疹鳞屑型（银屑病型）或环状多环型皮损，后者常融合成片伴中央色素脱失，通常两者均不遗留瘢痕。SCLE 患者抗 SSA/Ro 核糖核蛋白抗体多呈阳性。

颧部红斑或蝶形红斑是 SLE 最典型的皮肤表现，属于急性皮疹的范畴，见于 30%～60% 患者。这种水肿性红斑形似蝴蝶，它的身体跨在鼻的基地部，两个翅膀伸展到颧突。皮疹还可见于前额和下颌，但通常不累及鼻唇沟。它不表现为散在的丘疹和脓疱疹，可由此与酒糟鼻相鉴别。皮疹常急性出现，可持续数日。炎症后改变常见，特别是在色素性皮肤的患者。蝶形红斑可因日光照射诱发或加重，患者身体其他部位也可出现光过敏性红斑但没有蝶形红斑。光过敏和蝶形红斑是相互独立的诊断标准，虽然在大部分患者中两者同时存在。由国际知名 SLE 专家组成的系统性红斑狼疮国际协作组（SLICC）正致力于修订 ACR 分类标准，单纯依据病史判定的光过敏可能并不敏感。此外，SLE 急性皮肤表现的另一种类型是广泛的麻疹样或发疹性皮疹。

SLE 患者的脱发可呈弥漫性或斑片状的，可逆性或永久性的，后者由头皮盘状红斑而致。鬓角处头发易于断裂，即"狼疮发"。

黏膜病变是 SLE 疾病谱的一部分，可累及口腔（最常见）、鼻腔和肛门生殖器部。口腔黏膜病变可见于颊黏膜和舌面，但以上腭溃疡最为典型。通常为无痛性，也可因溃疡中央凹陷而出现疼痛。

血管炎是 SLE 皮肤病变的又一种类型，表现为荨麻疹、紫癜、甲襞或指（趾）溃疡、指腹和手掌红斑以及片状出血等。

由于 SLE 皮肤病变是病情活动的重要标志，查体时应对易于忽视的部位如头皮、耳郭、耳后、上腭、指尖和手掌等进行仔细检查。

2. 骨骼肌肉系统

关节痛是 SLE 最常见的首发症状，发生率高达 76%～100%。部分患者仅有关节痛而无炎症表现，有些患者则表现为典型的关节炎，包括关节红、肿、热、痛和活动受限。值得注意的是，患者关节疼痛程度与查体时滑膜炎的程度并不一定成比例。关节炎可累及任意关节，但以对称性双手小关节（近端指间关节和掌指关节）、腕、膝关节受累最为常见，脊柱多无受累。关节炎可呈一过性表现，于 24 小时内缓解，或较为持续。这些特点是部分患者初期被考虑有早期 RA 的原因。与 RA 不同的是，SLE 的关节炎为非侵蚀性，通常不会导致畸形。若有关节变形如尺侧偏斜、过屈、过伸等，通常可以还原复位。这种手指活动性增加伴可复位的变形是继发于关节周围组织如关节囊、韧带和肌腱受累而出现的，被称为 Jaccoud 关节病。偶可出现侵蚀性病变，此时难以与 RA 鉴别；但通常 SLE 患者的侵蚀性病变并不会出现进展，这与关节囊压力和半脱位造成的机械状态改变有关。

关节腔积液程度较轻，外观清亮或轻度浑浊，黏度和黏蛋白凝块良好，未反映出显著的炎症。ANA 可为阳性，白细胞计数常 $<2×10^9/L$，以单核细胞为主，表现为漏出液或渗出液。血清/关节腔积液的补体、总蛋白、IgG 比值都可以是 1，提示蛋白按比例进入关节腔；或仅有补体水平>1，则提示关节腔内存在补体局部消耗，而不是单纯血清补体下降。大量关节腔积液伴局部发热应警惕感染性关节炎。SLE 患者也可出现类风湿结节和类风湿因子阳性，但并不常见。

骨坏死发生率为 5%~10%，以股骨头受累最常见，还可累及股骨髁、距骨和肱骨头。跖骨头、桡骨头、腕骨和掌骨等偶可受累。骨坏死常两侧对称，但并不一定同时出现。大多数病例与应用皮质类固醇有关，还可因雷诺现象、小血管炎、脂肪栓塞和抗磷脂抗体等所致。患者常主诉定位于某一个关节的运动时持续性疼痛，休息后可缓解。

肌痛和肌无力常累及三角肌和股四头肌，可作为病情活动的伴随症状。小于 15%患者可出现明显的肌炎表现伴肌酸磷酸肌酶（CPK）升高，但极高 CPK 罕见。肌电图（EMG）和肌活检结果从正常到皮肌炎/多发性肌炎的表现不等。此外，应用糖皮质激素或抗疟药也可导致肌病。

3. 肾

肾是 SLE 的特征性受累器官。几乎所有关于预后的研究都表明狼疮性肾炎是预后不良的重要指标。1/2~2/3 患者可有肾受累，多表现为蛋白尿（尿试纸检测 2+，24 小时尿蛋白在 500 mg 以上）。肾损伤有多种类型，评定时主要根据肾活检分类，也可参考临床表现。世界卫生组织（WHO）最早根据组织学和免疫复合物的位置对狼疮性肾炎进行了分类。近来，国际肾病学会和肾病理学会（ISN/RPS，表 5-1）对该分类进行了修订。两者重要的区别在于新分类将局灶型和弥漫型（分别对应Ⅲ型和Ⅳ型）增殖病变分为活动性和慢性瘢痕性；活动性病变具有治疗价值。此外，还将弥漫增殖型肾炎分为节段型和球型。目前尚不确定该组织学分型是否会对临床治疗和预后评估产生影响。Ⅴ型定义为单纯膜型狼疮性肾炎，若并发增殖性病变，则两个型别都要写出，如Ⅴ型+Ⅲ型或Ⅴ型+Ⅳ型。

表 5-1 国际肾病学会和肾病理学会（ISN/RPS）狼疮性肾炎分型

| | |
|---|---|
| Ⅰ 型 | 系膜轻微病变型狼疮性肾炎 |
| Ⅱ 型 | 系膜增殖型狼疮性肾炎 |
| Ⅲ 型 | 局灶型狼疮性肾炎 |
| Ⅲ（A） | 活动性病变：局灶增殖型狼疮性肾炎 |
| Ⅲ（B） | 活动性伴慢性病变 |
| Ⅲ（C） | 慢性非活动性病变伴硬化 |

| | | |
|---|---|---|
| Ⅳ型 | 弥漫型狼疮性肾炎 | |
| | Ⅳ-S（A） | 活动性病变：弥漫节段增殖型狼疮性肾炎 |
| | Ⅳ-G（A） | 活动性病变：弥漫球性增殖型狼疮性肾炎 |
| | Ⅳ-S（A/C） | 活动性伴慢性病变 |
| | Ⅳ-G（A/C） | 活动性伴慢性病变 |
| | Ⅳ-S（C） | 慢性非活动性病变伴硬化 |
| | Ⅳ-G（C） | 慢性非活动性病变伴硬化 |
| Ⅴ型 | 膜型狼疮性肾炎[a] | |
| Ⅵ型 | 晚期硬化型狼疮性肾炎 | |

注　a，Ⅴ型可并发Ⅱ型或Ⅳ型病变，两者应同时诊断。

　　绝大多数患者肾活检异常，特别是用电镜和免疫荧光进行检查时。弥漫增殖型肾炎和进展性局灶增殖型肾炎的预后比膜型和系膜型差。

　　初始的临床评估应包括尿常规和尿显微镜检。即使尿常规提示尿蛋白仅1+，也应常规检测24小时尿蛋白和尿肌酐水平，特别是抗dsDNA阳性伴补体水平降低的患者。由于留取24小时尿液标本较为烦琐，很多医师采用次尿蛋白/肌酐的比值以评估蛋白尿程度。尿沉渣可无明显异常（见于系膜型或膜型）或有红细胞管型（见于增殖性病变）。尿蛋白阴性时，持续血尿>5个红细胞/高倍视野（排除其余因素如月经）和（或）脓尿>5个白细胞/高倍视野（除外感染）也分别提示狼疮性肾炎（除非病理提示血尿时病变局限于系膜、脓尿时局限于间质内）。单纯肌酐升高而蛋白尿阴性较为少见，但可见于晚期肾功能不全患者。肾脏病变多隐匿起病，进展性病变可出现脚踝肿胀、晨起时眼睑水肿和尿频等症状。血清低白蛋白血症也提示持续蛋白尿。超出年龄、种族和性别对应范围的孤立性血压升高，应警惕有无肾病变。

　　肾活检并非诊断狼疮性肾炎所必需，但在临床表现并不明确时具有极大的诊断意义。由于肾活检可提示有无进展性病变的病理特点如新月体，有学者认为肾活检是决定治疗方案的依据。若临床表现提示良性病变类型，但活检有进展性的病理证据，则支持烷化剂环磷酰胺的应用，尽管该药可能导致卵巢功能早衰。例如，有的患者抗dsDNA抗体滴度快速上升伴补体降低，但蛋白尿程度较轻（0.4~1 g）、尿沉渣无明显异常、肌酐正常，也没有其他需要积极免疫抑制剂治疗的系统受累表现；而另一患者大量蛋白尿符合肾病综合征标准，尿沉渣提示活动性病变，但血清学指标正常。在这些难以确定治疗方案的情况下，肾活检可提供极为有用的信息。相反，在不可逆的晚期硬化性病变时停用积极治疗也很重要。因此，若肾病理可以指导治疗方案或为研究所需要，应完善肾活检。双肾B超也有助于指导治疗，肾脏变小、回声增强提示治疗成功率较低。尿蛋白是评估狼疮性肾炎活动性的重要指标。新发尿蛋白500 mg即有显著意义，但膜性肾病患者尿蛋白持续为0.5~2 g时病情仍可能是稳定的。此时，病情加重应定义为尿蛋白比基线值增加1倍以上。高血压可反映肾病的活动度，并可加重肾功能损害，需要密切监测血压。

　　在狼疮患者中已成功开展肾移植治疗。移植后，狼疮性肾炎仍有可能复发，甚至在没有临床表现或血清学活动证据时出现，但并不一定造成移植肾失败。在终末期肾病患者中，

SLE 的临床表现和血清学活动性指标可有改善，但该说法目前也受到了质疑。

4. 神经系统

约 2/3 的 SLE 患者可出现神经精神症状，发病机制未明，可能是因为这部分受累组织难以接近。假设的机制包括血管病变造成血管闭塞、白细胞聚集或栓塞以及抗体介导的神经元细胞损伤和功能紊乱。神经精神狼疮包括中枢、周围和自主神经系统的神经病变，以及其他原因的精神症状。这些表现可在同一患者中单次或反复出现，可与其他系统同时受累或单独发生。ACR 标准中神经精神狼疮仅包括癫痫和精神症状，进一步描述神经系统受累表现对于诊断的重要性已日益突出。为了扩大标准，ACR 特别委员会制定了报告准则、实验室检查和影像学评估的规范指南，以及 SLE 中能观察到的 19 种神经精神表现的定义。

精神症状有多种形式，包括情绪障碍、焦虑和精神病。由于长期慢性疾病的精神压力以及药物、感染和代谢紊乱等因素，精神症状是否与狼疮疾病本身相关较难明确。患者可有显著的认知障碍如注意力缺陷、精神不集中、记忆受损和造词困难等，可通过神经精神测试或功能级别下降的表现得到证实。患者还可有弥漫性神经功能紊乱，这是急性意识模糊状态，患者表现为意识或觉醒障碍，不能集中、维持或转换注意力，可伴有认知障碍和（或）情绪、行为和情感变化。上述症状多急性出现，病情可有波动性，表现从轻度意识改变到昏迷等。

中枢神经系统受累可出现局灶性或全身性癫痫发作。头痛较为常见，是否仅与 SLE 相关仍有争议。狼疮性头痛为严重的持续性头痛，麻醉性止痛剂无效，但单纯的严重偏头痛也可有相似表现。良性颅内高压也可引起头痛。类狼疮性硬化症罕见，患者有多种神经缺陷表现，症状与多发性硬化症类似。脊髓病和无菌性脑膜炎罕见。舞蹈病是 SLE 相关的运动障碍中最常见的类型，但并不多见，它与脑血管事件均被认为与抗磷脂抗体有关。

颅神经病变可造成视野缺损、失明、视盘水肿、眼球震颤、上睑下垂、耳鸣、眩晕和面神经麻痹等。周围神经受累表现为运动性、感觉性、混合性病变或多发性单神经炎。横贯性脊髓炎较少见，可出现下肢瘫痪、感觉缺失和括约肌功能障碍。亦有急性炎症性脱髓鞘性多发性神经根炎（吉兰—巴雷综合征）的报道。

脑脊液检查有助于排除感染，但对神经精神狼疮并无特异性，仅 1/3 患者可有细胞数和（或）蛋白水平升高。急性期脑脊液可完全正常。对大多数占位性病变和颅内出血的初次诊断，头颅 CT 足以够用。MRI 可显示脑白质或灰质中血管损伤的组织病理学改变。MRI 异常多为局灶性病变，其与临床症状的相关性较低。

5. 心血管系统

SLE 可有多种心血管并发症，以心包炎最为常见，发生率为 6%~45%。患者常主诉胸骨后或心前区疼痛，运动如吸气、咳嗽、吞咽、转身和前屈时加重。疼痛可剧烈并持续数周，或程度轻微且仅持续数小时。可出现心包摩擦音，部分无症状患者亦可闻及。尽管心电图可见典型 T 波改变，但超声心动图是最佳诊断途径。心包积液少量或中等量，为淡黄色或血性渗出液，白细胞计数升高以中性粒细胞为主。离心后沉淀细胞中可见狼疮细胞。心脏压塞和缩窄性心包炎较罕见。若年轻女性出现呼吸困难和胸膜性胸痛，需要与 SLE 鉴别并完善 ANA 检查。

SLE 心肌受累并不常见，<10% 患者可见，可表现为发热、呼吸困难、心悸、心脏杂音、窦性心动过速、室性心律失常、心脏传导障碍和充血性心力衰竭等。经皮心内膜心肌活检有

助于诊断。严重心脏瓣膜病变可引起血流动力学改变并出现临床症状，需行人工瓣膜置换术。主动脉瓣关闭不全最为常见，与纤维素样变性、纤维化造成瓣膜变形、瓣膜炎、细菌性心内膜炎、主动脉炎和 Libman-Sacks 心内膜炎有关。Libman-Sacks 非典型疣状心内膜炎是 SLE 心脏受累的特征性表现，为直径 1~4 mm 的疣状赘生物，主要位于三尖瓣和二尖瓣。狼疮活动的临床和免疫学指标或治疗均与心脏瓣膜病的出现或变化无时间相关性。SLE 患者行手术和牙科操作时建议预防性使用抗生素。

动脉粥样硬化加速是 SLE 患者死亡的重要原因，已引起极大关注。SLE 患者心肌梗死的死亡率比例比年龄和性别匹配的对照人群高 10 倍。尸检结果也支持临床数据：严重的冠状动脉粥样硬化在 SLE 患者中高达 40%，而在死亡年龄匹配的对照人群中仅为 2%。其危险因素包括高胆固醇血症、高血压和狼疮疾病本身。皮质类固醇可引起血脂升高，但抗疟药可降低胆固醇、低密度脂蛋白（LDL）和极低密度脂蛋白（VLDL）水平。冠状动脉炎罕见，可与粥样硬化性心脏病并存。数个 SLE 队列研究表明，冠状动脉粥样硬化性疾病如心绞痛和心肌梗死的发生率为 6%~12%。用 B 超测量颈动脉斑块和内膜中层厚度（IMT）的方法更为敏感，175 例 SLE 女性患者中 40% 可见灶性斑块。

有两篇文章进一步证实了 SLE 与早发动脉粥样硬化的关系。Roman 等在一项横断面研究中对 197 例 SLE 患者及 197 例对照行颈动脉超声和超声心动图检查，并评估了冠状动脉疾病（CAD）的危险因素。结果表明，SLE 患者早发动脉粥样硬化与传统的心血管疾病危险因素无关。斑块与年龄、病程长、损伤指数高、环磷酰胺和抗疟药应用较少以及抗 Sm 抗体阳性率低等独立相关。Asanuma 等用电子束 CT（EBCT）对 65 例 SLE 患者和 69 例对照进行评估，结果表明 SLE 患者的冠脉钙化积分更高，并独立于其他动脉粥样硬化的危险因素。此外，根据年龄分层进行分析，SLE 患者出现冠状动脉钙化的年龄较对照组小。

6. 胸膜和肺

肺及相邻结构在 SLE 中受累常见，但与肾和中枢神经系统并发症相比一般不危及生命。约 30% 患者在其一生中可有不同程度的胸膜病变，表现为胸膜炎伴胸痛或胸腔积液。胸膜炎较心包炎更常见，疼痛程度较为剧烈，需要与肺栓塞或感染相鉴别。胸膜摩擦音比临床胸膜炎表现或影像学异常少见。胸腔积液多为双侧渗出液，量较少，外观清亮，蛋白含量增高、糖含量正常，白细胞计数 $<10 \times 10^9/L$，以中性粒细胞或淋巴细胞为主，补体水平降低。

肺部受累表现包括肺炎、肺泡出血、肺栓塞、肺动脉高压和肺萎缩综合征等。急性狼疮性肺炎是指急性出现的非感染性发热伴肺部炎症，突出的表现为胸膜性胸痛、咯血和呼吸困难。急性狼疮性肺炎还可出现弥漫性肺泡出血，死亡率高达 50%，可以没有咯血表现，但血细胞比容进行性下降和肺部浸润性病变提示弥漫性肺泡出血的可能。少数患者可出现慢性病变，表现为进行性呼吸困难、干咳、双肺底啰音和弥漫性肺间质浸润。

胸部影像正常且无显著低氧血症的患者若出现进行性呼吸困难，应警惕肺动脉高压。肺功能检查可提示限制性通气功能障碍伴一氧化碳弥散能力下降，可通过超声心动图和心导管检查进一步证实诊断，患者常伴有雷诺现象。应评估有无肺内血栓和（或）多发性肺栓塞，特别是抗磷脂抗体阳性的患者。

## 二、较少受累的器官

**1. 胃肠道和肝**

胃肠道受累可有多种表现，但对大多数患者而言并不能作为诊断依据。腹膜是 SLE 最少受累的浆膜。腹膜受累的症状包括反跳痛阳性、发热、恶心、呕吐和腹泻等，需要与其他急腹症或感染鉴别以避免外科手术介入。胰腺炎和肠道血管炎也可造成 SLE 患者腹痛。肠系膜血管炎可引起便血。失蛋白性肠病少见，但在患者人血白蛋白低伴足部水肿而无蛋白尿时需要考虑该并发症的可能。

SLE 相关的肝病变罕见，但在疾病活动期和（或）应用非甾体抗炎药（NSAID）、硫唑嘌呤和 MTX 后，可出现转氨酶升高。若患者有持续肝炎表现而又未用损伤肝的药物，应行肝活检明确病因。类狼疮肝炎的概念由 Beamn 于 1956 年提出，起初被认为是 SLE 的表现之一。但类狼疮肝炎是根据血清学和组织学进行诊断的，是慢性活动性肝炎的一个亚类，患者并不一定并发狼疮。在符合 ACR 标准的 SLE 患者中，类狼疮肝炎的发生率<10%。

**2. 眼**

SLE 最常见的眼部病变是视网膜"棉絮斑"，其次是角膜和结膜受累，葡萄膜炎或巩膜炎罕见。抗疟药造成的视网膜损害尽管极为少见，但与原发病视网膜受累相比，是引起视力下降更常见的原因。棉絮斑并非 SLE 的特征性表现，而与局灶缺血相关，好发于视网膜后部，常累及视神经盘，呈灰白色棉絮状渗出病灶，平均直径约为视盘宽度的 1/3，其组织学特点是细胞样体。

## 三、辅助检查

**1. 血液学异常**

SLE 可累及血液中任意一种细胞成分，因此血常规是所有狼疮患者初始和长期评估的重要指标。在无药物影响时，血细胞减少通常继发于外周组织破坏而非骨髓抑制。

小于 10% 的 SLE 患者可有自身免疫性溶血性贫血。在无活动性溶血时，Coombs 试验（直接和间接）也可呈阳性。非特异的慢性病贫血见于约 80% 患者，白细胞减少见于 50% 以上患者。淋巴细胞绝对值减少较中性粒细胞减少更常见，但淋巴细胞减少（$<1.5\times10^9/L$）标准并不严格，大多数实验室并不将它标注为异常。尽管白细胞减少在一定程度上反映病情活动，可作为疾病全身活动的指标，但也有患者白细胞减少与其他脏器病情复发并不相关，也未见感染风险增加。血小板减少可慢性起病、程度较轻 [ $(50\sim100)\times10^9/L$ ]并且不伴有临床表现，或急性出现、显著降低（$<20\times10^9/L$），可伴牙龈出血和瘀点。部分患者血小板减少是病情活动的唯一表现。此外，血小板减少可作为 SLE 的首发表现，并早于其他症状和体征数年出现。任何"特发性"血小板减少的年轻女性，均应评估有无 SLE。由于血小板功能缺陷罕见，故危及生命的出血并不常见。与其他细胞系受累类似，患者可出现抗血小板抗体阳性但血小板并不减少。

SLE 患者红细胞沉降率通常升高，但并非疾病活动性的可靠指标。C 反应蛋白升高可提示感染，但并不绝对。

**2. 标志性自身抗体和补体**

血清学指标的测定是 SLE 患者基线评估和随访的重要部分，一般采用全血中的血清部分进行检查。抗体的检查也可取自血浆，但补体的功能检查如测定血清中补体裂解绵羊红细胞能力的 CH50 试验则不能用血浆完成，这是因为 EDTA 和枸橼酸具有钙螯合作用，补体在 EDTA 或枸橼酸—血浆中不能被活化。

ANA 阳性是患者就诊时最重要的异常指标之一，提示自身免疫性疾病可能。但是 ANA 阳性可见于 2% 的正常人群，特别是年轻女性。因此，ANA 具有指导意义，但并不能作为确诊依据。一旦确定 ANA 阳性，把它作为疾病活动指标不断测定是无意义的。相反，抗 dsDNA［不是抗单链 DNA（ssDNA）］不仅具有重要的诊断价值，而且是部分患者特别是肾受累者预测和评估病情活动的重要指标。抗 Sm 抗体可识别参与信使 RNA 加工的小核糖核蛋白的决定簇，具有诊断价值，但与疾病活动度无关。抗 SSA/Ro 和 SSB/La 核糖核蛋白的抗体，也与疾病活动性无关，但常见于具有以下特征的患者：光过敏、口眼干（继发性干燥综合征）、亚急性皮肤病变和新生儿狼疮。抗 SSA/Ro 抗体可与胞浆成分反应，可解释部分 ANA 阴性狼疮的出现。但 SLE 作为自身免疫病的原型，在不能检测到自身抗体时，很难定义患者为 SLE。近期还发现了一种抗谷氨酸 N-甲基-D-天门冬氨酸（NMDA）受体亚单位 NR2a 和 NR2b（高度表达于人脑）的表位的抗体，见于约 30% 狼疮患者。尽管尚未得到完全证实，但该抗体可能透过血脑屏障并导致神经精神异常。

补体是抗体发挥作用的必要补充条件，也是免疫复合物的固有成分，既可测定其功能（CH50）又可测定其抗原性（C3、C4）。由于 C3 和 C4 较稳定且检测时无须特殊处理，可在大多数实验室进行测定。CH50 反映血清中补体裂解绵羊红细胞（RBC）的能力，它的数值是抗体包被的绵羊红细胞发生 50% 溶血时的血清稀释倍数的倒数。CH50 降低见于补体合成减少或消耗增多，但传统的检测方法不能对此进行鉴别。通过测定补体裂解产物可区别补体降低原因，但目前仅作为研究工具，尚未在大部分实验室开展。

SLE 患者诊治过程中的一项挑战在于识别有复发风险的参数，特别是可能造成重要脏器永久性复发的参数。对高风险患者进行早期治疗可能改善患者的患病率和病死率。长期观察发现补体降低和抗 dsDNA 抗体升高通常与重症 SLE 相关，由此提出监测补体和抗 dsDNA 抗体变化可用于评估狼疮活动性。这些现象被认为与免疫复合物导致补体活化产物在局部或血液循环中刺激炎症细胞从而导致血管损伤有关。

抗 dsDNA 抗体和补体的测定是基线评估的重要部分，但治疗由临床情况而定，而不一定需要血清学结果。就不同患者个体而言，随访可明确这些指标是否与病情活动平行。部分患者临床表现缓解，但仍有持续低补体血症和抗 dsDNA 抗体升高；而有的患者临床表现与血清学变化保持一致，对这部分患者可以在临床表现出现前完全根据血清学指标的变化调整治疗方案，从而预防复发。近期一项前瞻性临床研究在血清学活动而临床表现稳定的患者中，对于抗 DNA 抗体、C3、C4 或补体裂解产物 C3a 是否可以预测复发，以及短期应用糖皮质激素是否可以避免病情加重进行了评估。尽管研究规模相对较小，但结果提示糖皮质激素抢先治疗可以阻止病情复发。在抗 dsDNA 抗体滴度进行性升高和补体持续下降的患者中，建议增加尿常规检查的频率。抗核小体抗体与 SLE 活动性特别是狼疮性肾炎相关，可能是 SLE 的特异性抗体之一。

目前的研究正致力于寻找尿液中的特异性生物学标志物，用于预测肾小球肾炎的发生及其类型。近期发表的标志物包括：脂联素，一种脂肪细胞来源的细胞因子，具有抗炎特性；单核细胞趋化蛋白（MCP-1），参与单核细胞趋化的重要趋化因子；以及可溶性内皮蛋白 C

受体（sEPCR），具有促凝和促炎症反应的作用。

# 四、小结

SLE 是多种临床症状的组合，随时间进展，症状不断增多，其共同特点是存在抗自身细胞核、胞浆和（或）核膜成分的抗体。研究者对疾病认识的增加和自身抗体检测方法的进步，不仅有助于诊断，也减轻了以往许多患者和医生的挫折感。多数患者病情复发与既往表现类似，但也可以出现新的临床症状，需要临床医师在诊治 SLE 患者时对意料之外的表现保持高度警觉性。准确预测疾病复发并对临床表现尚稳定的患者进行抢先治疗，有助于维持长期缓解。因此，寻找可用于预测患病率和死亡率的生物标志物的研究具有广阔的前景。

（刘润荣）

# 第三节　治疗

系统性红斑狼疮患者生存率和生活质量的显著提高归功于半个多世纪以来 SLE 治疗方面的重大进步。SLE 治疗的里程碑包括 20 世纪 50 年代皮质类固醇的发现和应用、60 年代肾脏透析治疗和 70 年代环磷酰胺的应用。皮质类固醇、羟氯喹和阿司匹林是美国食品和药物管理局（FDA）批准用于治疗 SLE 的仅有的 3 种药物。针对 SLE 自身免疫性的特异性新型靶向治疗正在研制过程中。治疗的目标是减少自身免疫反应以及由炎症和损伤造成的靶器官损害。此外，治疗过程中需密切关注药物不良反应。熟悉 SLE 的各种临床表现至关重要。不同 SLE 患者的临床表现各异，故需要根据不同临床表现来制订个体化治疗方案。

## 一、一般治疗

在治疗任何一种慢性疾病时，开展认识疾病和了解治疗方法的患者教育是治疗的基础。许多患者可通过网络、朋友和家人了解到关于 SLE 的信息。作为医务工作者有义务为患者澄清困扰，减轻由于信息的片面性带来的恐惧。

疲乏在 SLE 患者中常见，其原因是多方面的。包括并存的其他疾病如甲状腺功能减退、抑郁症、纤维肌痛综合征以及慢性病导致的不适应状态等。因此，需要明确疲乏的病因，以便采取对症治疗。光过敏患者暴露于紫外线后也可出现疲乏和病情复发。光防护措施包括避免正午过度阳光照射、应用防晒霜和光防护服装等。窗户贴膜和日光灯遮光板可以减少紫外线照射和光过敏引起的狼疮复发。此外，还应警惕药物诱发的光过敏，常见药物如抗生素。SLE 患者另一个主要特点是具有由于慢性病程、抑郁或纤维肌痛导致久坐的生活方式，这可引起肥胖、整体健康状况和心功能下降，有氧运动耐量降低。SLE 患者非药物治疗应包括少量有氧运动如水中运动治疗和步行等。

由于自身免疫系统功能紊乱和长期应用免疫抑制治疗，SLE 患者容易出现感染。患者在出现病情本身无法解释的发热时，应及时就诊以排除感染，而不能首先考虑狼疮复发。谨慎应用皮质类固醇和免疫抑制剂，定期接种流感疫苗和肺炎球菌疫苗有助于减少感染风险。

SLE 患者出现早发心血管疾病（CVD）的风险增加。减少可修正的危险因素如吸烟、肥胖、久坐的生活方式、血脂异常和高血压等极为重要。疾病本身和药物治疗可加重 CVD 的已知危险因素。戒烟、通过调整饮食和增加运动以减轻体重、控制血压以及监测空腹血脂水平等可减少 SLE 患者 CVD 危险因素。同样，骨质疏松也较为常见，特别是在长期应用皮质类固醇治疗的患者中。研究表明，不同种族狼疮患者骨量丢失风险增加，包括一般不易受到影响的非裔美国女性，因此，需适当补充钙、维生素 D 和抗骨质吸收药物（双膦酸盐）。年轻患者以及育龄期患者应用双膦酸盐的安全性尚不明确。研究表明，SLE 患者多有维生素 D 缺乏，可将检测 2, 5-羟维生素 D 水平作为常规健康维护的一部分。

SLE 女性患者出现子宫颈鳞状上皮不典型增生和宫颈癌的风险增加，可能与人乳头瘤病毒慢性感染相关。一项国际合作组研究结果还表明，狼疮患者出现恶性肿瘤，特别是非霍奇金淋巴瘤的风险增加，但这是否与疾病本身或治疗药物相关尚未明确。推荐 SLE 患者进行相应年龄段的健康维护，包括妇科查体、乳房检查和结肠镜检等。

## 二、药物治疗

对 SLE 患者受累脏器和病情活动度进行细致评估是制订适宜治疗方案的关键。

1. 非甾体抗炎药

选择 NSAID 时需考虑费用、有效性和不良反应。药物的疗效因人而异，即使在同一患者也可能随时间发生变化。有肾受累的狼疮患者，应避免使用选择性和非选择性 COX 抑制剂的 NSAID，因为它们可通过抑制 COX 减少前列腺素和前列环素合成，并进一步干扰肾血流和肾小管转运。非选择性 COX 抑制剂和选择性 COX-2 抑制剂在肾、肝脏和中枢神经系统（CNS）的不良反应相似，有时难以与 SLE 病情活动相鉴别。肝酶轻度可逆性增高是服用 NSAID 的常见不良反应。无菌性脑膜炎、头痛、意识障碍、认知障碍，甚至精神症状也可见于应用 NSAID 的患者。选择性 COX-2 抑制剂减少了胃肠道不良反应，如消化性溃疡和消化道出血，但心血管事件风险增加，应避免应用于冠心病患者。非选择性 COX 抑制剂的抗血小板作用增加了患者手术操作和合用抗凝药物时的出血风险，应于手术前停用，合并抗凝治疗时也应慎用。妊娠患者在妊娠晚期应停用 NSAID 以避免动脉导管早闭的风险。

2. 糖皮质激素

应用糖皮质激素药物对多种炎性风湿免疫病有效，也可快速缓解 SLE 的多种临床症状。局部应用糖皮质激素常用于皮肤黏膜病变。与泼尼松 5~30 mg 等效剂量的糖皮质激素顿服或分次服可用于轻、中度 SLE，包括皮肤病变、关节炎和浆膜炎等。有严重脏器受累如肾炎、肺炎、血液系统异常、中枢神经系统病变和系统性血管炎时，需口服或静脉应用泼尼松等效剂量为 1~2 mg/（kg·d）的大剂量糖皮质激素。若病情严重危及生命，可静脉予以甲泼尼龙（1 g）连续 3 天进行冲击治疗。

全身应用糖皮质激素可作为慢作用免疫调节药的桥治疗。免疫调节剂起效后，糖皮质激素可逐渐减量。病情控制之后，糖皮质激素可减停，或以最小剂量（泼尼松≤5 mg/d）每天或隔天维持。糖皮质激素的减量目标是减少长期用药的常见不良反应，同时避免病情复发或恶化。糖皮质激素的常见不良反应包括情绪不稳、青光眼、白内障、消化性溃疡、骨质疏松、骨坏死、感染风险增加和类库欣综合征表现（向心性肥胖、紫纹、高血压、糖尿病和血脂异常等）。

3. 抗疟药

抗疟药是 SLE 最常用的基础治疗药物。使用较多的抗疟药是 HCQ，其次是氯喹和奎纳克林。抗疟药常作为一线免疫调节药物用于治疗轻型 SLE，如全身症状、皮肤病变和肌肉关节表现。一般 HCQ 初始剂量为 200 mg/d，可逐渐加量至 200 mg，每天 2 次；或 400 mg/d [5~6.5 mg/（kg·d）]。HCQ 起效较慢，常于 6 周后起效、4 个月后达作用高峰。一项随机临床研究表明，患者停用 HCQ 后狼疮轻度复发的风险是 HCQ 维持治疗者的 2.5 倍。长期随访提示 HCQ 维持治疗有减少复发的趋势，但未见统计学显著差异。此外，狼疮性肾炎患者应用吗替麦考酚酯治疗膜型肾小球肾炎时，合用 HCQ 有助于 1 年时肾病变的缓解。有两项研究表明，吸烟可干扰抗疟药在盘状红斑狼疮和亚急性皮肤型红斑狼疮中的疗效。吸烟者抗疟药的疗效较非吸烟者差，并且呈数量依赖性，即吸烟越多对抗疟药反应越差。应用抗疟药治疗时，戒烟有助于皮肤病变好转。

氯喹常用剂量为 250 mg/d [3.5 mg/（kg·d）]，3~4 周起效，较 HCQ 快。奎纳克林与氯喹起效时间相似，常用剂量为 100~200 mg/d [2.5 mg/（kg·d）]。单药疗效欠佳时，联合应用 HCQ（或氯喹）和奎纳克林常可获成功。

抗疟药最常见的不良反应是消化道症状，通常为一过性。患者常见主诉为腹部痉挛性疼痛、恶心、呕吐、腹胀和腹泻。氯喹出现消化道反应的概率小，其次为 HCQ 和奎纳克林。但氯喹出现视网膜毒性导致视野缺损的概率较 HCQ 高。因此，HCQ 和氯喹合用时视网膜病变风险是增高的。其他可能出现的眼部症状包括远视视力下降、阅读困难、畏光和闪光感。推荐剂量 HCQ≤6.5 mg/（kg·d）、氯喹≤3~4 mg/（kg·d）、奎纳克林≤2.5 mg/（kg·d），此时出现视网膜毒性的风险较小。一项长期随访研究表明，400 例患者应用推荐剂量 HCQ 治疗 6 年以上，HCQ 相关视网膜病变发生率为 0.5%。尽管视网膜病变出现概率较小，但接受抗疟药治疗的患者应在治疗前以及开始治疗后每 6~12 个月进行眼科评估，包括眼底检查、视野和视敏度测量。抗疟药还可引起指甲、小腿前部、颜面等部位色素沉着，偶可累及黏膜，以日光暴露部位较为显著。蓝灰色到黑紫色改变与 HCQ 相关，而黄色改变与奎纳克林相关。奎宁治疗时可见头发或皮肤雀斑的色素脱失。这些皮肤改变可于停药后逐渐恢复。有报道 HCQ 和奎宁治疗后出现罕见但严重的心脏不良反应，表现为心功能紊乱，尽管只有少于一半病例经活检证实。心内膜心肌活检等组织学检查可见髓样和曲线样小体（富含脂肪的结构，提示溶酶体异常）伴心肌纤维萎缩和坏死。长期应用抗疟药的老年女性出现心脏毒性的风险较高。亦有 HCQ 相关肌病的报道，骨骼肌活检可见曲线样小体。

4. 氨苯砜

氨苯砜是一种磺胺类抗生素，用于治疗麻风和预防耶氏肺孢子菌肺炎（曾称卡氏肺囊虫肺炎）。此外，氨苯砜还具有免疫调节作用，可有效对抗中性粒细胞介导的病变过程，被用于治疗各种大疱性皮肤病、结节红斑、坏疽性脓皮病、Sweet 综合征、皮肤血管炎和皮肤型狼疮等。氨苯砜（100 mg/d）单独或与全身皮质类固醇/抗疟药联合应用，是 SLE 大疱性病变和皮肤病变累及真皮小血管如白细胞破碎性血管炎的首选治疗药物。

氨苯砜最严重但罕见的不良反应是超敏反应，表现为发热、皮疹、淋巴结大、肝炎和肝脾大等。另一个严重的不良反应是骨髓抑制，是氨苯砜相关的特异性反应，若同时应用叶酸拮抗剂时可加重。与抗疟药类似，氨苯砜可增加葡萄糖-6-磷酸脱氢酶（G6PD）缺乏患者溶血性贫血的风险。尽管氨苯砜并无致畸作用，但与成人中的表现类似，它可增加新生儿高铁血红蛋白血症和发绀的风险。建议预产期前 1 个月停用氨苯砜以减少理论上出现核黄疸的风险。由于氨苯砜可经乳汁分泌，服用氨苯砜的女性患者若在此期间哺乳，可导致婴儿出现溶血性贫血。

5. 硫唑嘌呤

硫唑嘌呤［2~2.5 mg/（kg·d）］常作为缩减皮质类固醇用量的制剂，用于病情轻中度活动的患者，以及在狼疮性肾炎或有危及脏器其他表现的患者中替代环磷酰胺作为维持治疗。硫唑嘌呤是嘌呤类似物，是巯嘌呤免疫抑制剂，通过抑制核酸合成影响细胞免疫和体液免疫功能。硫唑嘌呤可用于妊娠期间需要应用比抗疟药更强的免疫调节药物的患者。它可通过乳汁分泌，因此女性患者服用硫唑嘌呤时应避免哺乳。

硫唑嘌呤的主要不良反应是急性骨髓毒性，在巯基嘌呤甲基转移酶（TPMT，可灭活硫唑嘌呤）缺乏的患者中表现为全血细胞减少。硫唑嘌呤和别嘌醇（用于治疗痛风）相互作用可造成急性全血细胞减少，应避免两者合用。此外，硫唑嘌呤的常见不良反应还包括胃肠道反应，其临床表现与抗疟药相似。由于经肝代谢、肾排泄，应用硫唑嘌呤时需定期监测肝肾功能。肝、肾功能不全的患者应适当调整剂量。

6. 甲氨蝶呤

甲氨蝶呤是治疗类风湿关节炎的标准用药，已有大量数据证实其有效性和安全性。但用于治疗 SLE 时，仅有少量前瞻性随机试验数据且结论不一。多个病例系列和少量回顾性研究表明甲氨蝶呤对急性皮肤和（或）关节病变有效，可减少皮质类固醇使用量。

甲氨蝶呤是二氢叶酸类似物，可抑制二氢叶酸还原酶，在小剂量使用时起免疫调节作用，且不会出现极大化疗剂量时的细胞毒性或抗增殖作用。不良反应常见，包括胃肠道不适、黏膜炎、脱发、转氨酶升高和感染等，尤其在大剂量应用时尤为显著。甲氨蝶呤每周服用量在 7.5~15 mg 时不良反应较少。每天或每周 1 次补充叶酸可减轻口腔溃疡、脱发等不良反应。注射用甲氨蝶呤可提高生物利用度并减少胃肠道症状（恶心、呕吐、腹泻和腹痛等）。转氨酶持续升高需引起重视，但与组织病理学上肝细胞毒性的严重程度并不一定匹配。建议应用甲氨蝶呤的患者避免酒精摄入，因为两者同时应用时出现肝细胞毒性的风险增加。甲氨蝶呤诱发的肺炎罕见但严重时可危及生命，可见于治疗早期或晚期，需要与感染性肺炎或狼疮性肺炎相鉴别。此时应及时停用甲氨蝶呤。由于甲氨蝶呤有明确的致畸作用，男女患者均应在准备生育前 6 个月停用。

7. 环孢素

环孢素主要抑制 T 淋巴细胞增殖，并选择性抑制 T 细胞介导的反应，如在转录水平上抑制幼稚 T 细胞分泌的白介素 2（IL-2）、IL-3、γ 干扰素（IFN-γ）以及其他细胞因子。尽管 SLE 被认为是 B 细胞介导的自身免疫性疾病，有自身抗体合成和免疫复合物形成，但有证据表明 T 细胞在 SLE 发病过程中也起到重要作用。在 SLE 鼠模型中，清除 $CD4^+T$ 细胞可阻断发病，无胸腺小鼠则不会出现 SLE。环孢素 2.5~5 mg/（kg·d）耐受性较好，可减少皮质类固醇用量并改善疾病活动度，改善蛋白尿、白细胞减少、血小板减少和补体水平等。妊娠相关数据有限，主要来源于肾移植患者，显示妊娠期应用环孢素并未增加不良妊娠结局的发生率。动物实验表明环孢素无致畸作用，因此在 SLE 患者中若获益大于风险，可在妊娠期继续应用环孢素。环孢素可通过乳汁分泌，因此建议服用环孢素的女性患者停止哺乳。

环孢素的大部分不良反应呈剂量相关性并且是可逆的，包括高血压、血肌酐升高、转氨酶升高、震颤、多毛、牙龈增生、感觉异常、胃肠道反应和感染等。环孢菌素还可引起高血钾、血脂异常、血尿酸增高，甚至痛风发作。环孢素对难治性肾病综合征或膜型肾病

（WHO V 型）有效，但长期应用可造成肾结构改变如肾间质纤维化和肾小管萎缩，因此需要定期监测肾功能和血压。

8. 吗替麦考酚酯

吗替麦考酚酯（MMF）是霉酚酸（MPA）的无活性前体药。MPA 可抑制次黄嘌呤单核苷酸脱氢酶、淋巴细胞增殖以及 T 细胞和 B 细胞的功能。MMF 被广泛用于预防异体肾移植的排斥反应，已有多个病例系列和小规模对照研究表明 MMF 对狼疮性肾炎也有效。一项随机开放的非劣效试验表明，MMF 在诱导狼疮性肾炎短期缓解时与静脉环磷酰胺疗效相似，但安全性更好，但 MMF 可否改善狼疮性肾炎患者的远期预后尚未明确。一项大型多中心随机对照试验将对 MMF 与环磷酰胺在诱导治疗以及 MMF 与硫唑嘌呤在维持治疗中的疗效进行比较。MMF 为治疗狼疮性肾炎的“武器”中增加了一个有前途的“武器”，特别是在对不孕顾虑较多的育龄期女性患者。MMF 的妊娠期安全性数据有限，应避免妊娠哺乳期应用。

MMF 每次 500~1 500 mg，每天 2 次耐受性较好，其不良反应包括胃肠道症状（恶心、腹胀和腹泻）、血细胞减少以及感染风险增加等。可通过缓慢加量或采用 250 mg 的胶囊剂型以减少胃肠道反应。

9. 来氟米特

来氟米特对类风湿关节炎有效，可抑制嘧啶从头合成途径中关键的二氢乳清酸脱氢酶，从而抑制 T 细胞和 B 细胞增殖。数个小规模的短期研究表明，SLE 患者可较好耐受来氟米特。来氟米特肾毒性较小，主要通过肝和胃肠道代谢，因此在治疗肾受累的患者时较环孢菌素或甲氨蝶呤适宜。来氟米特治疗 SLE 的安全性和有效性需要通过更大规模的长期前瞻性研究进一步证实。

来氟米特最常见的不良反应是腹泻，减量后可改善。此外，还可见转氨酶升高、高血压和一过性白细胞减少。有报道来氟米特可诱发亚急性皮肤型红斑狼疮。来氟米特具有致畸作用，而且由于肝肠循环其半衰期较长（约 15 天），因此在妊娠期或有妊娠计划时禁用来氟米特，哺乳时亦不建议使用。在考虑妊娠前，任意两次间隔 2 周以上的活性代谢产物（A77 1726）血药浓度均应小于 0.2 mg/L。若服用来氟米特期间意外妊娠或出现不良反应，可予考来烯胺每次 8 g，每天 3 次，共 11 天以清除体内来氟米特。育龄期 SLE 患者不建议使用来氟米特。

10. 沙利度胺

应用沙利度胺的主要争议在于其明确的致畸作用。它是一种免疫调节剂，具有抗血管生成作用。尽管其具体机制尚未明确，沙利度胺（50~400 mg/d）对难治性慢性皮肤型红斑狼疮具有显著疗效，但停药后复发率较高（约 68%）。常见不良反应为周围神经病变，见于高达 50% 的患者，发生率范围跨度较大。周围神经病变无剂量相关性，若不及时减量或停药病变将不可逆转。沙利度胺的另一个严重并发症是深静脉血栓，这在恶性肿瘤患者中发生率高达 30%，亦可见于 SLE 患者。

11. 静脉注射免疫球蛋白

大剂量静脉免疫球蛋白（IVIG）被用于治疗低丙种球蛋白血症、难治性血小板减少和川崎病，其可能的作用机制包括阻断 Fc 受体、抑制补体以及调节 T 细胞和 B 细胞的功能。IVIG 治疗可改善血小板减少、关节炎、肾炎和免疫指标等。在免疫缺陷患者中 IVIG 有助于对抗感染，因此重症 SLE 患者有感染风险时，IVIG 是较好的治疗选择。常用剂量为 2 g/kg，分 2~5 天应用。IVIG 的常见不良反应包括发热、肌痛、关节痛和头痛，而无菌性脑膜炎和血栓栓塞较为罕见。IgA 缺乏患者输注 IVIG 时可出现严重的过敏反应，因此这类患者应禁用 IVIG。输注 IVIG 前应行免疫球蛋白定量以排除 IgA 缺乏情况。患者若有血液高凝状态如抗磷脂抗体综合征，由于血栓栓塞风险增高，应避免 IVIG。

## 三、血浆置换

血浆置换或血浆去除可快速去除循环系统中的自身抗体和免疫复合物，疗效确切但价格昂贵，并且感染和过敏反应风险较高。SLE 患者最常见的血浆置换指征是血栓性血小板减少性紫癜（TTP）、灾难性抗磷脂抗体综合征、肺出血、冷球蛋白血症和高黏滞综合征。其他危及生命的 SLE 并发症若传统治疗无效也可行血浆置换。

## 四、自体干细胞移植的免疫净化

环磷酰胺是治疗重症 SLE 的主要药物，其剂量因骨髓抑制而受限。应用环磷酰胺后继以干细胞移植的免疫净化治疗原理是：予大剂量环磷酰胺清髓处理后，行自体干细胞移植以重建患者骨髓。此外，大剂量环磷酰胺可破坏自身反应性淋巴细胞，在骨髓干细胞中重建原始免疫应答。对 53 例行免疫净化治疗和自体干细胞移植的难治性 SLE 患者进行回顾性分析，在欧洲组 SLE 活动性评分（SLEDAI）降至 3 分以下的缓解率达 66%，但移植相关的 1 年死亡率高达 12%。一项开放性研究表明，难治性 SLE 患者行非清髓自体造血干细胞移植也可使病情活动性降低。免疫净化治疗相关的感染和死亡风险是增高的。

## 五、非干细胞移植的免疫净化

免疫净化治疗的另一个方案是在应用大剂量环磷酰胺后并不进行干细胞移植，而是通过粒细胞刺激因子（G-CSF）快速重建造血系统并改善难治性 SLE 患者的临床表现。有报道，部分难治性中重度 SLE 患者可因此达到持续完全缓解，但这仅为非随机研究的初步结论，仍需要随机对照试验进一步证实。

## 六、血液透析和肾移植

血液透析和肾移植的开展改善了 SLE 患者的存活率。除了会导致感染风险增加，SLE 患者通常可较好耐受透析治疗。行肾移植的 SLE 患者，其长期存活率和移植肾存活率与未患 SLE 的肾移植者相似。但是 SLE 患者，特别是抗磷脂抗体阳性者，血栓并发症如早期移植物血栓的风险增加。肾移植的预后很大程度上取决于移植当时的临床情况。在移植肾中出现狼疮性肾炎复发的风险为 2%~30%。

## 七、新型治疗

与 SLE 传统治疗药物的整体免疫抑制不同，新型药物作用于 SLE 病理过程中的特定环节，保留了患者的免疫活性，增加疗效的同时减轻了不良反应。目前有多种新型治疗方法正在研制或临床研究阶段。下面将介绍几种新型药物。

1. B 细胞清除

利妥昔单抗和依帕珠单抗可与 B 细胞表面特异性抗原结合从而清除体内 B 细胞。利妥昔单抗是嵌合单克隆抗体,可与 B 细胞表面 CD20 结合。这是 FDA 批准用于治疗非霍奇金淋巴瘤的第一个单克隆抗体,目前被批准用于治疗 TNF-α 无效的类风湿关节炎。少量病例报道和临床研究表明,利妥昔单抗治疗可使 SLE 患者获益。有多种剂量方案可达到 B 细胞完全清除。一项多中心随机安慰剂对照(Ⅱ/Ⅲ期)试验正在研究利妥昔单抗治疗中重度狼疮复发的有效性,而另一项类似的Ⅲ期试验将对利妥昔单抗治疗成年患者狼疮性肾炎的有效性进行探讨。

依帕珠单抗是人源化抗 B 细胞表面 CD22 的单克隆抗体。在一项开放性Ⅱ期试验中,尽管 B 细胞仅有中度清除,依帕珠单抗仍显示对 SLE 患者有效。目前有两项依帕珠单抗的Ⅲ期临床研究将对该药物治疗 SLE 的安全性和有效性进行验证。

2. B 细胞特异性耐受原

阿贝莫司钠是双链寡核苷酸四聚物,可与 DNA 反应性 B 细胞结合,诱导 B 细胞失活或凋亡,从而减少循环系统中抗 dsDNA 抗体。一项临床研究结果表明,在有肾受累的 SLE 患者中,阿贝莫司耐受性较好,在抗 dsDNA 抗体持续下降的患者中可有效预防肾病复发。

3. 抑制 B 细胞存活

B 细胞活化因子(BAFF)/B 细胞刺激因子(Blys)可调节 B 细胞存活率和成熟度,是 TNF 超家族一员。贝利单抗是人源化的 BAFF 单克隆抗体,在动物模型中它可识别 Blys 并减少 B 细胞的增殖和分化。一项Ⅱ期临床研究未能证实其有效,但在抗 dsDNA 抗体增高和血清补体 C3 降低的 SLE 患者中,贝利单抗可使病情活动度显著下降。上述结论需要Ⅲ期临床研究进一步证实。

4. 抑制共刺激反应

树突状细胞或抗原呈递细胞将固有免疫和适应性免疫相联系,从而在启动和维持炎症和免疫反应中起重要作用。这些细胞还具有共刺激特性,可活化幼稚 T 淋巴细胞。阿巴西普是 CTLA4-Ig 融合蛋白,可与树突状细胞 B7 分子(CD80/CD86)结合,从而阻断共刺激分子 CD80 和 CD86 与 T 细胞表面 CD28 结合,干扰幼稚 T 细胞活化及其进一步活化 B 细胞过程的信号传递,已被 FDA 批准用于治疗类风湿关节炎。阿巴西普和 RG2077 治疗 SLE 的多中心临床研究正在进行中。

B 细胞表面 CD40 与 T 细胞表面 CD40 配体(CD40L)的相互作用是 B 细胞活化和产生抗体所必需的。治疗性阻断 CD40-CD40L 相互作用已在动物模型中被广泛研究,但是应用抗 CD40L 单克隆抗体(IDEC-131 和 BG9588)阻断 CD40-CD40L 相互作用的临床研究结果却令人失望。IDEC-131 安全但未显示疗效;尽管有限的数据表明 BG9588 可能有效,但是却增加了血栓栓塞事件的风险,不宜用于临床治疗。

5. 阻断细胞因子

TNF-α 抑制剂(依那西普、英夫利昔单抗和阿达木单抗)在治疗类风湿关节炎和银屑病关节炎方面已取得了巨大成功。一项小规模开放性研究表明,英夫利昔单抗对 SLE 患者的难治性肾炎有显著疗效,尽管抗 dsDNA 抗体水平有相应升高。在多种自身免疫性疾病中,抗 TNF-α 治疗与自身抗体特别是抗 dsDNA 抗体的产生有关。尽管自身抗体的产生在应用该类治疗的类风湿关节炎患者中常见,但通常并不引起狼疮样综合征。有数例报道显示,抗 TNF-α 治疗还与脱髓鞘病变相关。因此,需要进一步开展临床对照研究以证实在 SLE 治疗中的长期安全性和有效性。抗 TNF-α 具备的强大抗炎作用使之适于狼疮性肾炎的短期诱导治疗，而且不会出现如抗体产生等长期应用的不良反应。

IL-10 是一种细胞因子，可能参与 SLE 的发病过程。在一项小规模开放性研究中，6 例 SLE 患者应用抗 IL-10 的鼠单克隆抗体后，皮肤和关节症状改善，但所有患者都产生了抗鼠单克隆抗体的抗体。

IL-6 是另一种促炎性细胞因子，主要由巨噬细胞和 T 淋巴细胞分泌，具有多种生物活性，在自身免疫性疾病如 SLE 中介导免疫调节和炎症反应。它还诱导 B 淋巴细胞终末分化成为可分泌抗体的浆细胞，诱导 T 淋巴细胞成为效应细胞。狼疮性肾炎时 IL-6 表达增高。在鼠模型中，IL-6 促进病情活动，阻断 IL-6 则可延缓狼疮性肾炎的出现。托珠单抗是抗 IL-6 受体（IL-6R）的人源化单克隆抗体，可抑制膜性和可溶性 IL-6R 介导的 IL-6 信号转导。目前有一项阻断 IL-6 的开放性试验正在进行中。

SLE 患者血清中 IFN-α 水平升高。IFN-α 与 B 淋巴细胞减少、生发中心分化、浆细胞产生和树突状细胞活化等有关，而这些特点与 SLE 免疫学改变相对应。IFN-α 治疗的患者出现狼疮样表现，进一步支持 IFN-α 参与 SLE 发病过程。研究表明，SLE 患者外周血单个核细胞 IFN-α 基因表达特征明显不同于对照组。对 IFN-α 的调控也有望成为治疗 SLE 的新靶点。

治疗 SLE 药物的迅猛发展令人欢欣鼓舞，新型生物制剂的应用为 SLE 的治疗开拓了广阔的前景。多种治疗方案的选择可满足狼疮病情的复杂性以及不同脏器受累程度多样性的需要。

（刘润荣）

# 第六章

# 风湿热

风湿热是 A 组 β 溶血性链球菌（GAS）感染后发生的一种自身免疫病，可引起全身结缔组织病变，尤其好侵犯关节、心脏、皮肤，偶可累及神经系统、血管、浆膜、肺、肾等内脏。临床上多表现为关节炎、心脏炎、皮下结节、环形红斑、舞蹈病。本病有反复发作倾向。瓣膜炎症的反复发作可导致慢性风湿性心脏病。

## 第一节　病因和发病机制

### 一、病因

#### （一）GAS 咽部感染是诱发风湿热的病因

一般认为风湿热发病与 GAS 的高度抗原性有关。

1. GAS 的结构

由外而内依次为荚膜、细胞壁、细胞膜和细胞质。

（1）荚膜（外囊）：由透明质酸组成，可抵抗白细胞吞噬而起保护作用，与人体滑膜和关节液的透明质酸蛋白之间存在共同抗原性。

（2）细胞壁：共分 3 层。①外层，由蛋白质组成，含 M、T、R 蛋白。M 蛋白与 T 蛋白同为 GAS 的免疫学亚型标记，是决定细菌毒力的主要物质，有保护细胞和抗吞噬的能力。它位于细胞的表面，呈纤毛样突出，通过其上的脂磷壁酸与人体咽部黏膜上皮的纤维结合素起黏附作用而侵入人体。在已确认的 130 多个 M 蛋白血清型中，M1、M3、M5、M6、M14、M18、M19、M24、M27、M29 型被认为与风湿热有关。②中层，由碳水化合物（C 多糖）组成。含组特异性抗原，其抗原性取决于所含的 N-乙酰葡糖胺。人类和哺乳动物结缔组织的糖蛋白和黏多糖亦含有 N-乙酰葡糖胺。已证明心瓣膜、软骨、角膜的糖蛋白与 GAS 的多糖之间存在共同抗原性。③内层，由黏肽组成。

（3）细胞膜：其抗原性结构是脂蛋白。A 组溶血性链球菌的细胞膜最少含有一种与别组（除 C-G 组外）溶血性链球菌细胞膜不同的特异性抗原。此抗原与哺乳动物的组织如肾基底膜、肌质膜（包括心肌肌膜）、胸腺细胞、脑视丘下部和尾核的神经元有共同的抗原决定簇。

（4）细胞质：为细胞原生质，含 DNA 和 RNA。

2. GAS 的细胞外产物

已知有 20 种以上，包括毒素和酶。链球菌溶血素"O"（ASO）和溶血素"S"有毒性作用，能溶解红细胞和使心肌细胞溶酶体破裂，造成心肌和关节组织损害。蛋白酶可溶解 M 蛋白，给动物静脉注射后可引起心肌病变。ASO、链激酶、透明质酸酶、DNase B 和核苷酶等具有抗原性，均可产生抗体。通过对上述抗体的测定有助于确定链球菌感染是否存在。但上述细胞外产物不引起自身免疫反应。

### （二）病毒感染和风湿热的关系

Butsh 等提出病毒可能是风湿性心瓣膜病和风湿热的病因，也可能是细菌与病毒协同作用诱发风湿热。但近年未有进一步的研究证明此种观点。

据 WHO 统计，全世界目前至少有 15 600 000 人患风湿性心脏病（RHD），每年新发病例约 50 万人，其中约有 30 万人发展成为 RHD 患者，每年约有 233 000 人死于急性风湿热或 RHD。虽然 20 世纪后半叶发达国家的风湿热发病率已大幅下降，但大多数发展中国家风湿热和 RHD 的发病一直相当严重，发病率>50/10 万。而澳大利亚中部和北部土著人发病率最高，文献报道为（245~351）/10 万儿童。

## 二、发病机制

即使在流行期，在众多 GAS 感染中，只有少数发生风湿热。关于链球菌如何诱发风湿性关节炎和心肌炎，其机制至今尚未彻底明了。

1. 免疫发病机制

GAS 入侵咽部后经 1~6 周潜伏期而发病，被认为是机体对 GAS 的一种迟发型变态反应。早在 20 世纪 60 年代，Zabriskie 及 Freimer 等就发现风湿热和 RHD 患者血清中存在有抗心肌抗体，并证明此抗体能在体外与心肌结合。不少研究发现 GAS 结构成分与哺乳动物机体组织存在有多种交叉抗原，可诱发机体产生相应的抗体。目前认为 GAS 菌体的多种结构成分（如细胞壁、细胞膜或细胞质）的分子结构和人体某些组织的分子结构相同或极相似，因而出现交叉免疫反应，此即分子模拟现象。它在风湿热的发病中有重要意义。

GAS 感染人体后，人体产生了大量的自身抗体及活化的自身反应性 T 细胞。内皮细胞也被激活，表达血管细胞黏附分子-1（VCAM-1）。随后 T 细胞（包括 CD4$^+$ 和 CD$^+$8T 细胞）通过内皮细胞渗透进入无血管结构的心瓣膜，形成 Aschoff 小体或内皮下形成包含巨噬细胞和 T 细胞的肉芽肿病灶。最终由于新生血管的形成及病情的进展，心瓣膜变成瘢痕样的慢性病变，导致 RHD。目前内皮细胞被认为是风湿性心肌炎发病机制的焦点。

不少事实也证明在风湿热的发病中有细胞免疫参与：①风湿热时可测出多种细胞免疫激活的标志物，如 TNF-α、IFN-γ、IL-1。②应用 GAS 膜作为刺激物，可使风湿热患者外周血淋巴细胞和心肌细胞促凝血活性增高。

2. 超抗原的作用

超抗原是一组由细菌和病毒合成的独特的糖蛋白，超抗原可激活的 T 细胞数量是普通抗原的 1 000~100 000 倍。大量的 T 细胞被激活后产生多种细胞因子，并使巨噬细胞和其他免疫细胞被激活。超抗原这种强大的刺激效应可能激活体内本来存在的少量的自身反应性 T 细胞，从而诱发某些自身免疫病。链球菌 M 蛋白已经被公认为是一种超抗原。

3. 遗传易感性

在上呼吸道感染的人群中仅有少数人发生风湿热，且风湿热患者有容易复发的倾向。同一风湿热患者家族成员发病率较无风湿热的家族为高，单卵双胎同时患风湿热者较双卵双胎者高。

古洁若等报道广东籍人群中 *HLA-DQA1* * 0101 和 *HLA-DRB1* * 0301 等位基因对风湿热有遗传易感作用，而 *DQA1* * 0102 有遗传抵抗作用，广东籍 RHD 患者 HLA-A10、A28 和 A33 等抗原出现频率明显高于健康人。

Zabriskie 等发现了非 HLA 抗原 B 细胞标志，称为 883 或 D8/17。D8/17 在急性风湿热或有急性风湿热病史的患者 B 细胞中高度表达，在一级亲缘关系的家庭成员的 B 细胞中有中度表达，提示 D8/17 是遗传易感性的标志。D8/17 在出现舞蹈症或抽搐的患者中表达更高。美国、俄罗斯、墨西哥、智利的研究表明，D8/17 阳性率在 90%~100%，而正常人 D8/17 阳性率在 5%~16%。

（邹晓军）

# 第二节　病理

风湿热以侵犯心脏、关节为主，少数情况也可同时侵犯皮肤、脑及其他脏器。根据其病变发展过程可分为 3 期。

## 一、变性渗出期

本期病变是从结缔组织的基质改变开始。由于酸性黏多糖增加，胶原纤维首先出现黏液样变性，继之出现胶原纤维肿胀、断裂及纤维素样变性，病灶内可同时有浆液渗出，周围有淋巴细胞和单核细胞浸润。此期持续 1~2 个月，然后恢复或进入第二、第三期。

## 二、增殖期

此期的特点为阿绍夫（Aschoff）小体的形成。此小体多位于心肌间质的血管周围，是在一期病变的基础上发展的。病灶中央有纤维素样坏死，边缘有淋巴细胞、浆细胞和风湿细胞浸润。风湿细胞体积巨大，可呈圆形或椭圆形，含有丰富的嗜碱性胞质。胞核有明显的核仁，可出现双核或多核。阿绍夫小体为风湿热的病理特征性改变和风湿活动的标志。此期持续 3~4 个月。

## 三、硬化期

阿绍夫小体中央的变性和坏死物质被吸收，炎症细胞减少，风湿细胞变为成纤维细胞，纤维组织增生，局部形成瘢痕灶。此期持续 2~3 个月。

风湿热常反复发作，每次发作持续 4~6 个月。上述各期病理变化常交错存在，其病理变化对临床症状起决定性作用。如关节和心包的病理变化是以渗出性为主，故临床上不发生关节畸形和缩窄性心包炎。而心肌、心内膜（瓣膜）的病理变化一般均经历上述 3 期，故常有瘢痕形成，造成永久性损害。

（邹晓军）

# 第三节　临床表现和辅助检查

## 一、临床表现

### （一）前驱症状

在风湿热症状出现前 2~6 周常有咽或扁桃体炎等上呼吸道 GAS 感染的表现，有发热、咽喉痛、颌下淋巴结肿大、咳嗽等症状。也有患者由于症状轻微而遗忘此前驱症状，故临床上仅有 1/3~1/2 患者能主诉近期上呼吸道感染的病史。

### （二）常见表现

最常见为发热、关节炎和心肌炎，环形红斑、皮下结节和舞蹈症也偶尔可见。

1. 发热

约半数患者有发热，热型多不规则，高热多见于少年和儿童，成人每呈低、中度发热，甚至无发热。发热持续时间 1~2 周，亦可持续数周。

2. 关节炎

典型的关节炎具有下述特点：①游走性；②多发性；③常侵犯大关节（如膝、踝、肘、腕、肩等）；④炎症过后无关节变形遗留；⑤对非甾体抗炎药反应甚佳；⑥对天气变化十分敏感。典型风湿性关节炎的游走性特点系指在较短时间内，如 24~48 小时，有时甚至是数小时内，关节疼痛可以从一个关节部位转移到另一部位。关节炎对非甾体消炎药和水杨酸制剂的治疗非常敏感，常在用药后 24~48 小时病情得到控制，这是其他关节炎所少有的。

不典型的关节炎可表现为：①单关节炎或寡关节炎；②小关节炎；③关节炎症状较轻；④对非甾体抗炎药反应差，但常保留游走性和关节炎症不遗留变形的特点。

关节炎和关节痛常为风湿热的首发表现，近年统计的发生率分别为 50%~60% 和 70%~80%。

3. 心肌炎

风湿性心肌炎在临床上常有心悸、气短、心前区不适、疲倦、乏力的主诉，间或伴有轻度贫血。心肌炎、瓣膜炎和心包炎三者中以心肌炎最常见，次为瓣膜炎或心肌炎伴瓣膜炎，心包炎通常相对少见，仅见于较急性和病情较重的少数患者。

（1）心肌炎：最早期和常见的表现是窦性心动过速，入睡后心率仍>100 次/分，也可同时伴有期前收缩、心尖第一心音减弱及心脏杂音，最常为心尖区柔和的收缩期及舒张期杂音（由于心脏增大所致的相对关闭不全和狭窄）。病情严重的心肌炎可有充血性心力衰竭的症状，甚至出现肺水肿，这是由于左心室容量超负荷所致。X 线或超声心动图可提示心脏增大。

（2）瓣膜炎：最主要表现为心瓣膜区出现新的杂音，可在心尖区听到高调收缩期吹风样杂音，或心尖区短促低调舒张中期杂音，后者发生机制尚不十分明了，可能是左心室增大或二尖瓣炎或乳头肌受累引起。此舒张期杂音被称为 Carey-Coombs 杂音。该杂音与二尖瓣狭窄杂音的区别为前者不存在左心房与左心室之间的明显压力阶差。如心底部主动脉瓣区新出现舒张早期柔和的吹风样杂音，尤其在急性风湿性心脏炎无二尖瓣杂音时，应考虑为主动脉瓣炎所致。在风湿性心瓣膜病的基础上新出现上述杂音，或原有上述杂音出现肯定的性质上的变化，均提示急性心瓣膜炎的存在。

（3）心包炎：可主诉胸痛。听诊出现心音遥远、心包摩擦音，以胸骨左缘第3、第4肋间最响亮。超声心动图检查可测出少量心包积液，大量心包积液较罕见。心电图可有低电压，胸前各导联 ST 段抬高。X 线可见心影增大，坐立位时心影下部增大呈烧瓶样，平卧时心底部明显增宽、心腰消失。

近年报道心肌炎的发生率约为 65%，充血性心力衰竭约为 20%。总的来说，20 世纪 90 年代后新发的风湿性心肌炎以轻症及不典型病例逐渐增多，故对于近期有过上呼吸道 GAS 感染的少年儿童及青年患者，或有风湿热或现患 RHD 者，近期突然出现无明显原因的进行性心悸、气短逐渐加重时，或进行性心功能减退，应保持警惕性。必要时可行心肌放射性核素灌注显像检查。

4. 环形红斑

临床上少见，国内统计在风湿热中的出现率为 2.3%～5.2%，国外报道最高为 15%。典型的环形红斑为粉红至紫红色环状红斑，中央苍白，边缘略微突起。此种皮疹多分布在躯干和近端肢体，不痒、不痛，压之可变白色，时退时现，其大小变化不一，形状多样，有时几个红斑相互融合成不规则环形。环形红斑通常在风湿热发作的早期出现，但是也可数天、数月或数年地反复出现。

5. 皮下结节

皮下结节的发生率，不同国家的报道有很大差异。近年统计其发生率<20%。皮下结节为一圆形、坚硬、活动、无痛的小结，大小为 0.5～2.0 cm。由于其表面的皮肤无发炎，若不细心触诊，很容易被忽略。皮下结节每发生于骨的隆突部位和伸肌肌腱，以肘、腕、膝、踝和跟腱处最常见。可发生在头皮，尤其是在枕部和脊椎棘突等部位。皮下结节可有 1 个或多个，但通常是 3～4 个。持续存在的时间为数天至 2 周，罕有 1 个月以上。

6. 舞蹈症

常发生在儿童期，4～7 岁儿童较多见，有报道可发生在 14 岁儿童，以女性多见。国外近年报道舞蹈症的发生率较前增高，为 5%～36%。国内约为 2.3%。一般出现在初次 GAS 感染后 2 个月以上，由于风湿热炎症侵犯脑基底神经节所致。其临床表现是一种无目的、不自主的躯干或肢体动作。如面部表现为挤眉、眨眼、摇头转颈、努嘴伸舌；肢体表现为伸直和屈曲、内收和外展、旋前和旋后等无节律的交替动作，激动和兴奋时加重，睡眠时消失，情绪常不稳定是其特征之一。由于其多在风湿热后期出现，常不伴有其他明显的风湿热临床表现。近年我们发现有初诊为单纯舞蹈症者，经 2 年追踪后出现风湿性心瓣膜病，故对单纯舞蹈症仍应严格进行二级预防。

7. 其他表现

有时风湿热的临床表现无特征性，仅有不明原因的进行性疲倦、乏力、轻度贫血、肌痛、盗汗。皮肤的不典型表现为反复发作的结节性红斑、多形红斑和皮下瘀斑。有时可有严重腹痛，甚至酷似急性阑尾炎和急腹症，以至剖腹探查者并非罕见，此可能由于风湿性血管炎所致。若风湿热时发生肾炎，尿镜检可见红细胞和白细胞甚至管型，尿培养结果常阴性，抗生素治疗无效，但激素治疗有效。

## （三）临床分型

根据风湿热的疾病过程，可分为 5 个临床类型。

1. 暴发型

本型多见于儿童，急性起病，病情凶险，常因严重心肌炎、急性心力衰竭于短期内死亡。此型在国内已少见。

2. 一过性发作型

急性风湿热呈一过性发作。绝大多数此型患者均接受过至少3年长效青霉素的继发预防。

3. 反复发作型

本型最常见，据统计占44%~70%。第一次风湿热后3~5年再发的概率最高，有些患者在5年内发作2~3次。在复发时其病情常有重复以往临床表现的特点。

4. 慢性迁延发作型

此型病程持续半年以上，间有持续2~3年。常以心肌炎为主要表现，在疾病过程症状趋向减轻和加剧反复交替出现。此型患者如能坚持继发性预防和充分抗风湿治疗，其预后较好。放弃预防和治疗者预后较差。

5. 亚临床型（隐性风湿热）

本型可无临床表现，或仅有疲倦、乏力、面色苍白、低热等一般症状。间有咽痛或咽部不适史。检验常有红细胞沉降率（ESR）加速，C反应蛋白（CRP）增高，ASO或抗DNA酶B增高，血清循环免疫复合物（CIC）持续增高，抗心肌抗体阳性，抗链球菌壁多糖抗体（ASP）、外周血淋巴细胞促凝血活性试验（PCA）试验结果阳性。心电图正常或PR间期延长。持续一段时间后可因风湿热活动性加剧而出现典型的临床表现，或病情自限地完全缓解，间有心脏损害隐匿进行，若干年后出现慢性风湿性心瓣膜病。

## 二、辅助检查

### （一）GAS 感染的检测方法

1. 咽拭子培养

本试验的优点是方法简单可行，但对就诊较晚，就诊前用过抗生素者，其结果常为阴性，近年发现阳性率仅为20%~25%。

2. 抗 ASO 试验

一般以>500 U为异常。如持续在800 U以上，其意义较大，预示有可能发生风湿热。本试验优点是方法简便、重复性好、易于标准化、费用较低，但由于近年国内轻症和不典型病例占相当比例，且ASO效价受抗生素治疗影响，故ASO阳性率仅在40%左右，远较以往的报道为低。

3. 抗 DNase B 试验

一般认为儿童>240 U或成人>120 U为异常。本试验的优点是其高峰维持时间较长，发病后2~4周达高峰，可持续增高数月之久，对就诊较晚或迁延型风湿活动的患者或舞蹈症患者意义更大，其阳性率达80%以上。若同时测定ASO和抗DNaseB，阳性率可在90%以上。

### （二）急性期反应物的检测

1. ESR 的敏感性

近年来由于轻症和不典型病例增多，风湿热活动期ESR加速者从过去占80%左右下降至55%左右，但本试验优点是简便、价廉、结果稳定。

2. 测定 CRP 最适合的时间

在风湿热过程中 CRP 常呈一过性增高，起病 1 周内阳性率最高，可达 81.2%，但随着时间推移，4 周后阳性率下降至 10%~30%。最佳的检测时间应在发病 1 周内，越早越好。

3. 外周血白细胞数检查

近年流行的急性风湿热中约有 44% 的患者可被测出有外周血白细胞数增高。由于各种干扰因素太多，较难仅凭此项检查结果作出活动性的判断。

4. 血清糖蛋白或黏蛋白的意义

急性风湿热的病理变化是胶原纤维变性和炎症细胞的渗出、增生。由于糖蛋白是结缔组织胶原基质的化学成分，也是细胞膜的重要成分，故在急性风湿热时有血清糖蛋白和黏蛋白水平的增高。糖蛋白水平不受激素治疗和心功能不全影响，其结果较之 ESR、CRP、外周血白细胞数三项检查更能反映炎症过程，阳性率约 77%。

值得注意的是，上述各项检查方法都属于急性期反应物的检测，对风湿热的判断无特异性意义，只有在无并发症的情况下，对风湿热活动性的判断才有价值。因为在其他多种情况如感染、肿瘤、血液、免疫性疾病时，均可能出现阳性结果。

### （三）免疫学的检查

1. 非特异性免疫试验

风湿热时免疫球蛋白、补体 C3c 和循环免疫复合物（CIC）均可升高，IgM、IgG 和 IgA 阳性率分别为 53%、59% 和 46.3%，补体 C3c 升高的阳性率为 63.4%，CIC 阳性率达 66%，其增高程度与病情严重程度相平衡。应用单克隆抗体分析急性风湿热患者外周血 T 细胞及其亚群，可测出 CD4$^+$ 细胞增多，CD$^+$8 细胞减少，CD4$^+$/CD$^+$8 比例增高。近年国内外均有文章报道急性风湿热时有 sIL-2R 增高，其增高水平随病情的活动程度及心脏受累的严重程度而异，阳性率达 83.3%~88.6%。

总的来说，上述各项非特异性免疫试验在反映风湿热活动性、病情严重程度、指导治疗、判断疗效等方面有不同程度的参考意义，但在临床应用时需排除其他原因所致。

2. 特异性免疫试验

（1）抗心肌抗体（HRA）的测定：自 20 世纪 80 年代以来，血清 HRA 检测陆续在国内外作为临床上的检查项目开展（ELISA 法），在急性风湿性心肌炎时阳性率为 70.8%。

通过系列研究证明：①HRA 不但能反映风湿性心肌炎病情的活动性，还具有心肌受累的定位诊断意义；②HRA 可用于监测病情，判断疗效；③在疾病鉴别诊断上有一定参考意义。但在与病毒性心肌炎、心肌病及有心脏受累的其他疾病鉴别时，应作出排除性诊断。

（2）HRA 吸附试验：根据 GAS 膜抗原与心肌组织具有交叉抗原性的原理，GAS 诱生的 HRA 具有与心肌抗原、GAS 菌膜抗原结合的双重特性而设计，故可通过 HRA 阳性血清经 GAS 菌膜抗原吸附前后的变化来判断被检者 HRA 是否由 GAS 感染所诱发。

吸附试验研究结果显示，风湿性心肌炎阳性率为 73.9%，原发性心肌病为 18.2%，病毒性心肌炎为 11.1%，冠心病、其他心脏病和结缔组织病的阳性率均为 0。可见，风湿性心肌炎以外的其他疾病极少被链球菌菌膜抗原结合，故本试验比单纯 HRA 测定更具有特异性。

（3）ASP 的测定：本试验系根据链球菌胞壁多糖与人心脏瓣膜糖蛋白有共同抗原性原理设计。20 世纪 80 年代以来，在过去研究的基础上采用 GAS 最具生物活性部分多糖为抗原，用 ELISA 法测定风湿性心肌炎患者血清中的多糖抗体（ASP-IgG 及 IgM），由于抗原是经过多种方法纯化，提高了试验的精确度和准确性，经过近 10 年在千例以上患者的临床应用，证明本试验对诊断风湿热具有较好的敏感性和特异性，敏感性为 73.7%，特异性为 76.7%。

（4）抗 GAS 胞壁 M 蛋白抗体测定：近年国外有研究用重组 M 蛋白 C 区做包被抗原，用 ELISA 法测定患者血清中抗 M 蛋白 C 区抗体，结果显示风湿热患者的抗体高达 43 μg/mL，而健康对照组仅 1.5 μg/mL，说明在风湿热患者体内存在较高的抗 M 蛋白 C 区抗体。由于抗原制备较复杂，国外极少单位用于临床研究。

（5）PCA：本试验系根据已致敏的淋巴细胞再次接触相同抗原时其表面可出现凝血酶样物质，可促进凝血的原理设计。有学者应用 GAS 胞膜作为抗原，刺激患者外周血淋巴细胞，发现其凝血活性增高。其增高程度较其他疾病为显著，经过系列的临床研究结果显示，PCA 在诊断风湿性心肌炎时灵敏度为 82.98%，特异度为 88.3%。PCA 在反映风湿活动性方面较 ESR、CRP 敏感，在反映免疫状态时较 CIC、HRA 阳性率高，在反映链球菌感染及链球菌免疫反应方面较 ASO 优异。应该注意的是，由于本试验所用的刺激物是链球菌抗原，这一抗原仅与人心肌之间存在共同抗原性，故对急性风湿性关节炎来说，其 PCA 值与健康人、其他疾病组无差异。其次是在多次链球菌感染时有可能出现一过性 PCA 升高。要鉴别这一情况，可于 1~2 周后复查其 PCA 变化，如 PCA 阴转，即可能为假阳性。

上述 5 项特异性试验虽然均具有较好的敏感性和特异性，但各有优势和缺点。现代免疫学、细胞生物学和分子生物学的迅猛发展，有可能突破 100 多年来的传统观念，解决长期以来认为风湿热无特异性试验诊断的难题。

### （四）其他辅助检查

1. 心电图检查

风湿热伴心肌炎患者约有半数有心电图异常，典型变化为房室传导阻滞（PR 间期延长）、房性及室性期前收缩，亦可有 ST-T 改变，心房颤动也偶可发生。心包炎患者也可有相应心电图的变化。过去认为 PR 间期延长较常见，甚至可高达 70%~80%，但近年仅见于 1/3 左右的病例。

2. 超声心动图检查

20 世纪 90 年代以来，应用二维超声心动图和多普勒超声心动图检查风湿热和风湿性心肌炎的研究有较大进展。目前认为最具有诊断意义的超声改变为：①瓣膜增厚，可呈弥漫性瓣叶增厚或局灶性结节增厚，有报道前者出现率可高达 40%，后者可高达 22%~27%，均以二尖瓣多见；②二尖瓣脱垂，二尖瓣前叶多见（51%~82%）；③瓣膜反流，为最常见的瓣膜改变，二尖瓣反流远较主动脉瓣、三尖瓣反流常见；④心包积液，多属小量积液，发生于初发风湿热占 7%，复发性风湿热占 29%。

3. 胸部 X 线检查

大多数风湿性心肌炎的心脏增大是轻度的，如不做胸部 X 线检查难以发现，有时还需通过治疗后心影的缩小来证实原有心肌炎的存在。

（邹晓军）

# 第四节　诊断和鉴别诊断

## 一、诊断

1. Jones 标准（1992 年修订）

主要表现：①心肌炎；②多关节炎；③舞蹈症；④环形红斑；⑤皮下结节。

次要表现：①关节痛；②发热；③急性期反应物（ESR、CRP）增高；④心电图 PR 间期延长。

有前驱的链球菌感染证据：①咽拭子培养或快速链球菌抗原试验阳性；②链球菌抗体效价升高。

如有前驱的链球菌感染证据，并有 2 项主要表现或 1 项主要表现加 2 项次要表现者高度提示可能为急性风湿热。

由于此修订标准主要是针对急性风湿热，故又对下列情况作了特殊说明：①舞蹈症者；②隐匿发病或缓慢出现的心肌炎；③有风湿性疾病史或现患 RHD，当再感染 GAS 时，有风湿热复发的高度危险性者，不必严格执行该修订标准。

过去的临床实践证明，应用上述的修订标准对诊断典型的初发急性风湿热有较高的敏感性和特异性，诊断符合率达到 74.1%～77.3%；但对不典型病例，尤其是不典型的复发风湿热，其符合率仅为 25.8%～47.8%。可见，有半数以上病例漏诊，说明该标准存在较大的局限性。

2. 2003 年 WHO 修订标准

本标准最大的特点是对风湿热分类提出诊断标准，有关主要和次要临床表现沿用过去标准的内容，但对链球菌感染的前驱期作了 45 天的明确规定，并增加了猩红热作为链球菌感染证据之一（表 6-1）。

**表 6-1　WHO 诊断标准（2003 年）**

| 诊断分类 | 标准 |
| --- | --- |
| 初发风湿热 * | 2 项主要表现 * 或 1 项主要和 2 项次要表现加上前驱的 A 组链球菌感染证据 |
| 复发性风湿热不患有 RHD ** | 2 项主要表现或 1 项主要和 2 项次要表现加上前驱的 A 组链球菌感染证据 |
| 复发性风湿热患有 RHD | 2 项次要表现加上前驱的 A 组链球菌感染证据 |
| 风湿性舞蹈症、隐匿发病的风湿性心肌炎 *** | 其他主要表现或 A 组链球菌感染证据，可不需要 |
| 慢性风湿性心瓣膜病［患者第一时间表现为单纯二尖瓣狭窄或复合性二尖瓣病和（或）主动脉瓣病］**** | 不需要其他任何标准即可诊断 RHD |

**注**　*，患者可能有多关节炎（或仅有多关节痛或单关节炎）以及有数项（3 个或 3 个以上）次要表现，联合有近期 A 组链球菌感染证据。其中有些病例后来发展为风湿热，一旦其他诊断被排除，应慎重地把这些病例视作"可能风湿热"，建议进行继发预防。这些患者需予以密切追踪和定期检查其心脏情况。这尤其适用于高发地区和易患年龄患者。**，感染性心内膜炎必须被排除；***，有些复发性病例可能不满足这些标准；****，先天性心脏病应予排除。

与 1992 年修订的 Jones 标准比较，2003 年 WHO 标准由于对风湿热作了分类诊断，有如下改变：①对伴有 RHD 的复发性风湿热的诊断明显放宽，只需具有 2 项次要表现及前驱链球菌感染证据即可确立诊断；②对隐匿发病的风湿性心肌炎和舞蹈症的诊断也放宽，不需要有其他主要表现，即使前驱链球菌感染证据缺如也可诊断；③对多关节炎、多关节痛或单关节炎可能发展为风湿热给予重视，以避免误诊及漏诊。

3. 对不典型风湿热诊断的建议

近年风湿热临床表现趋向轻症和不典型，漏诊率可达 41.7%～76.9%。采用下述步骤有助于作出正确的诊断。

（1）最少有 1 项主要表现或 2 项次要表现作为初筛依据。

（2）积极寻找近期链球菌感染的证据：联合测定 ASO 和抗 DNase B，阳性率可高达 90% 以上。

（3）特异性和非特异性炎症指标的检测：可测定促凝活性、抗多糖抗体、抗心肌抗体等特异性指标，以确定有无风湿热免疫性炎症存在；如条件不具备，也可测定 ESR、CRP、血清糖蛋白等。

（4）寻找影像学证据：应用心电图、X 线、心脏超声及心肌核素灌注显像，以确定有无新出现的心肌炎。

（5）排除其他疑似疾病：特别是其他结缔组织病、结核病、感染性心内膜炎、其他心肌炎、心肌病、其他关节炎和关节病。

## 二、鉴别诊断

1. SLE

鉴别要点：①有无 SLE 常见症状如蝶形红斑和盘状红斑、口腔溃疡、光过敏；②有无其他内脏损害如出现蛋白尿、管型尿、红细胞尿，有无全血细胞减少、白细胞或血小板减少、溶血性贫血，有无神经、精神系统症状或外周神经炎表现；③实验室检查有无抗核抗体（ANA）、抗 Sm 抗体、抗 dsDNA 抗体阳性和补体 C3 或 C4 下降。

2. RA

本病特点是有晨僵，多呈对称性腕关节、掌指或近端指间关节炎，有类风湿因子效价升高和抗 RA33、抗角蛋白抗体、抗核周因子、抗 Sa、抗 CCP 抗体等阳性，病情发展至一定程度还可有 X 线改变。

3. Still 病

本病以发热、关节炎或关节痛、皮疹为主要临床表现。皮疹常与高热伴随出现，热退疹退；高热常持续 1 周以上。白细胞明显增多，$>10×10^9/L$，中性粒细胞 $>0.8$，常伴淋巴结和（或）肝脾肿大。

4. 结核感染变态反应性关节炎（Poncet 病）

本病系由结核感染后引起机体产生的一种变态反应。主要表现为发热，伴有多发性关节炎或关节痛，常由小关节开始，逐渐波及大关节。体内可有活动性结核病灶，胸部 X 线检查可发现肺结核，结核菌素试验阳性，非甾体抗炎药治疗无效，而抗结核治疗有效。

5. 链球菌感染后状态

本病是否是一个独立疾病尚有争论。临床表现是在上呼吸道炎或扁桃体炎后出现 ESR

加速、低热、关节痛，有时还可有心悸、心电图出现 ST-T 改变。但青霉素和小剂量激素治疗后症状很快消失，也不再复发。

6. 感染性心内膜炎

有进行性贫血，黏膜或皮肤瘀斑，脾大，皮肤或内脏栓塞表现；血培养细菌阳性是最可靠的诊断依据，白细胞总数可明显增加，中性多形核白细胞比例也增高；心脏彩色多普勒超声可发现心瓣膜上赘生物。

7. 病毒性心肌炎

本病以鼻塞、打喷嚏、流涕伴眼结膜充血、流泪等卡他性炎症为前驱症状，实验室检查有病毒血清学改变，如中和试验的抗体效价在 3~4 周升高 4 倍以上。病毒性心肌炎常有较明显的胸痛、心悸和顽固性心律失常。其心律失常呈较复杂的变化，如期前收缩呈多源性、多发性，较为持续存在。常需用抗心律失常药才能控制。

8. 血液病

儿童期和青年期急性淋巴细胞白血病早期较容易与风湿热混淆，前者还具有以下特点：出血症状较明显，除皮肤、黏膜外可有其他器官如肾（血尿）、消化道和中枢神经系统出血；全身淋巴结、肝、脾肿大；骨髓检查可发现异常幼稚细胞增多，这是该病的重要诊断依据。

（邹晓军）

# 第五节　治疗

## 一、治疗原则

治疗原则：①去除病因，消灭链球菌和清除感染病灶；②积极抗风湿治疗，迅速控制临床症状；③治疗并发症，改善疾病的预后；④根据不同情况，实施个别化处理原则。

## 二、基本治疗措施

1. 一般治疗

注意保暖、防寒、防潮。发作风湿热有心脏受累时应卧床休息，待体温、ESR 正常，心动过速控制或明显的心电图变化改善后，继续卧床 2~3 周（总卧床时间≥4 周），然后逐步恢复活动。急性关节炎患者早期亦应卧床休息。舞蹈症患者应注意安置在较安静的环境，避免神经系统受到刺激。

2. 抗生素的应用

目的是消除咽部链球菌感染，避免风湿热反复发作。迄今为止，青霉素仍被公认为杀灭链球菌最有效的药物。如青霉素过敏，可改用罗红霉素，亦有学者主张用阿奇霉素和头孢呋辛。在上述药物治疗的基础上，应坚持继发预防。

3. 抗风湿治疗

目的是控制发热、关节炎/关节痛、心肌炎的症状，对能否减少以后心脏瓣膜病变的发生尚缺乏肯定性结论。关于选择水杨酸制剂或激素作为首选药物的问题，近年的观点是：风湿性关节炎的首选药物为阿司匹林（乙酰水杨酸），开始剂量成人为 3~4 g/d，小儿为 80~100 mg/（kg·d），分 3~4 次口服。Uzid Y 等报道，应用萘普生 10~20 mg/（kg·d）治疗，也有较好疗效。在应用阿司匹林等非甾体抗炎药时要注意其不良反应，最常见为恶心、呕吐、厌食、上腹不适或疼痛，严重者可有胃肠道溃疡、出血和肝肾损害，少数可发生耳鸣等神经系统症状，有特异质者可发生皮疹、哮喘等。加服胃黏膜保护剂如质子泵抑制剂可减轻或缓解上述消化道不良反应。对原患有较明显胃炎或溃疡病患者，可采用中药治疗，如正清风痛宁或帕夫林，对关节炎的治疗可收到较好疗效。

风湿热伴明显心肌炎时一般首选糖皮质激素治疗，常用泼尼松，开始剂量为成人 30～40 mg/d，小儿为 1.0～1.5 mg/（kg·d），分 3～4 次口服。病情控制后逐渐减量至 10～15 mg/d 维持量治疗。为防止停用激素时出现反跳现象，可于激素停用前 2 周或更长一些时间加用阿司匹林，待激素停用 2～3 周后停用阿司匹林。病情严重，如出现心包炎、心肌炎并急性心力衰竭，可静脉滴注甲泼尼龙 1.5～2 mg/（kg·d）或氢化可的松 200 mg/d，亦可用地塞米松 5～10 mg/d 静脉注射，至病情改善后改口服泼尼松治疗。对一时未能确定有无心肌炎的病例，可根据杂音、心率、心律情况作出判断。一般来说心尖区或主动脉瓣区有Ⅱ级以上收缩期杂音或新近出现舒张期杂音，或有持续性窦性心动过速，或心律失常而无其他原因解释者，应按心肌炎处理，采用激素治疗。有部分患者对药物的耐受性较差，为减少激素和阿司匹林的不良反应，可采用两者联合治疗方案，各取其单独治疗用量的 1/3～1/2 联合应用，可减少各自的不良反应。激素最常见的不良反应为水肿、血压升高、消化道出血、感染等。

在抗风湿疗程方面，单纯关节炎的疗程为 6～8 周，心肌炎疗程最少不短于 12 周。如病情迁延，应根据临床表现和实验室结果，延长其治疗时间至半年到 1 年或更长时间。

以上是传统的抗风湿治疗方法。近年国外有尝试用甲泼尼龙冲击治疗风湿性心肌炎的报道，但文献对其疗效报道很不一致。

4. 丙种球蛋白的应用

近年陆续有应用丙种球蛋白治疗风湿热的报道，一般多选择性地用于严重急性风湿性心肌炎，尤其是伴心力衰竭者。多数报道认为对急性期有效，至于远期疗效，则与安慰剂无显著性差异。

5. 舞蹈症的治疗

绝大多数舞蹈症是属于轻症和良性经过，能自限而无须治疗，罕有病程持续 2～3 年。只有病情为中至重度患者，才需用特殊药物治疗。目前认为可选用丙戊酸、卡马西平或氟哌啶醇等药物，但上述药物不可同时并用。激素治疗是否采用，取决于有无风湿热活动的存在。过去曾认为舞蹈症常发生在风湿热的恢复期或静止期，无须抗风湿治疗，近年有些报道提出了舞蹈症亦可能在风湿热急性期出现，文献上曾报道 1 例舞蹈症 1 年后死于心肌炎。可见，对于舞蹈症患者的继发预防问题，应予充分重视。

## 三、并发症的治疗

最常见的并发症为治疗过程出现的消化道反应、电解质紊乱和代谢紊乱、呼吸道感染，其次是心肌炎时出现的心律失常、心功能不全、感染性心内膜炎等，有针对性地进行处理，可改善疾病预后。

1. 心功能不全或充血性心力衰竭

这是严重心肌炎最常见的并发症，也是急性风湿热死亡的最主要原因。应针对心功能不全采用利尿、强心处理,加用小剂量洋地黄制剂,以静注毛花苷 C 或口服地高辛为宜。有肺水肿时应兼用吸氧、氨茶碱、吗啡等药物,激素如地塞米松静脉注射也是重要的应急措施。

2. 心律失常

最常发生的心律失常为窦性心动过速、室性或室上性期前收缩、传导阻滞,多数患者在抗风湿治疗后心律失常能改善,甚至进一步缓解,但部分心动过速患者需加用抗心律失常药如美托洛尔或胺碘酮等治疗。

3. 呼吸道感染

应针对具体情况做痰液检查,及时、足量地选用有效抗生素控制呼吸道感染。

4. 亚急性感染性心内膜炎

这是 RHD 常见的并发症,而临床上往往容易注意到风湿热发作而忽视心内膜炎并存的可能性。对 RHD 风湿活动的患者,经抗风湿及实施有效的继发预防后,心脏情况无明显改善时,必须排除亚急性感染性心内膜炎同时并存的可能性,应做血培养并密切观察,早期作出诊断,选用有效、足量、足疗程的杀菌剂治疗。

5. 消化道并发症

由于激素和阿司匹林的应用,消化道不良反应包括胃痛、胃胀,溃疡病、胃肠道出血的症状常有发生。对原患有慢性消化道疾病者,应在抗风湿治疗的同时加用胃黏膜保护剂,可选用复方氢氧化铝、雷尼替丁、法莫替丁、美索前列醇或质子泵抑制剂。

6. 电解质及代谢紊乱

应定期做电解质、血糖、血脂、血尿酸和血压的检查,以尽早诊断及进行相应处理。

## 四、其他疗法

如经上述治疗,风湿热仍反复发作,链球菌感染无法控制,应细致分析患者的具体情况,是否存在特殊的环境因素或个体免疫力的差异,可试用下列措施。

1. 易地治疗

目的是去除链球菌反复感染和其他诱发风湿热发作的各种外界因素,这对长期处于潮湿、寒冷、空气高度污染、通风环境恶劣的患者是一种有效的治疗措施。

2. 提高机体免疫力

可进行一些有效的健身锻炼,进行适度的有氧运动,包括太极拳、户外散步等,亦可使用提高机体免疫力的药物和食物,如灵芝、冬虫夏草、蜂王浆,对提高机体免疫力、对抗链球菌感染可起到一定疗效。

(邹晓军)

# 第六节　预防和预后

## 一、预防

关键是要预防和控制上呼吸道链球菌感染,提高患者的机体免疫力。

### (一)一般性预防

注意环境卫生,居室宜通风良好,防潮、保暖,避免受寒及淋雨。加强体育锻炼,提高抗病能力。对未患过风湿热或曾患风湿热但无心脏损害遗留者，其运动量不必严格限制。如已患过风湿热，有心脏瓣膜损害遗留者，其运动强度和运动量应适当控制。对流行期咽部感染应积极控制。

## （二）风湿热的预防

**1. 初发预防（一级预防）**

初发预防是指儿童、青年、成人有发热、咽喉痛症状，拟诊上呼吸道链球菌感染者，为避免其诱发风湿热，即给予青霉素或其他有效抗生素治疗。目前公认初发预防以单一剂量苄星青霉素肌内注射为首选药物。应用剂量：体重<27 kg，可用 60 万 U；体重≥27 kg，可用 120 万 U。其次，可选用口服青霉素 V 或阿莫西林。青霉素 V，儿童剂量为 250 mg，每天 2~3 次；青年及成年人 250 mg，每天 3~4 次，或 500 mg，每天 2 次口服，疗程为 10 天。阿莫西林，儿童剂量为25~50 mg/（kg·d），分 3 次口服；成人为 750~1 500 mg/d，分 3 次口服。近年美国有推荐用高剂量（成人 2 g/d）阿莫西林一次疗法，认为较青霉素 V 更有效。对青霉素过敏者，可选用第一代头孢菌素（如头孢氨苄）或罗红霉素。但应注意近年有报道链球菌对红霉素族有耐药情况。此外，还可用阿奇霉素 5 天疗程，儿童 10 mg/（kg·d），每天 1 次；成人第 1 天 250 mg/次，用 2 次，第 2~5 天 250 mg/d。亦可用头孢呋辛酯，儿童 20~30 mg/（kg·d），分 2~3 次口服；成人 250 mg，每天 2 次，疗程亦为 5 天。

**2. 再发（继发）预防（二级预防）**

再发预防是指对已发生过风湿热或已患 RHD 者持续应用特效的抗生素，以避免 GAS 侵入，发生上呼吸道感染，并诱发风湿热再发作，防止心脏损害的加重。

目前仍公认青霉素为继发预防的首选药物，不少研究证明苄星青霉素每 3 周肌内注射 1 次能最有效地维持足够的血浆浓度，防止风湿热的复发。每次所用剂量建议成人为 120 万 U，儿童（<27 kg）为 60 万 U。由于每 4 周定期注射，有时会出现预防失败；对高危地区、高危人群主张每 3 周 1 次；对非流行区及低危患者（包括上述经 3 周定期注射一段时期后，上呼吸道链球菌感染较少发生者）可考虑每 4 周间隔注射。对青霉素过敏者可用磺胺类药物如磺胺嘧啶或磺胺二甲基异噁啶预防，成人或儿童体重≥30 kg，剂量为 1 g/d，体重<30 kg 的儿童为 500 mg/d。应予注意的是：妊娠期，青霉素可继续预防注射，但磺胺药是禁忌的。如青霉素和磺胺药均过敏，可选择用红霉素预防，剂量为口服 250 mg，每天 2 次；如无青霉素过敏，也可选用青霉素 V 250 mg，每天 2 次口服。

关于继发预防的时间，应根据：①患者的年龄，年龄越轻，预防时间要越长；②是否患 RHD；③发作的次数多少；④居住环境及工作场所拥挤程度；⑤有无风湿热或 RHD 家族史。建议按以下分类处理（表6-2）。

表6-2 继发预防的时间

| 患者分类 | 预防时限 |
| --- | --- |
| 无心肌炎 | 末次发作后 5 年或至 18 岁（可选择较长的时限） |
| 患有心肌炎（仅为轻微二尖瓣关闭不全或已治愈的心肌炎） | 末次发作后 10 年或至 25 岁（可选择较长的时限） |
| 较严重的心瓣膜病 | 终身 |
| 瓣膜手术后 | 终身 |

在参照上述建议时应根据患者的具体情况，适当进行个体化的处理。

# 二、预后

1. 早期诊断和早期预防，预后良好

有学者追踪 20 例初发风湿热，并使用苄星青霉素预防的患者，经 10~40 年观察，无一例发生 RHD。所有上述患者心功能良好，一直能正常工作。

2. 二级预防的实施可明显降低病死率

近年初发风湿热死亡已经很少发生，只有在诊断延误时才会出现。关于累计病死率，各家报道不同。Carapetis JR 报道 10 年病死率为 6.3%；Kamar R 报道 15 年病死率为 12%~20%。病死率显著降低是有效的二级预防的结果。

3. 并发症是影响预后的重要因素之一

在一项有 74 例患者死亡的分析中，发现所有患者均患有 RHD 并心力衰竭，可见 RHD 并发心力衰竭是非常重要的死亡原因。此外，血栓性栓塞、感染性心内膜炎、冠心病、糖尿病、高血压、青霉素过敏性休克也可造成死亡等。由此可见，并发症的早期预防和及时处理对进一步改善疾病的预后十分重要。

（邹晓军）

# 第七章

# 痛风

## 第一节  发病机制和病理

痛风是由关节内尿酸晶体引发的一种炎性关节炎。急性痛风以间歇发作为特征，是人类最疼痛的疾病之一。慢性痛风石性痛风通常在急性间歇性痛风数年后发生。该病与胰岛素抵抗综合征、高血压、肾病、酗酒及细胞转化增加等均相关。

痛风主要发生在男性及绝经后女性中。该病很少发生在青春期前的男性及绝经前的女性身上。痛风的患病率随着年龄增长而增高，在 80 岁以上的老年男性中达 9%，女性达 6%，男性血清尿酸浓度较女性平均增高约 1 mg/dL，但绝经后女性血清尿酸水平与男性接近。两性尿酸水平的差异可能源自雌激素对肾小管处理尿酸能力的影响；绝经前女性的雌激素水平可使肾对尿酸的清除更为有效。因为主要在中年富有男性身上发病，所以痛风曾被认为是富裕病，一度被称为"贵族病"。然而，流行病学资料显示，在低收入家庭中痛风的患病率更高，这或许反映了社会经济低的阶层有更多痛风危险因素，如肥胖、高血压和带有大量红肉的西式饮食结构。

原发性痛风是指无明确原因的痛风（如 Lesch-Nyhan 综合征或者使用利尿剂）。肥胖者增多，代谢综合征、高血压、器官移植患者增多及某些药物使用的增加（如低剂量水杨酸盐及利尿剂）也许能解释痛风发病率的上升。

### 一、高尿酸血症和痛风的发病机制

人类是目前已知的唯一能自发罹患痛风的哺乳动物，其原因可能是高尿酸血症仅常见于人类。在大多数鱼、两栖动物及非灵长类哺乳动物体内，嘌呤代谢产生的尿酸经过尿酸氧化酶的氧化代谢，生成可溶性更好的尿囊素。在人体中，两种引入终止密码提前的基因突变使得尿酸氧化酶基因严重受损。尿酸氧化酶的缺乏，以及滤过尿酸的广泛重吸收，导致人体血浆中的尿酸水平约为其他大多数哺乳动物（$0.5 \sim 1.0$ mg/dL）的 10 倍。尿酸作为人血液内的主要抗氧化剂，是人类进化的产物。

1. 尿酸的溶解度

尿酸是一种弱酸（$pKa = 5.8$），其在生理 pH 时，主要以尿酸盐这一离子化形式存在。总体来说，尿酸过饱和以及晶体形成的风险与体液中尿酸盐的浓度相平行。群体研究显示，血清尿酸水平与痛风的发病风险有直接的关系。相反，尿酸水平的降低与痛风复发风险的降低相关，证实了尿酸水平与痛风性关节炎之间的因果联系。尿酸在关节滑液中的溶解度也受其他因素的影响，包括温度、pH、阳离子浓度、关节内的水合状态及存在尿酸晶体可在其周围融合的成核因子（如非聚集的蛋白多糖、不可溶的胶原和硫酸软骨素）。

上述因素的变化可导致在特定尿酸水平下痛风发作风险的不同。而且，这些危险因素或许能解释痛风一些有趣的临床表现：①好发于第一跖趾关节，即足痛风（由于人体外周体温较低所致）；②倾向于发生在有骨关节炎的关节内（因为这些关节内存在成核碎片）；③常在夜间发作（可能是关节内脱水发生于夜间的结果）。

2. 尿酸的代谢

体内尿酸的数量有赖于饮食摄入、尿酸合成与尿酸排泄之间的平衡。高尿酸血症可由尿酸产生过多（占10%）、尿酸排泄减少（占90%）或者二者兼有所致。嘌呤前体物可分为外源性的（饮食）或者内源代谢性的（合成和细胞转化）。

饮食中嘌呤的摄入是血尿酸的重要来源。例如，数天完全无嘌呤饮食能够使正常人的尿酸从平均 5.0 mg/dL 降至 3.0 mg/dL。食物内尿酸的生物利用率取决于其细胞构成以及细胞内容物的转录和代谢活性。然而，目前绝大多数食物中嘌呤的准确含量及性质还知之甚少，尤其是经过烹饪或加工后。摄入的嘌呤前体物的消化需经过以下步骤：①核酸被胰核酸酶分解成核苷酸；②寡核苷酸在磷酸二酯酶的作用下分解为单核苷酸；③胰腺及黏膜上的酶去除核苷酸上的糖基及磷酸盐。将含嘌呤饮食添加到无嘌呤饮食中能够使血尿酸得到不同程度的增高，增高的程度取决于嘌呤的含量及成分。例如，RNA 对尿酸浓度的影响大于等量的 DNA，核糖单核苷酸的影响比核苷酸大，腺嘌呤比鸟嘌呤影响大。

一项大型的前瞻性研究显示，食用肉类量占前 1/5 的男性发生痛风的风险要比食用肉类量占后 1/5 男性高41%，食用海产品量占前 1/5 的男性发生痛风的风险要比食用海产品量占后 1/5 的男性高51%。美国男性和女性为代表样本的研究显示，更多的食用肉类及海产品与更高的血清尿酸水平相关。痛风的风险随富含嘌呤的食物的不同而变化，这可用所含嘌呤的类型、含量及嘌呤代谢生成尿酸的生物利用率的不同来解释。实际上，这些数据显示对痛风或者高尿酸血症的患者采用限制嘌呤摄入的饮食时，仅对于限制动物源性嘌呤有效，但是对于富含蛋白质、纤维素、维生素及矿物质的高嘌呤蔬菜来说却不适用。

同样，除鱼类摄入外，对痛风或高尿酸血症患者饮食建议的研究结果的内涵与新的健康饮食金字塔大体一致（图 7-1）。可考虑使用植物源性 Ω-3 脂酸或二十碳五烯酸与二十二碳六烯酸补充剂代替鱼类，以提供这类脂肪酸的益处而不增加痛风风险。

3. 尿酸生成的途径和先天性代谢缺陷

在高尿酸血症及痛风的发病机制中发挥重要作用的尿酸生成途径的步骤见图 7-2。绝大多数内源性尿酸盐生成过多的患者系代偿性嘌呤升高，在增殖性和炎症性疾病（如血液恶性肿瘤及银屑病）中是由于细胞转化增快所致；药物可引起尿酸生成过多或者组织缺氧。只有少数尿酸产生过多的患者存在先天性代谢病，如 5-磷酸核糖-1-焦磷酸（PRPP）合成酶活性过强或者次黄嘌呤—鸟嘌呤磷酸核糖转移酶（HPRT）不足（图 7-2）。

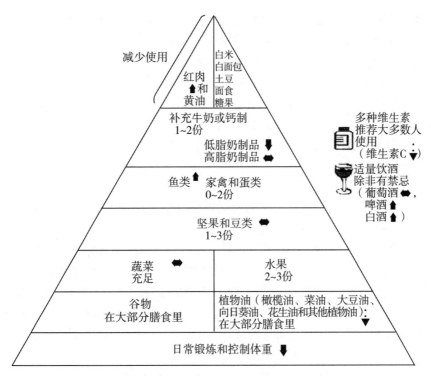

**图7-1 饮食对痛风风险的影响及其在健康饮食金字塔上的含义**

注 饮食与痛风风险之间关系的数据主要来自近期的"健康人员随访研究"。向上的实心箭头代表痛风风险升高，向下的实心箭头代表风险降低，水平箭头代表对痛风风险无影响。虚线箭头代表对痛风风险可能有影响，但缺乏客观证据。

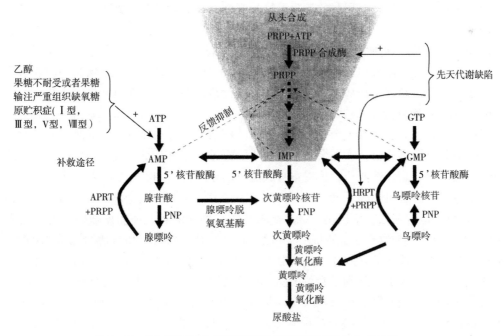

**图7-2 参与高尿酸血症和痛风发病机制的尿酸盐生成途径**

PRPP 合成酶的基因突变造成该通路的过度活化。过度活化的 PRPP 合成酶使 PRPP、嘌呤核苷酸、尿酸生成速度增快，从而导致痛风及尿石症。编码 HPRT 的基因突变与从单纯的高尿酸血症到高尿酸血症并发广泛的神经系统和行为失常（Lesch-Nyhan 综合征）等一系列疾病谱相关。没有 HPRT，次黄嘌呤是不能够被再利用的，只能被降解成为尿酸盐。PRPP 的利用不足及次黄嘌呤核苷酸与鸟嘌呤核苷酸含量在补救途径中的下降均可通过反馈抑制嘌呤的从头合成从而导致高尿酸血症。这两种酶缺陷均具有 X 连锁特质，因此男性纯合子会受影响。以外，绝经后痛风及尿路结石可见于女性携带者中。青春期前男孩的高尿酸血症常提示上述酶中某个酶的缺陷。

4. 饮酒和痛风

与净腺苷三磷酸（ATP）降解相关的疾病可导致腺苷二磷酸和腺苷一磷酸（AMP）的积聚，并迅速降解为尿酸，从而造成高尿酸血症。酒精摄入通过净 ATP 降解为 AMP 也会增加尿酸生成。与脱水及代谢性酸中毒相关的尿液尿酸排泄减少也可能在饮酒相关高尿酸血症中起作用。一项前瞻性研究证实了酒精摄入、尿酸水平与痛风的风险之间存在剂量—效应关系。该项研究还发现痛风的风险随含酒精饮料种类的不同而变化：啤酒的风险大于白酒，但是适度的饮用红酒不增加痛风风险。这些发现提示在酒精饮料中的某些非酒精成分也在尿酸代谢中扮演重要角色。啤酒中所含的嘌呤对血尿酸产生的影响足够增加酒精本身对高尿酸血症的影响，故发生痛风的风险要大于白酒和红酒。

5. 肥胖、胰岛素抵抗和高尿酸血症

逐渐增加的肥胖及胰岛素抵抗综合征均与高尿酸血症联系紧密。体重指数（BMI）、腰臀比、体重增加均与男性痛风有关，体重减轻与尿酸水平下降及痛风风险降低有关。体重的下降导致嘌呤的从头合成减少和血清尿酸水平降低。不论对健康人还是高血压患者来说，外源性胰岛素均能够降低肾对尿酸的清除，这给肥胖、胰岛素抵抗、2 型糖尿病与痛风提供了额外的联系。

胰岛素能够通过刺激尿酸—阴离子交换器 URAT1 和（或）肾近曲小管刷状缘上 Na$^+$ 依赖的阴离子协同转运体来促进肾尿酸的重吸收。一些研究者认为瘦素及增高的腺苷水平可能导致高尿酸血症。肥胖及胰岛素抵抗综合征的流行给预防和控制痛风带来了挑战。

6. 尿酸盐的肾转运

肾尿酸盐转运需要经过 1 个包含 4 个步骤的模型：①肾小球滤过；②滤过的尿酸盐几乎被完全重吸收；③再分泌；④在余下的近曲小管再进行分泌后重吸收。促尿酸排泄药的靶分子近来已被确定，是肾近曲小管负责重吸收滤过的尿酸盐的阴离子交换器。作者利用人类基因组数据库，搜索有机阴离子转运分子（OAT）基因家族新的基因序列，并确认了 URAT1（SLC22A12），这是在近肾单位刷状缘顶端表达的一种新的运载体。尿酸—阴离子交换活动与 URAT1 相似，最初发现于能重吸收尿酸盐的物种如大鼠和狗的刷状缘膜囊（BBMV）上，其后在人类肾中也证实了它的存在。注射了 URAT1 编码的 RNA 的非洲爪蟾属卵母细胞可转运尿酸盐，而且呈现出的药理学特性与人 BBMV 资料相一致。上述实验表明，促尿酸排泄药（如丙磺舒、苯溴马隆、磺吡酮及氯沙坦）能够直接抑制肾小管细胞顶端边缘的 URAT1（即顺式抑制）。与此相反，抗尿酸排泄的物质（如吡嗪酰胺、烟酸盐、乳酸盐、丙酮酸盐、β-羟基丁酸盐及乙酰乙酸）可作为细胞内的阴离子，从而刺激阴离子交换和尿酸盐的重吸收（即反式刺激）。

尿酸盐运载体-1对尿酸盐的内稳态起着至关重要的作用。少数肾性低尿酸血症患者是由于编码URAT1的 *SLC22A12* 基因发生功能丧失性基因突变所致，表明该交换器对近曲小管的重吸收极为重要。此外，吡嗪酰胺、苯溴马隆和丙磺舒不影响 *SLC22A12* 功能丧失性基因突变纯合子个体的尿酸盐清除，这进一步说明了URAT1无论是对抗尿酸排泄药物还是促尿酸排泄药物作用的发挥都是必要的。

抗尿酸排泄药物通过刺激肾的重吸收而不是抑制肾小管的分泌来发挥作用。其机制涉及肾尿酸盐重吸收的启动，主要是通过近曲小管上皮细胞上 $Na^+$ 依赖的具有反式刺激尿酸盐重吸收的阴离子。近曲小管刷状缘上的运载体可以调节吡嗪酰胺、烟酸盐、乳酸盐、丙酮酸盐、β-羟基丁酸盐及乙酰乙酸的 $Na^+$ 依赖的重吸收作用。上述物质均为单价阴离子，都可作为URAT1的底物。血浆中这些抗尿酸排泄阴离子浓度的增高导致其肾小球滤过增加以及近曲小管重吸收增多。反过来，上皮细胞内增高的阴离子浓度可以通过促进URAT-1依赖的阴离子交换而促进滤过尿酸盐的重吸收（反式刺激）。

尿酸盐在近曲小管的重吸收表现为继发 $Na^+$ 依赖的方式，致使近曲小管细胞的 $Na^+$ 依赖的运载体刺激刷状缘尿酸盐的交换。尿酸盐本身不是 $Na^+$-阴离子运载体的底物。相关的 $Na^+$ 依赖的阴离子协同运载体的分子定性还不明确。然而，目前认为，最可能的候选基因是 *SLC5A8*，该基因编码 $Na^+$ 依赖的乳酸盐和丁酸盐协同转运体。*SLC5A8* 编码蛋白也可能同时转运吡嗪酰胺和烟酸盐，这使得其可能在非洲爪蟾属卵母细胞内和URAT1一同表达来运输尿酸。

抗尿酸排泄机制能够解释长久以来临床的观察结果，高尿酸血症分别由糖尿病酮酸中毒时的β-羟基丁酸盐及乙酰乙酸、酒精中毒时的乳酸、烟酸和吡嗪酰胺治疗中的烟酸盐及吡嗪酸盐浓度增高所致。尿酸盐的沉积也可以是由于细胞外液量减少及血管紧张素Ⅱ、胰岛素及甲状腺激素分泌过多所致。URAT1和 $Na^+$ 依赖的阴离子协同转运蛋白可能是这些刺激的靶点。

某些阴离子能够与URAT1相互作用，通过反式刺激或者顺式抑制近曲小管顶端的尿酸交换，增加或者减少肾尿酸盐排泄，从而具有双重作用。例如，低浓度的吡嗪酸盐能够通过反式刺激增加尿酸盐的重吸收。相反，更高浓度者却能够通过URAT1的细胞外反式抑制而减少尿酸盐的重吸收。对尿酸排泄的双向作用，即低剂量时抗尿酸排泄而高剂量时促尿酸排泄，亦见于水杨酸盐。水杨酸盐顺式抑制URAT1，可解释高剂量时的促尿酸排泄作用；低剂量时的抗尿酸排泄表明细胞内水杨酸盐作为 $Na^+$-吡嗪酸盐运载体的底物可反式刺激URAT1。

## 二、痛风的病理

中性粒细胞滑膜炎是急性痛风发作的标志。急性痛风关节炎表现为滑膜浅层及血管周围弥漫性多形核白细胞浸润，渗出液中含多形核嗜中性粒细胞及附着于滑膜表面的纤维素。在急性痛风滑膜炎中还能观察到滑膜细胞的增殖，以及淋巴细胞、巨噬细胞的浸润，偶见浆细胞。

痛风石是痛风最典型的损害，既能在关节滑膜中发现，也能在其他部位发现。在关节滑膜及其他部位的痛风石内的晶体是针状的，通常呈放射状排列成簇。痛风石的组织病理学显示为由单核和多核巨噬细胞、成纤维细胞及淋巴细胞围绕无定型团块或单尿酸钠盐（MSU）

晶体组成的异物肉芽肿。其他组成痛风石的成分包括脂类、黏多糖和血浆蛋白。有些病例在首次痛风发作时即可在关节滑膜中观察到痛风石。这些滑膜中的痛风石通常位于近关节表面，且包裹痛风石的壳非常脆弱，以至于轻微外伤或者晶体平衡的改变均可导致尿酸盐晶体释放入关节中引起痛风发作。

# 三、尿酸盐晶体引发的炎症

痛风急性发作时关节液内的尿酸盐晶体可能是来自关节滑膜内原有沉积的破裂或者新生沉积的产生。然而，在无症状关节的滑液中发现晶体这一现象说明除晶体外的其他因素在调节炎症反应中起了重要作用。

通过刺激体液及细胞介质的合成和释放，尿酸盐晶体启动、扩大，并维持炎性发作的强度。尿酸盐晶体通过两种广泛的机制来与吞噬细胞相互作用。首先，它们通过调理作用和被吞噬颗粒激活细胞，诱发典型的溶酶体溶解，呼吸爆发，释放炎症介质等吞噬细胞反应。其他的作用机制涉及尿酸晶体的特性，通过对吞噬细胞细胞膜的干扰和膜糖蛋白的交联直接作用于膜脂质和蛋白。这种作用导致了几种信号传导通路的活化，包括 G 蛋白、磷脂酶 C 和磷脂酶 D、Src 酪氨酸激酶、分裂素活化的蛋白激酶 ERK1/ERK2、9c-Jun N 端激酶和 p38 分裂素活化蛋白激酶。上述步骤对单核细胞中晶体引起的 IL-8 的表达起了重要作用，后者在中性粒细胞的积聚上发挥关键作用。近来，固有免疫反应包括 Toll 样受体（TLR）2 和 4 被证实参与软骨细胞及巨噬细胞信号传导。此外，骨髓细胞触发受体 1（TREM-1）的诱导表达被认为是参与急性痛风炎症加重的早期、诱导固有免疫反应的另一个潜在机制。

痛风的动物模型表明单核细胞与肥大细胞参与炎症早期阶段，中性粒细胞的浸润发生较晚。来自无炎症的关节内的巨噬细胞可含有尿酸盐晶体。单核吞噬细胞的分化情况决定了是否晶体会触发炎症反应。在吞噬尿酸盐晶体后，未分化的单核细胞可诱导促炎因子（肿瘤坏死因子 α、IL-1β、IL-6、IL-8 及环氧化酶 2）的产生和内皮细胞的活化。而分化良好的巨噬细胞不能够诱导这些因子或者活化内皮细胞。这些发现说明单核细胞在刺激痛风急性发作上扮演了核心角色。相反，分化了的巨噬细胞则扮演了抗炎角色，有助于终止痛风发作并使其回归到无症状状态。此外，痛风的动物模型证实肥大细胞参与了晶体诱导的炎症的早期阶段。通过 C3a、C5a 及 IL-1 的作用，肥大细胞释放组胺及其他炎性介质。血管舒张、血管通透性增加和痛风典型的疼痛也受激肽类、补体分裂肽及其他血管活性前列腺素的调节。

中性粒细胞—内皮细胞的相互作用导致中性粒细胞涌入，是痛风炎症反应的核心事件，也是秋水仙碱发挥药理学作用的基础。中性粒细胞涌入被认为是由 IL-1、肿瘤坏死因子 α、IL-8、中性粒细胞趋化蛋白 1（MCP-1）及其他细胞因子与趋化因子所触发的，内皮细胞—中性粒细胞黏附所促进的。中性粒细胞的移行涉及中性粒细胞—内皮细胞相互作用，是由细胞因子诱导的簇集于内皮细胞上的 E 选择素所调节的。秋水仙碱通过改变内皮细胞和中性粒细胞上的选择素的数目和分布来干扰两者间的相互作用。

一旦进入滑液组织中，中性粒细胞顺着化学趋化物如 C5a、白三烯 B4、血小板活化因子、IL-1、IL-8 的浓度梯度流动。在这些因子中，IL-8 及生长相关的基因趋化因子对中性粒细胞的侵入发挥了核心作用。例如，在尿酸晶体引发的人单核细胞反应中，仅 IL-8 就与约 90% 的中性粒细胞趋化活性相关。因此，中和 IL-8 或其受体为痛风的治疗提供了可能的靶位。其他的中性粒细胞趋化因子，包括钙粒蛋白家族成员 S100A8 及 S100A9，也参与了尿酸晶体诱导的中性粒细胞移行。

　　数个途径参与了急性痛风的自限特征的形成。在体外，分化了的巨噬细胞对尿酸晶体的清除作用被认为与白细胞和内皮活化的抑制相关。中性粒细胞的凋亡及其他凋亡细胞的清除代表了急性炎症缓解的基本机制。转化生长因子 β 大量出现在急性痛风的关节滑液内，可抑制 IL-1 受体的表达及 IL-1 源性细胞炎性反应。此外，尿酸盐晶体能够诱导过氧化物酶体增殖活化受体-γ 受体（PPAR-γ）在人单核细胞中表达，促进中性粒细胞及巨噬细胞凋亡。与之相似，IL-10 的上调表达可限制实验性尿酸盐诱导的炎症，可能起到痛风炎症天然抑制剂的功能。蛋白水解分裂使炎症介质失活、趋化因子受体的交叉脱敏作用、脂氧素类的释放、IL-1 受体拮抗剂及其他的抗炎介质均有助于缓解急性痛风。由于血管通透性增高，大分子物质如载脂蛋白 B、载脂蛋白 E 及其他血浆蛋白进入滑液囊也有利于痛风的自发缓解。

　　慢性痛风性关节炎通常发生在痛风发作数年后。参与尿酸盐诱导的急性炎症反应的细胞因子、趋化因子、蛋白酶类及氧化剂也参与了慢性炎症，导致慢性滑膜炎、软骨丢失和骨侵蚀。即使在痛风发作的缓解期，由于白细胞在关节内吞噬晶体，轻度滑膜炎仍可能在受累关节持续存在。尽管高尿酸血症和急性痛风发作都得到了充分的治疗，但是关节镜下所见到的位于软骨表面的痛风石仍可能导致软骨溶解。此外，晶体—软骨细胞膜间的相互作用能够触发软骨细胞活化、IL-1β 和诱导型一氧化氮合酶基因的表达，一氧化氮释放和基质金属蛋白酶，导致软骨破坏。晶体还能够抑制 1，25-二羟胆钙化醇诱导的碱性磷酸酶及骨钙素活性。因此，晶体能够通过减少成骨细胞的合成作用而改变其表型，从而导致近关节处的骨破坏。

（杨　帆）

# 第二节　临床表现

　　痛风是一种与高尿酸血症相关的临床疾病，由单钠尿酸盐结晶在关节内或者关节周围组织沉积所致。晶体沉积相关症状包括急性关节炎发作、慢性破坏性关节病，以及软组织内单钠尿酸盐结晶的聚积。痛风非关节（软组织）的临床表现包括痛风石形成（图 7-3）及晶体在肾集合管中沉积，从而导致尿石症。

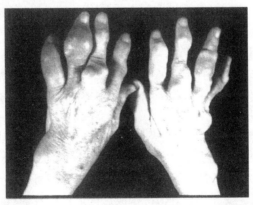

图 7-3　晚期痛风患者所有手指及右侧第五掌指关节及双腕可见巨大的痛风石

## 一、典型痛风的分期

典型痛风的病程分为 3 个不同的阶段：无症状高尿酸血症、急性间歇性痛风期和晚期痛风（图 7-4）。从无症状高尿酸血症进展为晚期痛风的速度因人而异，有赖于众多的内在及外在因素。

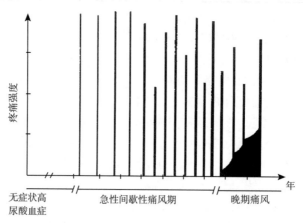

**图 7-4　经典痛风疾病发展的 3 个阶段**

1. 无症状高尿酸血症

高尿酸血症是一种基于流行病学或生理学角度的常见生化异常。在细胞外液中，pH 为 7.4 时，98% 的尿酸以尿酸盐的形式存在。在临床实验室检测中，高尿酸血症的定义是：血清尿酸水平高于年龄性别相匹配的健康人群的均值加两个标准差。依据该标准，正常血清尿酸的上限值多为 8.0~8.5 mg/dL。然而，从生理学角度来说，血清尿酸大于 6.8 mg/dL 即为高尿酸血症，因为该浓度已超过体液中单钠尿酸盐的溶解度。儿童期血清尿酸盐水平相对较低（2.0~4.0 mg/dL）。在男性中，这一数值从青春期开始大幅上涨、达峰，并维持整个成年期。在女性中，血清尿酸的水平在成年早期逐渐上升，直到绝经期后达峰。这种血清尿酸水平升高的时差，是导致痛风好发于男性的主要原因。

痛风的发病率随着年龄的增长及高尿酸血症的程度而增加。一项标准化年龄的研究显示，在尿酸水平为 7.0~8.0 mg/dL 的受试者中，痛风性关节炎的累计发病率为 3%；而在尿酸水平 9.0 mg/dL 及以上的受试者中，痛风性关节炎的 5 年累计发病率为 22%。绝大多数高尿酸血症患者并不会出现尿酸过多的相关症状，如痛风性关节炎、痛风石或肾结石。

2. 急性间歇性痛风期

急性痛风的首次发作常见于无症状高尿酸血症数十年后。17 世纪，著名医生 Thomas Sydenham 记录了其本人的痛风经历，生动地描述了急性痛风发作最初数小时的情形。

患者上床入睡时感觉良好。凌晨两点，他被痛醒；疼痛可发生于拇趾、足跟、小腿或踝关节。疼痛犹如骨头脱臼，受累部位好似冷水泼过一般；表现颤抖、冷战继而发热。疼痛初起尚和缓，随后愈演愈烈，至深夜达到顶峰，转向跗骨和跖骨的骨骼及韧带。时而是韧带的剧烈牵拉撕裂痛，时而是噬咬般疼痛，时而是压迫感。与此同时，患处的感觉变得极为敏锐，甚至不能承受被子的重量和人在房间走动时的震动。

这段经典的描述刻画了急性痛风性关节炎时的剧痛。

对男性而言，痛风的首次发作时间多在 40~60 岁。而在女性，痛风发作的年龄相对更晚，且与数个因素相关，包括绝经年龄及噻嗪类利尿剂的使用。痛风发作前驱表现为受累关节快速进展的发热、肿胀、红斑及疼痛。经历 8~12 小时后，疼痛从最初微小的刺痛直至剧痛。初次发作通常为单关节，且半数患者发生于第一跖趾关节。第一跖趾关节的累及率在痛风患者中可高达 90%，即足痛风（源于希腊语中的"足陷阱"；图 7-5）。痛风初次发作常累及的其他关节包括足中段、踝关节、足跟、膝关节，其次为腕关节、指关节及肘关节。疼痛通常很剧烈，但可因人而异。就像 Sydenham 所观察到那样，当累及下肢关节时患者行走困难，甚至无法行走。

在痛风急性发作的早期约 30% 的患者可出现高于 38 ℃ 的发热。痛风发作所致的皮肤红斑可越过受累关节范围，呈现出类似细菌性蜂窝织炎的表现（图 7-5）。

未经治疗的急性痛风的自然病程不尽相同，从数小时即缓解的轻微疼痛（"小发作"）到持续 1~2 周的严重发作。在急性间歇性痛风的早期，急性关节炎不常发作，发作之间的间隔有时可长达数年。随着时间的推移，痛风发作的频率增高、持续时间延长、累及关节数增多。

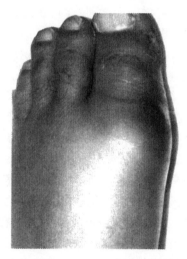

**图 7-5　急性痛风关节炎累及第一跖趾关节**

急性间歇性痛风的间歇期与其急性发作一样有特征性。既往受累关节已无症状。尽管如此，其关节滑液检查却常可见尿酸盐晶体。研究显示，在既往曾有发作的 37 个膝关节滑液检查中，有 36 个存在尿酸盐晶体。关节滑液发现尿酸盐晶体者，其关节滑液的细胞计数均值亦高于无尿酸盐晶体者（$449/mm^3$ *vs.* $64/mm^3$）。这些精细的差异显示存在亚临床炎症。

3. 晚期痛风

尽管有以痛风石为首发临床表现的病例报道，但通常认为晚期痛风（有时被认为是慢性痛风石痛风）常需经历 10 年甚至更长时间的急性间歇性痛风期。间歇期不再有无痛期是急性间歇性痛风进展为慢性痛风石痛风的标志。受累关节呈现持续性不适及肿胀，但程度比急性发作时要轻得多。在慢性疼痛基础上可有痛风发作，如不治疗，痛风甚至会每隔几周就发作一次。如果不采取正确的干预措施，这些慢性疼痛会随着时间的推移而逐步加重。这一阶段初数年的痛风患者查体时不一定都可发现痛风石。但是，MRI 发现的关节周围痛风石以及通过关节镜发现的"微小痛风石"在该阶段早期肯定已经存在了，实际上它们在急性间歇性痛风期的早期可能已经存在了。这一时期多关节受累更为常见。由于手足小关节常弥散性对称性受累，慢性痛风石痛风易与类风湿关节炎的对称性多关节炎相混淆。

单钠尿酸盐形成痛风石的进展情况取决于高尿酸血症的持续时间及严重程度。Hench 发现未经治疗的痛风患者，从首次急性痛风发作到出现痛风石平均需要 11.7 年。一项纳入了 1 165 例原发性痛风患者的研究显示，无痛风石的患者血清尿酸水平为（10.3±1.3）mg/dL，而有广泛痛风石沉积者的血清尿酸水平为（11.0±2.0）mg/dL。其他与痛风石形成相关的因素包括：早年起病的痛风、长期活动且未经治疗的痛风、平均每年发作 4 次，以及有明显的上肢及多关节受累的趋向者。在未经治疗的患者中，从痛风初次发作到晚期关节炎或形成肉眼可见的痛风石之间的间隔时间差异较大，范围为 3~42 年，平均为 11.6 年。

皮下痛风石是晚期痛风最具特征性的损伤。痛风石可发生在身体的任何部位，但最常见于手指、腕关节、耳郭、膝关节、鹰嘴囊，以及受压部位，如前臂尺侧和跟腱。对结节性骨关节炎患者而言，更易于在赫伯登结节中形成痛风石。痛风石亦可见于其他部位的结缔组织中，如肾锥体、心脏瓣膜及巩膜。类似结节亦可见于其他风湿病，如类风湿关节炎、多中心网状组织细胞增生症。在降尿酸药物问世之前，约 50% 的痛风患者最终出现临床上或影像学可见的痛风石。而自别嘌醇及排尿酸药物应用以来，痛风石性痛风的发生率已经下降。

许多有关成熟的、多发分叶状痛风石形成过程的认识来自 Sokoloff 及 Schumacher 的经典病理组织学的描述，以及 Palmer 及其同事近期的免疫组化研究。图 7-6 展示了假设的痛风石形成过程：无晶体的细胞团（巨噬细胞腺泡）经过晶体沉积、花冠状细胞肥大，以及最后晶体融合和细胞萎缩等阶段，最终形成临床上所见到的痛风石。巨噬细胞腺泡（图 7-6A）是痛风石形成过程中光学显微镜下可观察到的最早期结构形态。该腺泡具有非晶体、无定型物的核心，环绕以单核吞噬细胞，形成玫瑰花样外观。中心的无定形物被认为是单核细胞的碎片，而这些单核细胞的聚集是由于对某些刺激的反应所致。

在腺泡形成后的某些时候，在单核细胞来源的无定形物核心内会形成小的、偏心性的、放射状排列的单钠尿酸盐结晶（图 7-6B）。巨噬细胞并不吞噬单钠尿酸盐晶体，但随着晶体团块逐渐膨胀，与周围细胞相接触。该核心外壳会从 1~2 个细胞的厚度增殖到 8~10 个细胞厚的环（图 7-6C）。随着痛风石的成熟，细胞环消失并且被纤维间隔所取代（图 7-6D），其内含成纤维细胞，偶见多核巨细胞。邻近的晶体沉淀融合形成直径 1~10 cm 的多发分叶状痛风石（图 7-6E），其内交织着纤维丝，纤维丝含少许细胞，外被薄厚不一的纤维组织。通过 MRI 能够清晰地鉴别痛风石内的细胞及晶体成分（图 7-7）。

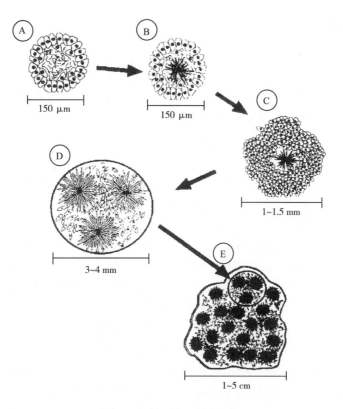

**图 7-6 痛风石形成的阶段**

注 A. 无晶体的巨噬细胞腺泡是痛风石最早的结构形态。B. 在腺泡的无晶体中心出现尿酸盐晶体。C. 随着晶体团块的增大,其周边环绕的巨噬细胞冠也随之肥大。D. 晶体进一步形成,致使细胞冠变薄,直到纤维隔将晶体化了的胞窝彼此分开。E. 完全成熟的痛风石。

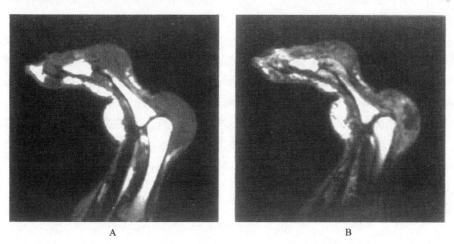

**图 7-7 痛风石 MRI 表现**

注 A. 中线矢状位 MRI:痛风石导致手指关节畸形。B. 采用自旋回声技术加钆增强的 $T_1$ 加权像显示了深层软组织的解剖结构。近端趾间关节和远端趾关节背侧的结构不均匀的痛风石清晰可见。中心的晶体沉积仍为低信号强度,但周围组织信号增加。

## 二、罕见临床表现

### 1. 早发痛风

3%~6%的痛风患者在25岁前发病。早发痛风是一类特殊的亚型，通常有遗传因素、疾病进展更快的特点，需要更加积极的降尿酸治疗。在典型痛风的大规模流行病学研究中，有25%~30%的患者有痛风和（或）肾结石的家族史。在早发痛风的患者中，有家族史者约占80%。在这群年轻患者中，覆盖几代人的详尽问诊将为了解该病的遗传形式提供足够的信息（X连锁或常染色体显性或隐性遗传）。

和典型痛风一样，早发痛风也可能是由于尿酸盐产生过度或者肾尿酸清除率下降所致。可导致儿童和青年人尿酸盐产生过多的疾病包括嘌呤代谢酶缺陷、糖原贮积症，以及血液病，如血红蛋白病和白血病。次黄嘌呤—鸟嘌呤磷酸核糖转移酶（HGPRT）完全缺失是一种X连锁遗传的先天性嘌呤代谢缺陷病，其典型的临床表现为Lesch-Nyhan综合征。如早期未予别嘌醇治疗，这些有严重神经系统异常的男孩在十几岁时就将罹患痛风及肾结石。HGPRT部分缺失（Kelley-Seegmiller综合征）可导致早发痛风或尿酸性肾结石，也同样具有X连锁特质。该综合征患者有轻微的或无神经系统异常。

糖原贮积症中的Ⅰ型、Ⅲ型、Ⅴ型及Ⅶ型是常染色体隐性遗传病，均与早发痛风相关。在镰状细胞贫血、β地中海贫血及非淋巴细胞白血病的年轻患者中可并发痛风性关节炎。

导致年轻患者尿酸排泄减少的疾病包括一种特异性肾小管异常，即家族性幼年高尿酸血症肾病。这种常染色体显性遗传病使患者从很年轻时起即存在高尿酸血症，而且是在发现肾功能不全之前。至40岁，可导致进行性肾衰竭和终末期肾病。其他早发痛风相关的肾病包括多囊肾、慢性铅中毒、肾髓质囊性病、局灶性小管间质疾病。

### 2. 器官移植患者的痛风

在常规服用环孢素防止排斥反应的心脏移植患者中，高尿酸血症的发病率为75%~80%。而在肾移植和肝移植患者中其发病率相对低些（约50%），推测可能是由于此类患者使用的环孢素剂量较低。在普通人群中，无症状高尿酸血症发展为痛风的概率是1/30；而环孢素导致的高尿酸血症进展为痛风的概率高达1/6。环孢素A导致的痛风与原发性痛风之间的其他不同包括无症状高尿酸血症期和急性间歇性痛风期显著缩短，痛风石迅速出现。无症状高尿酸血症期在典型痛风中常持续20~30年，但在环孢素A导致者仅持续6个月至4年。同样，急性间歇性痛风期在移植患者中只持续1~4年，但在典型痛风中持续8~15年。

器官移植患者常需服用其他药物，如糖皮质激素及硫唑嘌呤，故其痛风症状相对于典型痛风而言，更不典型，很少有戏剧性变化。

### 3. 女性痛风

和其他大多数风湿性疾病不同的是，痛风在女性中比男性中少见。大多数大型综述显示，在痛风患者中，女性占比不足5%。约90%女性患者的首次痛风发作是在绝经后。除首次痛风发作的时间在女性中比男性晚以外，绝经后痛风的临床表现及病程与经典痛风相似。与男性痛风患者相比，绝经后女性痛风更多的与使用利尿剂、高血压、肾功能不全和曾患关节疾患（如骨关节炎）相关。

绝经前痛风有很强的遗传倾向。大多数在绝经前发生痛风的女性有高血压及肾功能不全。对于那些罕见的肾功能正常的绝经前女性痛风患者，应该警惕常染色体遗传的家族性幼年高尿酸血症肾病或者更加罕见的非 X 连锁先天性嘌呤代谢缺陷病。

4. 血尿酸正常的痛风

对于血尿酸水平正常者发作痛风的常见解释是：①痛风的诊断不正确；②患者实际上存在慢性高尿酸血症，只是在检测时血尿酸水平是正常的。

一些关节疾患跟痛风极为相似，包括脱水焦磷酸钙（假性痛风）、碱性钙（磷灰石）及液态脂类引起的晶体性关节病。其他可导致急性单关节病变的原因也应纳入考虑范围，如感染、结节病和外伤。临床上疑似痛风者需进行关节滑液的晶体检查以确诊。如果无关节滑液分析结果，则诊断仍有疑问。

对于高尿酸血症定义的错误理解可导致误诊为血尿酸正常的痛风。血清尿酸持续高于 7.0 mg/dL 为尿酸盐晶体形成提供条件，但有急性和慢性痛风患者的尿酸水平可低于该生化定义规定的高尿酸血症。事实上，约 1/3 急性痛风患者在剧痛时的血清尿酸水平低于 7.0 mg/dL。产生此种现象的可能原因是疼痛刺激引起的促肾上腺皮质激素释放及肾上腺素分泌促进了尿中尿酸排泄。急性痛风发作时血尿酸正常的现象在酗酒者中比非酗酒者更常见。除别嘌醇、丙磺舒、磺吡酮等常规降尿酸药物外，大剂量水杨酸、血管紧张素 Ⅱ 受体拮抗剂、非诺贝特、糖皮质激素、华法林、愈创甘油醚及 X 线造影剂也可降低尿痛风患者的血尿酸水平，从而误认是尿酸水平正常的痛风。

Yu 报道，2 145 例痛风患者在停用别嘌醇或者促尿酸排泄药后，1.6% 的患者血尿酸水平可持续保持正常达数月。尽管有些痛风症状很轻的患者的血尿酸在一段时间内继续保持正常，但大多数这些患者会最终恢复高尿酸血症。

## 三、急性发作的诱因

对于有些高尿酸血症患者会出现晶体聚积而另一些却没有的原因尚不明。当关节滑液的尿酸浓度处于稳态时，痛风患者的关节滑液比骨关节炎或类风湿关节炎患者的关节滑液更易形成结晶。许多滑液蛋白已被报道与促进或者抑制晶体核的形成相关。已知的重要的生理性成核剂还较少，代表性的有 Ⅰ 型胶原和 γ 球蛋白亚片段。

高尿酸血症的严重程度与痛风的发生呈正相关。但是关节滑液内尿酸浓度的急剧上升或者下降与急性痛风发作的关系更为紧密。血清尿酸水平的快速波动是外伤、乙醇摄入及药物相关痛风的一个触发机制。

外伤常被报道是引发痛风急性发作的一个诱因。外伤可小到仅为一次长途行走，途中可无疼痛，但可引发关节内肿胀。一旦关节开始休息，关节滑液中的游离水分很快流失，其结果是导致关节滑液内尿酸水平突然升高，从而引起尿酸盐结晶聚积及痛风发作。这一机制可解释为何痛风发作常在夜间。

乙醇摄入可通过数种机制导致痛风。饮用铅污染的走私酒可造成慢性肾小管损伤导致继发性高尿酸血症及铅痛风（铅中毒在这里是指铅或与铅相关的，该词来自古代的观点，认为这种金属构成了土星）。任何形式的乙醇摄入均可通过增加细胞内腺苷三磷酸的分解从而导致尿酸的增加。饮用啤酒对痛风有额外的影响，因为啤酒内含有大量的可代谢为尿酸的鸟嘌呤核苷。

药物可通过快速升高或者降低尿酸水平而引发痛风。噻嗪类利尿剂能选择性影响近曲小管的尿酸盐分泌。低剂量阿司匹林（每天低于 2 g）也能提高血尿酸盐水平，但更大剂量的阿司匹林却有促尿酸排泄作用，可降低血尿酸浓度。过快的增高或者降低血尿酸水平均可诱发痛风发作；别嘌醇就是此类情况的代表。这种矛盾现象的机制可能是当关节滑液内尿酸水平急剧改变时，滑液内的微小痛风石失稳态所致。当微小痛风石断裂时，晶体脱落入关节滑液，从而导致痛风发作。

# 四、临床相关疾病

### 1. 肾病

高尿酸血症造成的唯一持续性损伤的内脏是肾。高尿酸血症导致的肾病共 3 种：①慢性尿酸盐肾病；②急性尿酸肾病；③尿酸肾结石。

慢性尿酸盐肾病是由单钠尿酸盐晶体在肾髓质及肾锥体沉积所致，伴有轻度蛋白尿。尽管慢性高尿酸血症被认为是尿酸盐肾病的病因，但是此类肾病基本上不发生在没有痛风性关节炎的患者身上。进行性肾衰竭在痛风患者中较常见，但由于痛风患者常伴发多种疾病，因此很难确定肾衰竭与慢性尿酸盐肾病之间的关系。正如以下所述，常与痛风伴发的疾病，如高血压、糖尿病、肥胖以及缺血性心脏病也是肾功能不全的危险因素。在很大程度上，高尿酸血症作为慢性肾实质疾病的独立危险因素这一说法仍然存在争议。高尿酸血症对肾的其他慢性影响可能不是晶体沉积所致，而是由于可溶性尿酸分子对肾小球入球小动脉的直接作用。

急性肾衰竭可由急性肿瘤溶解综合征时的高尿酸血症所致。该综合征可在快速增殖的淋巴瘤及白血病患者接受化疗时产生。由于细胞溶解时释放大量嘌呤，尿酸在远曲小管及肾集合管内沉积。

急性尿酸肾病可引起尿少或无尿。通过随机尿或者 24 小时尿中尿酸与肌酐比值大于 1.0 可以将此种急性肾衰竭与其他形式的肾衰竭区分开来。

有 10%~25% 的痛风患者患有尿酸肾结石。其发病率与血清尿酸水平强相关，当血清尿酸在 13 mg/dL 以上时发生肾结石的可能性达 50%。约 40% 的患者肾结石的症状先于痛风发作。含钙的肾结石在痛风患者身上的发生率比普通人高 10 倍。

### 2. 高血压

25%~50% 的痛风患者患有高血压，同时 2%~14% 的高血压患者患有痛风。由于血清尿酸浓度与周围及肾动脉阻力直接相关，而肾血流量减少可以解释高尿酸血症与高血压的联系。肥胖及男性等因素也使高血压和高尿酸血症相关联。

### 3. 肥胖

不论男女，高尿酸血症及痛风均与体重十分相关，同普通人相比痛风患者经常是超重的。肥胖可能是高尿酸血症、高血压、高脂血症和动脉粥样硬化之间的联系因素。

### 4. 高脂血症

血清三酰甘油增高占痛风患者的 80%。尽管在痛风患者中高密度脂蛋白水平通常要低些，但高尿酸血症和血清胆固醇之间的关系仍然存在争议。血清脂类的这些异常通常不是由于遗传，而是由于生活放纵所致。

# 五、辅助检查

## 1. 影像学特点

在疾病的早期，痛风的影像学改变不显著。在急性痛风性关节炎时，影像学检查可仅见受累关节周围软组织肿胀。在大多数情况下，关节和骨的异常发生在病史多年者，提示存在尿酸盐晶体沉积。最常见的异常多呈不对称性，且多见于足、手、腕、肘及膝。

痛风骨侵蚀的影像学与其他炎性关节病的骨侵蚀改变截然不同。痛风所致的骨侵蚀通常稍偏离关节，而典型的类风湿骨侵蚀紧邻关节表面（图 7-8）。典型痛风骨侵蚀的特征是既有萎缩又有肥大，从而导致有垂悬边缘的侵蚀。痛风患者能保持其关节间隙直到疾病晚期。近关节处骨量减少这种类风湿关节炎常见的早期改变在痛风中罕见或者极轻微。

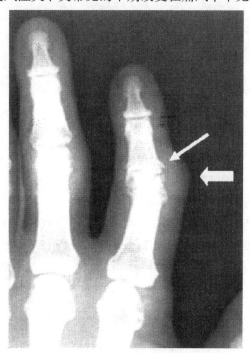

**图 7-8 晚期痛风的影像学改变**

注 垂悬边缘的典型痛风侵蚀（细箭头）及痛风石导致的软组织肿胀（粗箭头）。

## 2. 实验室检查及诊断

长期以来，增高的血尿酸水平被认为是痛风诊断的基石。事实上，这项实验室检查对痛风的诊断意义有限。大多数高尿酸血症的人并不会发展为痛风，而痛风发作期间其血清尿酸水平可正常。大多数患者痛风的确诊有赖于临床三联征：单关节炎、高尿酸血症以及治疗后关节症状显著缓解。根据这些参数做出诊断仅仅是一种推测，但是医生应该对其他的可能保持警惕。

药物（如非甾体抗炎药或者糖皮质激素）治疗的临床反应尚可见于其他类型的关节炎，包括焦磷酸钙假性痛风及碱性磷酸钙（羟基磷灰石）肌腱炎。血清尿酸测定对随访抗高尿酸血症治疗的疗效是有帮助的并且是必要的。

确诊痛风只能通过抽取关节滑液并检查滑液或痛风石物质，证实有特征性的单钠尿酸盐晶体（图7-9）。这些晶体通常为针状或者杆状。在补偿偏振光显微镜下，呈现明亮的双折光晶体：当与慢轴平行时呈现黄色（一级补偿）；而与慢轴垂直时则呈现蓝色。在痛风急性发作时晶体存在于细胞内，但是小的、粉碎状，细胞外晶体常见于发作减轻和间歇期。

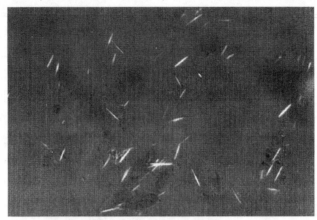

图7-9　偏振光显微镜下可见急性炎性关节滑液中典型的针状单钠尿酸晶体

关节滑液检查结果与中至重度炎性相一致。白细胞计数常在（5~8）×10⁹/L。这些细胞主要是中性粒细胞。关节滑液需进行细菌培养，因为细菌感染可与痛风晶体同时存在。

24小时尿液尿酸测定不是所有痛风患者所必需的。正常饮食下，24小时尿尿酸排泄量超过800 mg提示尿酸生成过多。在儿童及年轻人中，这种尿酸生成过多可以是酶缺陷所致。在老年患者中，这一尿酸水平说明存在与细胞快速转化相关的疾病，如骨髓或者淋巴增殖性疾病。某些药物、造影剂和乙醇可干扰尿液尿酸的检测。因此，在检测前几天应予以避免。

（杨　帆）

# 第三节　治疗

痛风的处理包括两个主要方面：①治疗和预防关节及关节囊的急性炎症；②降低血清尿酸水平，目的在于避免痛性炎症复发，抑制关节损伤的进展，防止尿石症的发生。时常，痛风性关节炎的治疗和尿酸水平的降低采取的策略多基于医生的个人偏好，而非循证医学。

## 一、非甾体抗炎药和其他止痛药

急性痛风治疗的主要目的是快速、安全地缓解疼痛及恢复功能。急性痛风发作具有自限性，因此有关该病的临床试验结果值得斟酌。NSAID通常能够在24小时内缓解大部分症状。如无禁忌证，NSAID被认为是急性痛风的一线治疗。在治疗痛风时，没有哪种NSAID是明确优于其他NSAID的。例如，足量布洛芬（如800 mg，每天4次）与吲哚美辛（50 mg，每天3次）的疗效相当。不幸的是，NSAID的胃肠道和肾毒性是许多患者用药时的主要顾虑。有关急性痛风的头对头试验证实依托考昔的疗效与吲哚美辛相似，提示选择性环氧化酶-2

（COX-2）抑制剂可作为非选择性 COX-2 抑制剂禁忌时的替代方法。然而，对于选择性 COX-2 抑制剂的心血管安全性尚存在争议。在早期急性痛风治疗中阿片类也可作为辅助的镇痛剂，但是目前缺少对照临床试验对其进行评估。

## 二、糖皮质激素及促肾上腺皮质激素

糖皮质激素（全身或局部）及促肾上腺皮质激素（ACTH）是治疗急性痛风确切有效的二线药物。此类药物的使用也因其潜在毒性而受限，尤其是可加剧高血糖。为有效地治疗急性痛风，常需全身使用相对大剂量的糖皮质激素，尤其是多关节炎时或者累及如膝关节等大关节时。在这种情况下典型的方案是泼尼松，初始剂量每天 30~60 mg（可分开服用），在 10~14 天逐步减停。

对急性寡关节和多关节痛风而言，合成的 ACTH 可以在数小时内起效，而且一项对照临床试验显示合成的 ACTH 治疗急性痛风的效果优于吲哚美辛。一项针对急性痛风患者的对照研究显示，全身使用抗炎剂量的糖皮质激素所取得的疗效与 ACTH 相似。ACTH 的外周抗炎作用是由黑色素受体 3 活化调节的，发生在诱导肾上腺糖皮质激素释放之前，这可解释急性痛风中 ACTH 能够迅速起效的原因。然而，ACTH 相对来说较昂贵，也不能够广泛获得。使用全身皮质激素或 ACTH 初治急性痛风时仍面临关节炎反跳性发作。因此，在使用全身糖皮质激素或 ACTH 的同时，预防性使用小剂量秋水仙碱是有效的辅助治疗。

## 三、秋水仙碱

秋水仙碱口服或者静脉注射给药曾经是急性痛风的标准治疗方法。然而，由于口服秋水仙碱抑制发作所需的时间过长、治疗窗过窄以及静脉秋水仙碱潜在的严重毒性反应，现在已不再推荐用于急性痛风发作。对几乎全部急性痛风患者而言，NSAID、糖皮质激素或者 ACTH 提供了很好的可选择药物。但秋水仙碱在预防痛风发作上仍然发挥着重要的作用。

## 四、急性痛风性关节炎的预防治疗

低剂量秋水仙碱（0.5 mg 或 0.6 mg，口服每天 1~2 次）是十分适合用来预防急性痛风复发的。虽然秋水仙碱并非强力抗炎药，但是该药对预防痛风及脱水焦磷酸钙沉积病（CPPD）等晶体诱导的炎症十分有效。即使是低浓度的秋水仙碱也能调控中性粒细胞与内皮细胞的黏附。高浓度的秋水仙碱能够抑制尿酸晶体诱导的 NALP3 炎症体的活化。低剂量 NSAID 预防痛风发作的疗效是否可靠尚不清楚。

在降尿酸治疗的最初数月，痛风性关节炎是很常见的。标准的临床实践是抗高尿酸血症治疗的前 6 个月每天口服秋水仙碱（肾功能正常的患者 0.6 mg，口服，每天 2 次）。当肾功能不全或者年龄超过 70 岁时，应进一步减少预防性低剂量秋水仙碱的剂量。即便如此，在使用低剂量秋水仙碱的时候也应当保持警惕，注意可能产生的严重毒副作用，包括神经肌病和骨髓抑制。合并使用红霉素、他汀类药、吉非贝齐和环孢素时可减少秋水仙碱的清除，从而增加秋水仙碱的毒性。透析不能清除秋水仙碱，因此在依靠透析维持的肾衰竭患者中不可使用秋水仙碱。

## 五、降低尿酸的方法

在决定开始行降尿酸治疗痛风前需要进行全面的考虑，因为降尿酸药物具有多重潜在的药物间相互作用和毒性。不行降尿酸治疗痛风也并非总是进展，有些患者通过改变生活方式可使血清尿酸水平恢复正常。生活方式的改变可影响尿酸水平，如停止酗酒、降低体重、停用噻嗪利尿剂转用其他的抗高血压药。常规的限制嘌呤的饮食并不可口，且其降低血清尿酸的效果一般。根据患者情况制订的可口的、低热量的、低糖的饮食能够提升胰岛素的敏感度，减少高尿酸血症发生率达 15%~20%。其他的饮食控制措施，如限制啤酒的摄入、增加低脂奶制品的摄入尚需进一步的验证。

## 六、抗高尿酸血症治疗的药理学

痛风患者采用缓慢降尿酸治疗的两个主要指征是肉眼可见的皮下痛风石和痛风性关节炎频繁发作（如每年 3 次或以上）。标准做法是在急性痛风的炎症阶段缓解之后方开始降尿酸治疗。这种做法出于担心降尿酸治疗可使尿酸晶体从重塑的微小及巨大痛风石中移出，从而加重急性痛风。通过这种机制促发急性痛风发作是开始降尿酸治疗最初数月的常见不良反应。

目前常用的降尿酸药物包括：①别嘌醇，这是一种黄嘌呤氧化酶抑制剂，能够降低尿酸的生成；②促尿酸排泄药物（以丙磺舒为例），能够增加肾尿酸盐排泄。丙磺舒和其他促尿酸排泄药通过抑制近曲小管的有机阴离子交换器 URAT1，从而抑制尿酸盐的重吸收。

在痛风传统评估中，依据 24 小时尿液尿酸排泄量将患者分成两组：尿酸产生过多者和尿酸排泄减少者。尿酸产生过多者是指每天尿液尿酸排泄量超过 800 mg 的痛风患者，绝大多数的痛风患者都属于该类型。然而，收集 24 小时尿液常给患者带来不便，容易不准确，并且无法辨别尿酸产生过多和尿酸排泄减少二者并存的情况。而且，当肌酐清除率 < 60 mL/min 时，24 小时尿液尿酸定量将不能可靠地辨别尿酸是否产生过多。测定随机尿液中的尿酸不能可靠地将尿酸产生过多与排泄减少相区分开。因此，在临床上，无论 24 小时尿液尿酸排泄测定结果如何，一旦决定需要行降尿酸治疗时常用的治疗方法是别嘌醇。在无明显引起高尿酸血症的原因时，24 小时尿液尿酸测定可用于筛查尿酸是否产生过多。可引起高尿酸血症的原因包括肾衰竭、使用利尿剂或者骨髓增殖性疾病。该检查对于 30 岁前罹患痛风者或痛风并发石症者更为有用。降尿酸治疗的目标是保持血清尿酸低于 6.0 mg/dL，该浓度比尿酸盐在体外生理溶液中的溶解度低了约 1 mg/dL。标准的临床方案是在治疗的最初数月，逐渐增加降尿酸药物的剂量使血清尿达到这一水平。然而，即便是血清尿酸未降低至 6.0 mg/dL 以下，多数患者至少是部分临床有效。当血清尿酸降低至相似水平时，别嘌醇和促尿酸排泄药促进痛风石缩小的速率相同。

别嘌醇是医生最常用的抗高尿酸血症药物，因为其每天 1 次服用方便，以及不论痛风患者高尿酸血症的原因如何，该药都可获得预期疗效。对大多数患者而言，别嘌醇的初始剂量应为每天 100 mg（对肾功能不全患者应减量，对肾功能健全的年轻患者可增加剂量）。根据血清尿酸水平，在数周内逐渐增加剂量。每天 300 mg 甚至更高剂量也可使用。限制别嘌醇有效使用的普遍原因是患者的依从性差，因此教育患者更好地按照长期目标进行降尿酸治疗是医生面临的挑战。

别嘌醇的不良反应包括轻微过敏反应，如瘙痒和皮炎，发生于约 2% 的患者。在小样本开放研究中，约半数有此轻微反应的患者成功脱敏。但是，别嘌醇的毒性，包括肝损伤及严重过敏反应，可以变得很严重。重症别嘌醇过敏综合征具有剂量依赖性，死亡率约达 20%。其典型表现为重症皮炎，伴血管炎、发热、嗜酸性粒细胞增多、肝功能损伤及肾功能不全。肾功能不全及合用噻嗪类利尿剂可能是重症别嘌醇过敏综合征的易患因素。在中国汉族人中，人白细胞抗原（HLA）−B5801 与重症别嘌醇过敏综合征强烈相关。幸运的是，重症别嘌醇过敏综合征并不常见，并且普遍认为按照肌酐清除率调整别嘌醇初始剂量能够降低发生药物毒性的风险。由于别嘌醇具有剂量依赖性不良反应，因此在晚期肾功能不全的患者中，过于激进地使用别嘌醇将血清尿酸降至 6.0 mg/dL 以下是极具风险的。

当需要使用促尿酸排泄药物时（如别嘌醇过敏时），丙磺舒是常用的选择。丙磺舒能够增加肾尿酸清除，并且可用于肾尿酸排泄减低但肌酐清除率≥60 mL/min 的患者。为保证有效，促尿酸排泄药的使用要求肾功能良好。丙磺舒的起始剂量是 500 mg 每天 2 次，根据尿酸水平逐渐加量至最大剂量 1 g 每天 2 次（或直到达到目标血清尿酸水平）。服用丙磺舒的患者发生尿酸性尿石症的风险增高，故患者应有依从性，确保每天至少饮水 2 L 以减少尿石症风险。低剂量的阿司匹林能够减少肾尿酸排泄，但不会显著阻断丙磺舒的抗高尿酸血症的活性。其他强效促尿酸排泄药物有磺吡酮和苯溴马隆，但是这些药物由于毒性而受到限制，而且不能普遍获得。更弱的促进尿酸排泄的药物有血管紧张素 1（$AT_1$）受体拮抗药（氯沙坦）、降脂药（阿托伐他汀和非诺贝特）。在这几种药物中，非诺贝特的降尿酸能力最强。氯沙坦的促尿酸排泄效果持续性有限。使用氯沙坦、阿托伐他汀和非诺贝特作为降尿酸的主要用药还是辅助用药视所选择的患者而定。通常选择中等程度高尿酸血症患者，伴有痛风和其他并存疾患如高血压、代谢综合征和高脂血症。然而，此类药物在治疗中的地位尚未建立，而且与其他促尿酸排泄药一样，有发生尿酸性尿石症的风险。

## 七、对于痛风的并发症和无症状高尿酸血症的考虑

痛风患者医学管理的含义是指认识和合理治疗那些与痛风相关的可影响尿酸水平和寿命的疾病。这些疾病包括代谢综合征、高脂血症、高血压、酗酒、肾病及骨髓增殖性疾病。无症状高尿酸血症本身不会引发临床上显著的肾疾病。然而，高尿酸血症既是动脉粥样硬化的独立危险因素，又是缺血性心脏病不良事件的预测因子。血清尿酸与血压呈正相关，有关啮齿类动物的大量研究表明，高尿酸血症可对动脉内皮细胞和平滑肌细胞产生直接的、有毒的和致动脉粥样硬化的作用，同样会对肾小球血管系统、肾功能及全身的血压带来毒性作用。目前尚无证据支持对无症状高尿酸血症进行治疗。

## 八、器官移植患者的痛风

难治性痛风显著的例子常来自主要器官移植患者。对这些患者，环孢素或者他克莫司是异体移植成功的关键。在这种情况下，环孢素或者他克莫司引起的肾部病变和肾尿酸转运的改变可导致显著的高尿酸血症和显著加速的痛风石形成。因此，移植相关痛风一旦诊断几乎总是需要进行抗尿酸治疗的。对于主要器官移植受体来说，采用低剂量环孢素微乳剂以及发展非环孢素的免疫抑制剂能够降低此类医源性疾病的范围及广度。

# 九、难治性痛风患者的治疗：目前观点和药物新进展

降尿酸治疗受限常成为患者的主要临床问题。最常见的问题是对别嘌醇不耐受、肾功能不全或者尿石症（使促尿酸排泄药失效或者禁忌）以及广泛痛风石。以下将讨论一些新的具有潜在治疗痛风的药物，如奥昔嘌醇、非布索坦、尿酸氧化酶。

别嘌醇的局限性不只限于过敏反应及其他形式的药物不耐受。别嘌醇的主要代谢产物奥昔嘌醇以极高的亲和力与还原型黄嘌呤氧化酶结合，但是不能有效地结合和抑制氧化型黄嘌呤氧化酶。这或许是一些患者即使在别嘌醇剂量高达每天 300 mg 时仍然缺乏有效性的原因。一些别嘌醇过敏患者能够耐受奥昔嘌醇，但是奥昔嘌醇的口服吸收性比别嘌醇差，因此可能需要花更长的时间来调节奥昔嘌醇的用量，以取得满意的降尿酸效果。与别嘌醇的交叉反应以及依赖良好肾功能去有效清除奥昔嘌醇，使得奥昔嘌醇在治疗别嘌醇不耐受的难治性痛风时的使用受到了进一步的限制。

非布索坦能够通过不同于别嘌醇与奥昔嘌醇的机制来抑制黄嘌呤氧化酶，通过占据进入酶活性中心的通路来阻止底物与黄嘌呤氧化酶结合。这使它对黄嘌呤氧化酶的氧化型和还原型均有抑制作用，但是对于其他参与嘌呤与嘧啶代谢的酶的影响很小。此外，和目前使用的黄嘌呤氧化酶抑制剂不同，非布索坦代谢主要通过在肝中形成葡萄糖醛酸苷、氧化，并且在粪便与尿液中大致等量的排泄。一项以血清尿酸水平< 6.0 mg/dL 的患者所占百分比为主要终点的Ⅲ期临床研究显示，对于起始血清尿酸水平> 8.0 mg/dL 的痛风患者，非布索坦（每天 80~120 mg）降低尿酸的疗效优于别嘌醇每天 300 mg 的疗效。然而，治疗 1 年后，痛风复发率的降低和痛风石体积的缩小情况在所有治疗组中结果相似。

肝尿酸氧化酶，在人体中缺乏表达，可氧化相对不溶性的尿酸成为高溶解度的尿囊素，同时产生氧化剂过氧化氢及尿酸氧化的活性中间体。尿酸氧化酶能够显著地降低血清尿酸水平，加速痛风石溶解（主体消除）。重组未修饰黄曲霉尿酸氧化酶（拉布立酶）是美国 FDA 批准的治疗高尿酸血症介导的肿瘤溶解综合征的药物。但是，这种尿酸氧化酶有很高的免疫原性，能够触发包括过敏反应在内的严重的甚至是致命的不良反应。受过敏反应和产生尿酸氧化酶中和抗体的限制，未修饰尿酸氧化酶仅能够单次、短程使用。通过尿酸氧化酶上特异氨基酸的突变和重组酶的聚乙二醇修饰，降低尿酸氧化酶的抗原性，延长半衰期，从而实现尿酸氧化酶活性最佳化。研究表明，PEG 修饰的尿酸氧化酶对痛风患者可能有较好的前景。就免疫原性而言，静脉注射可能好于皮下注射。然而，尿酸氧化酶引起的注射或输液反应以及氧化还原应激反应让人担忧。在此种情况下，尿酸氧化酶能够引起溶血现象及高铁血红蛋白症，其中大多数是可以预测的，患者多有葡萄糖-6-磷酸脱氢酶（G6PD）缺陷。因此，在治疗痛风时，修饰的尿酸氧化酶仅适用于那些经过慎重选择的、对其他抗高尿酸血症治疗不耐受或者无效的，且短期需要溶石的患者。

（杨　帆）

# 第八章

# 干燥综合征

干燥综合征（Sjogren's syndrome，SS）是一种主要累及外分泌腺体的慢性炎症性自身免疫病。由于其靶器官主要为外分泌腺体的上皮细胞，故又称自身免疫性外分泌腺体上皮细胞炎或自身免疫性外分泌病。临床除有唾液腺和泪腺受损功能下降而出现口干、眼干外，尚有其他部位外分泌腺及腺体外器官的受累而出现多系统损害的症状。其血清中则有多种自身抗体和高免疫球蛋白血症。

1933 年瑞典眼科医生 Henrik Sjogren 提出 Sjogren's syndrome 的概念，当时的含义为干燥性角结膜炎、口干燥症和 RA 三联征。1956 年 Block 等将 SS 分为原发性和继发性两种。20世纪 80 年代找到了与本病密切相关的自身抗体——抗 SSA（Ro）和抗 SSB（La）抗体。

原发性 SS 指不伴有另一诊断明确的弥漫性结缔组织病（CTD）的 SS，而继发性 SS 指合并有另一诊断明确的 CTD 如 RA、SLE、SSc、DM、MCTD 等的 SS。

原发性 SS 属全球性疾病，北京协和医院张乃峥进行的一项流行病学调查发现，依据不同的诊断标准，我国人群原发性 SS 的患病率为 0.3%~0.7%，国外报道为 0.5%~1%。老年人群中患病率更高。本病女性多见，男女之比为 1 :（9~20）。发病年龄多在 40~50 岁，也见于儿童，北京协和医院曾见最低年龄患者为 9 岁。

## 第一节 病因和发病机制

### 一、病因

本病由多种因素导致，可为遗传基因、环境因素、性激素等相互作用诱发。

#### （一）激活自身免疫反应的环境因素

1. 病毒

外分泌腺细胞一过性或持久的潜在病毒感染可能是触发 SS 自身免疫反应的一个重要因素。这种感染可引起 Th、T 记忆细胞和 B 细胞聚集，在抗原的选择性刺激和 T 细胞的辅助下 B 细胞发生克隆性增殖，同时引起组织损伤。

被疑及有关联的病毒有 EB 病毒、CMV、逆转录病毒、柯萨奇病毒等，但均无直接肯定证据。有学者认为一些病毒作为抗原或感染后的组织代谢物激活自身抗原出现免疫异常。

2. 干燥

有学者以动物实验说明干燥环境可以产生异常 CD4$^+$T 细胞，这种细胞被转移后可诱发其他特定小鼠泪液产生减少。

3. 吸烟

Manthorpe 等认为，吸烟可引起外分泌腺体功能下降。

## （二）遗传因素

SS 患者家庭成员较正常人群更易患自身免疫病或有血清学免疫异常。国内有一家三姐妹均患本病的报道。在自身抗体阳性和有外分泌腺外表现的患者中 HLA-B8、DR2 和 DR3 的频率高达 50%~80%。它和 HLA-DRw52 也有一定的相关性。不同种族人群，其相关的 HLA Ⅱ类分子位点不尽相同。希腊报告与 SS 相关的 HLA-DR 位点多为 DRB1* 1101 或 DRB1* 1104，且与 DQA1* 0501 有连锁不平衡。美国在 SS 中也发现较高频率的 HLA-DQA1* 0501。

研究发现和 SS 相关的可能是一些特定的单倍体型，而非某一位点，如 HLA-DRB1* 0301、DRB1* 1501 单倍体型。与抗 R052 抗体相关的基因有 HLA-DQA1* 0501、DQB1* 0201、R052 基因的第 3 内含子 C/T 基因型和 TAP2* Bky2 基因型，Fas 基因 670 位核苷酸的多态性与 SS 显著相关。此外，caspase3、Cathepsin、Ly-6C、Mel-14 等基因的多态性和 SS 的相关性也引起了重视。应用锌片研究与 SS 相关基因不少于 20 个，有明显过度表达，亦有下达表达的，其中部分与 SLE 相关基因相重叠，IFN-inducible 即是代表。

总之，SS 的易感性是由多基因组成，而且不同种族的 SS 患者，其易感基因可能亦不同。

## （三）性激素

SS 的性别差异显著，男女之比为 1 ：（9~19）。有研究指出，雄激素有较强的细胞和体液免疫反应，而睾酮对自身免疫反应有保护性。在妊娠期间 TNF 水平下降，IL-10 上升。

# 二、发病机制

SS 的发病和持续可能与以下假设有关。

1. 在病因作用下，易感者涎腺（人体最大的外分泌腺体）及泪腺的自身免疫性被激活，出现一系列免疫异常，包括细胞过度凋亡后自身抗原裸露。由于免疫炎症反应使局部组织破坏，腺体分泌功能下降。

2. 涎腺上皮细胞具有接受乙酰胆碱信息的受体，如 M3R 相应自身抗体、抗 M3R 抗体的出现而使促腺体分泌信号被阻断，导致腺体分泌减少。

（陈新鹏）

# 第二节　免疫异常和病理

# 一、免疫异常

本病与其他结缔组织病相似，是以 T-B 细胞为中心，相互作用而引起的一系列异常免疫反应。其上皮细胞、内皮细胞及细胞因子均参与、构成本病持续发展的网络。而上述的

T-B 细胞的异常都可能来源于像涎腺这样的外分泌腺体。

## （一）淋巴细胞、细胞因子

SS 患者涎腺浸润的淋巴细胞中 60%～70% 是 T 细胞，B 细胞为 20%～25%，巨噬细胞、NK 细胞等不足 5%，说明这是一个 T-B 相互作用的免疫异常。

1. T 细胞

在受损组织中 70% 以上是 CD4+T 细胞，其中大部分是记忆/诱导 T 细胞（CD45 RO+），几乎所有浸润的 T 细胞均表达 αβT 细胞受体（TCRαβ）。对 TCR 表达限制性的研究提示 SS 患者外分泌腺中 T 细胞的增殖相对良性。通过对外分泌腺尤其是唇腺中浸润的 T 细胞表面表达的 HLA II 类分子、IL-2 受体及功能上的研究表明这些细胞处于激活状态。

近年来对 SS 患者唇腺和外周血 T 细胞分泌的细胞因子的研究最为活跃。总结大量的研究结果，认为在 SS 患者唇腺中 Th1 细胞因子为主导的环境促使了炎症朝慢性化发展，而在外周血中 Th2 细胞因子为主导的环境有利于 B 细胞激活并促进自身抗体的产生。

2. B 细胞

B 细胞活化增殖是本病的特点。受损组织中不仅有大量 B 细胞，尚有由 B 细胞演变而来的浆细胞和生发中心。B 细胞活化增殖为外周血 B 细胞活化因子（BAFF）水平增高所证实，同时表现为外周血的多克隆性高球蛋白血症和多种的自身抗体（如抗 SSA/Ro 和抗 SSB/La 抗体）与本病相关性最密切。

B 细胞尚有单克隆性增殖异常的特点。SS 患者并发淋巴瘤（主要为 B 细胞性）的发病率高出正常对照的 16～40 倍，常见的有非霍奇金淋巴瘤或黏膜相关淋巴组织瘤（MALT），大部分为低分化边缘区淋巴瘤，多起源于淋巴结外黏膜相关淋巴组织，还可见原癌基因和抗原癌基因的突变和错位。可能的发生机制为：淋巴组织长期慢性炎症刺激导致 B 细胞由多克隆激活突变为单克隆增殖，在此基础上发生染色体变异（如三倍体形成），使这些细胞形成低分化的 B 细胞淋巴瘤，其他原因（如 p53 基因突变）促使其演变为高分化 B 细胞淋巴瘤，而自身抗原则驱动了整个过程。

## （二）腺体上皮细胞

涎腺体上皮细胞在 SS 免疫反应中起着抗原呈递的重要作用，其细胞膜上表达丰富的 HLA-DR 分子和 SSB 抗原，可启动自身免疫反应。腺体上皮细胞凋亡加速，可能是通过 Fas 和 FasL、Bax 或协同刺激分子 CD80 和 CD86（B7.1 和 7.2）介导的不同途径。腺体上皮细胞本身还大量表达细胞黏附分子和细胞因子，从而主动、积极地参与了外分泌腺的损伤。

## （三）M3 型毒蕈碱样受体与水分子通道蛋白

口干症状的出现可以先于或明显于具分泌功能的腺泡组织的实质性损害，即 SS 患者在仍有充足涎腺腺泡组织时就出现了唾液流率的减低，提示在 SS 患者外分泌腺中除了腺体损失外，腺体功能异常也起着重要作用，其中抗 M3R 抗体可能起一定作用。蕈碱样受体是分布在涎腺分泌细胞表面的受体，有亚型 1～5，其中对 3 型蕈碱样受体（M3R）研究较多。当 M3R 接受乙酰胆碱能神经所传递的介质时促进涎腺细胞分泌。抗 M3R 抗体是一种自身抗体，它和 M3R 结合，使 M3R 敏感性下降，阻断了 M3R 接受乙酰胆碱能神经的介质，降低涎腺分泌细胞的功能。在动物实验中显示将抗 M3R 抗体转移到另一动物，可使该动物涎腺分泌减少。因此，目前初步认为抗 M3R 抗体是一个致病性自身抗体。

近来认为水分子通道蛋白（aquaporin，AQP）在 SS 患者外分泌腺中的分布和转运异常也起了作用。AQP 是细胞膜上存在的对水分子具有高度通透性的特异性水分子转运蛋白，与水分大量流动有关的组织和器官如肾、呼吸道、眼和脑都有 AQP 的表达。大鼠颌下腺及腮腺及其泪腺和上呼吸道黏膜下腺的腺泡细胞均有 AQP5，其为等渗的水流提供了从腺泡细胞到腺泡腔的主要途径。AQP 在人涎腺中的作用了解尚少。在人的涎腺微血管网的内皮细胞及肌上皮细胞上有 AQP1 的表达。在涎腺腺泡细胞的基底侧面找到 AQP3 的高表达，其 mRNA 表达水平和免疫染色的强度与主要涎腺及唇腺中的 AQP5 相当。

有学者认为原发性 SS 患者血清中的 IgG 持续作用于泪腺和涎腺的 M3R，起类似毒蕈碱样乙酰胆碱能抑制剂的作用，引起口、眼干燥等原发性 SS 的典型症状。

## 二、病理

本病病理特点为受损组织淋巴细胞大量浸润，因此在涎腺、泪腺的间质内可见到大量淋巴细胞，其中以 T 细胞为主，但同时有 B 细胞，有时甚至有 B 细胞组成的生发中心。这种病变除见于浅表外分泌腺如唾液腺、泪腺及皮肤、阴道黏膜、气管黏膜、胃黏膜的外分泌腺外，尚见于内脏由柱状上皮细胞组成的腺体样器官，如肾小管、肝内小胆管、胰小管。淋巴细胞浸润血管壁则构成血管炎，肾小球病变、神经病变（周围及中枢）都因血管炎所致。淋巴细胞浸润亦见于甲状腺。当淋巴细胞极度增殖，并由多克隆淋巴细胞转为单克隆病变时，则淋巴组织良性增殖发展为恶性肿瘤如非霍奇金淋巴瘤或 MALT。在同一器官内有时可以有肾小管病变及肾小球病变同时存在。

（陈新鹏）

# 第三节　临床表现

本病起病多隐匿，大多数患者很难说出明确起病时间，从有症状到确诊为 6~8 年。临床表现多样，病情轻重差异较大。预后基本良好。临床表现主要可分为外分泌腺受累表现和血管炎表现。

## 一、外分泌腺病变

1. 浅表外分泌腺病变

（1）口干燥症：口干是患者最常见的症状，严重患者随身携带着水瓶频饮水以保持口腔的湿润和舒适。进固体食物时必须伴水或流质送下，有时夜间需起床饮水，干的症状可向鼻咽喉部扩散。但口干症状往往被患者自己或医生所忽略。猖獗龋是本病的特征之一。由于唾液分泌量减少，口腔抗菌能力减弱，患者出现多个难以控制的龋齿，表现为牙齿逐渐变黑，继而小片脱落，最终只留残根。还可在切面及龈缘处等不常见的部位出现龋斑，特别是填充物和牙冠相结合部位的牙釉质特别容易龋坏，所以"填充物脱落"也是口干燥症早期的常见表现之一。约 50% 患者表现有间歇性交替性腮腺肿痛的成人腮腺炎，累及单侧或双侧，大部分在 10 天左右可以自行消退，有时则呈持续肿大。一项对反复出现成人腮腺炎的患者的前瞻性随访 5 年后发现，其中 50% 以上患者最终发展为 SS。也有患者表现为单侧或双侧颌下腺肿大。舌下腺肿大较少。涎腺肿大时有的伴有发热。对有腮腺持续性肿大、变硬或呈结节状者应警惕有恶性淋巴瘤的可能。舌部则表现为舌痛、舌面干裂、舌乳头萎缩而光滑。口腔黏膜可出现溃疡或继发感染，尤其是合并口腔真菌感染。一项研究结果表明，80%以上 SS 患者口内白念珠菌培养阳性，而正常对照的阳性率则为 0。

口干燥症的特异检查为唾液流率的定量测定。作为风湿科或内科医生可进行初步筛选试验，嘱患者张口抬舌 1 分钟后可通过观察舌下唾液池来初步判断唾液流率。

（2）干燥性角结膜炎：虽然泪液减少是 SS 的一个突出表现，患者往往主诉为眼部有摩擦、沙砾、激惹等异物感，或往往被忽略。另一个早期表现为患者不能耐受角膜接触镜（俗称"隐形眼镜"）。其他常见的眼干症状还包括眼干涩、痒痛、畏光、"红眼"、烧灼感或眼前幕状遮蔽感、眼疲乏或视力下降、泪少等症状，严重者伤心时无泪。眼分泌稠厚的黏膜带可引起视物模糊，甚至影响眼睑的活动。症状持续而未经治疗者可出现眼痛、严重畏光等提示角膜磨损的症状。部分患者出现眼睑缘反复化脓性感染、结膜炎、角膜炎、虹膜脉络膜炎、全眼炎等，少数患者可有泪腺肿大。

常见体征为泪液黏稠，可以拉出一条黄色或白色的长丝；结膜囊泪液极少，有时可见结膜充血；角膜表面的泪膜不稳定、易破裂，严重时角膜浑浊、溃疡或穿孔。特殊检查如 Schirmer 试验可部分定量眼干的程度。裂隙灯检查则可明确角膜是否存在损伤。结膜、角膜检查使用的染料有荧光素、丽丝胺绿及孟加拉红，染色后可提示上皮的缺陷。

（3）其他浅表部位外分泌腺病变：①皮肤汗腺功能下降，引起皮肤表皮干燥、瘙痒、脱落，甚至萎缩；②鼻黏膜腺体受累后引起鼻腔干燥、充血、结痂、鼻出血和嗅觉下降；③咽鼓管干燥、脱屑可导致浆液性中耳炎、传导性聋；④咽部腺体分泌下降则可致咽干，声带腺体分泌减少可出现声嘶；⑤外阴和阴道黏膜干燥、瘙痒、刺痛、萎缩，造成性交时不适，可出现外阴溃疡、阴道念珠菌感染。

2. 内脏外分泌腺病变

（1）呼吸系统：呼吸道黏膜外分泌腺体功能受损后，气管干燥，黏膜表面纤毛功能受损，使气道分泌物黏稠且不易咳出，造成 40%～50% SS 患者有慢性干咳的症状。气管以下的支气管、细支气管黏膜均可累及，并可继发感染。

原发性 SS 患者肺部改变以间质性病变为主（15%～30%），早期临床常无明显症状，仅显示肺功能受损。小部分严重者出现气短并演变为纤维性肺泡炎、多发性肺大疱，是 SS 患者死亡的主要原因之一。

约 75% 患者表现出肺功能异常，主要是限制性换气障碍和气体弥散功能下降。65%～92% 患者肺部 HRCT 可见异常表现，主要为磨玻璃样改变、支气管扩张、肺泡间隔增厚、蜂窝样变、多发性肺大疱、小结节等肺间质病变。

（2）消化系统：SS 患者胃肠道症状比较常见。唾液减少而引起咽和食管干燥，可使约 75% 的患者出现吞咽困难，少数患者因环状软骨后食管狭窄或食管肌肉功能异常而致吞咽困难更为明显，即使饮用大量的水也不能改善症状，约 1/3 患者经食管测压可证实存在食管运动障碍。原发性 SS 患者中约一半出现胃部症状，合并萎缩性胃炎者比较常见，内镜检查及活检发现 70% 患者有萎缩性胃炎（多在胃窦部），约 80% 患者合并浅表性胃炎。有报道指出，高达 2/3 SS 患者存在低胃蛋白酶原血症，但仅有 1/10 患者壁细胞抗体阳性。当患者出现持续的胃部不适、胀满、早饱等可能提示严重萎缩性胃炎或 MALT 时，应及时行胃镜检查。

SS 患者肝脏病变主要为肝大、肝酶及碱性磷酸酶升高，病理活检可见与原发性胆汁性肝硬化相似或慢性活动性肝炎的病变。有学者认为约1/4原发性 SS 患者有轻度自身免疫性肝炎的表现，7%~33%患者抗平滑肌抗体阳性。原发性胆汁性肝硬化与 SS 有一定相关性，约3/4 原发性胆汁性肝硬化患者有干燥症状，其中33%~47%患者合并有典型的 SS，涎腺活检时 93%患者可见局灶性涎腺炎；而 SS 患者中7%~13%抗微粒体抗体阳性，也提示原发性 SS 与原发性胆汁性肝硬化关系密切。一项研究发现，抗微粒体抗体阳性的 SS 患者中，肝活检提示Ⅰ期原发性胆汁性肝硬化者>90%。

SS 患者出现胰腺外分泌功能异常者并不多见，据报道有的患者胰腺外分泌腺功能试验结果异常。最常见的异常是具免疫活性的胰蛋白酶升高。SS 患者反复出现腹痛及脂肪泻时要考虑慢性胰腺病变。约 30%患者胰淀粉酶及血清总淀粉酶均升高。约 20%患者有小肠吸收功能低下。

（3）肾：至少 1/3 SS 患者有肾脏病变，以肾小管功能受损为主，表现为远端肾小管受损而出现的Ⅰ型肾小管性酸中毒。北京协和医院临床资料表明，原发性 SS 中合并肾损害者达 50%，大部分为亚临床型肾小管性酸中毒。约 20%临床表现有肾小管性酸中毒、低血钾、肾性骨病和肾性尿崩。少数因肾小球受损而出现肾功能不全。

SS 患者肾活检病理示肾小管及肾小球两种病变，可以并存。肾间质有大量淋巴细胞浸润，肾小管上皮细胞有退行性变并逐渐被增生的纤维组织所取代。肾小球大多为系膜性增生或硬化，偶可见到合并淀粉样变。

1）远端（Ⅰ型）肾小管性酸中毒：约 50%患者呈亚临床型肾小管性酸中毒，即临床无全身酸中毒的表现，而只显示肾小管不能酸化尿液。其特征是血 pH 及 $HCO_3^-$ 浓度正常，尿 pH 增高（≥6）。若行 $NH_4Cl$ 负荷试验，则可诱发血 pH 降低和临床酸中毒症状。临床肾小管性酸中毒的典型表现为食欲缺乏、呕吐，严重者有深大呼吸及意识改变。

2）低钾血症：因 $H^+$ 排泌障碍导致肾小管大量排泌 $K^+$，使血钾降低，最低者可达 1 mmol/L。其临床表现为乏力、肢体麻木、发作性周期性软瘫性瘫痪等。

3）高尿钙症、肾结石与肾钙化：酸中毒时骨骼中钙、磷释放增加，尿钙排出增加，所以会出现高尿钙症，而大量钙自尿中排放，尿液又偏碱，促使钙盐沉着，导致肾脏钙化和形成肾结石。严重者因骨 $Ca^{2+}$ 下降而表现为肾性骨病。表现为逐渐加重的负重部位疼痛。严重者 X 线表现为骨盆、脊柱畸形。

4）肾性尿崩：因远端肾小管抗利尿激素失敏感，早期表现为尿浓缩功能障碍，继而多尿、烦渴、多饮。每天夜尿量高达 3 000 mL 以上，尿比重固定。

5）近端肾小管病变：SS 引起近端肾小管病变者少见，有患者表现有尿糖或尿氨基酸阳性，极少出现范科尼（Fanconi）综合征。

6）肾小球肾炎：晚期肾小球受损而出现大量蛋白尿、血尿、肾功能不全。同时可有血清补体 C4 下降。

## 二、外分泌腺以外的病变

### 1. 血管炎

约 15% SS 患者合并血管炎，病理改变从超敏性血管炎到类似结节性多动脉炎的坏死性血管炎不一。可见于下列各系统。

（1）皮肤黏膜病变：主要与高球蛋白血症或冷球蛋白血症相关。表现如下。①过敏性紫癜样皮疹：最为常见，可见于至少1/3患者。往往因高球蛋白血症导致血管脆性增加，进而发生血管壁渗血而形成红色皮疹。临床表现为反复出现紫癜，略高出皮面，多见于下肢，重者可见于臀部、腹部及上肢，为米粒大小、边界清楚的红丘疹，一般直径在0.1~0.4 cm，散在分布或融合成片，压之不褪色，分批出现，每批持续时间约为10天，可自行消退而遗留有褐色色素沉着。紫癜出现前局部可有触痛、刺痛或瘙痒等前驱症状。皮损可以是非炎症性的、红细胞溢出引起的，或为血管炎性的。从免疫病理的角度解释，这些紫癜的出现是由血液的高黏滞性和免疫复合物介导的皮肤血管炎共同作用的结果。在长期反复紫癜发作的患者可以见到皮肤呈慢性陈旧褐色色素沉着。成人紫癜样皮疹对SS诊断及预后均有密切相关性。有学者对一组SS合并皮肤血管炎、紫癜及淋巴结肿大的患者进行了描述，其中84%患者抗SSA抗体阳性。近期研究指出，紫癜、冷球蛋白血症及低补体血症是SS患者发生淋巴瘤的危险因素。②雷诺现象：在SS患者中并不少见，13%~66%患者受累，大多症状轻微，有时在口干症状前出现，很少出现肢端溃疡或相应组织萎缩。甲皱毛细血管显微镜下改变与SLE相似，表现为毛细血管襻扩张及屈曲增加。③结节红斑、荨麻疹、口腔溃疡：较为少见。

（2）关节肌肉病变：约70%SS患者有关节痛，但出现关节肿胀、关节炎者仅10%左右，多不严重，且呈一过性，破坏性关节炎极为少见，关节间隙轻度变窄多常见，关节结构的破坏并非本病特点。SS患者常出现无力、肌痛，但极少见到血清肌酶持续、显著升高。但在两项研究中发现，原发性SS患者肌活检异常者可高达72%和73%，其表现包括肌炎、血管周围淋巴细胞浸润和包涵体，但是只有11%患者出现多发性肌炎（PM）的临床症状，肌活检的结果与肌痛并不平行。约27%患者符合ACR纤维肌痛的诊断标准。

（3）神经系统病变：神经系统疾病是血管炎引起的表现，可累及脑神经、周围神经、中枢神经系统及自主神经。临床报道提示，约1/2 SS患者具有不同形式的神经系统受累的表现，其患病率波动在22%~76%。以周围神经系统病变多见，但症状一般较轻，少见严重后果。主要累及感觉神经纤维，表现为对称性周围神经病和多发性单神经炎，前者较为多见，常有下肢麻痹、疼痛，肌电图显示周围神经传导速度减慢。对称性周围神经病常与高球蛋白血症相关。SS患者合并神经病者，行腓神经活检可见血管周围炎性浸润提示血管炎的改变。进行性周围神经病，特别是运动功能受累者如足下垂，可能存在较严重的坏死性血管炎。有周围神经异常的SS患者也可以是背根神经节炎引起。约1/4合并周围神经病的患者同时还合并自主神经或脑神经病变。

脑神经病，特别是三叉神经病，是原发性SS合并神经系统病变时最突出的类型。感觉神经性听力丧失，特别是高频受累，可见于约1/2 SS患者。

SS患者自主神经功能受累者的临床症状并不多见，极少数患者表现为直立性低血压，需通过客观检查证实，如直立倾斜试验、肢端血流、深呼吸等。

中枢神经系统临床表现多样，累及脑、脊髓和视神经。脑部病变包括局灶性和弥漫性病变。局灶性病变主要表现为偏盲、偏瘫、失语、癫痫发作、构音障碍等。弥漫性病变主要表现为亚急性或急性脑病、无菌性脑膜脑病、心理障碍和认知障碍等。脊髓受损少见。在病程早期通常病程短并可自然缓解；随着病情发展，病变趋于反复发生、多灶性和慢性进展性，在两次发作间期病情可以长期稳定，需注意与多发性硬化、梗死后痴呆、阿尔茨海默病及狼疱脑病相鉴别。

（4）肾小球病变：肾小球病变属血管炎性病变。本病的发生率远低于远端肾小管病变。如有发生，可表现为蛋白尿、肾功能不全、肾性高血压。

2. 淋巴瘤

5%~10%患者有淋巴结肿大，以良性反应性病变为主。无论患者此前是否患有假性淋巴瘤（淋巴组织团块，但不具有恶性肿瘤的组织学特征），有的 SS 患者可出现非霍奇金淋巴瘤。最初多发生于涎腺或颈淋巴结，随后可在淋巴结以外的区域如腮腺、胃肠道、甲状腺、肺、肾、眼眶等处出现。

SS 患者在出现淋巴瘤前往往出现巨球蛋白血症，并且由多克隆高球血症转为单克隆高球蛋白血症，而且原有的血清自身抗体消失。资料证实，SS 合并恶性淋巴瘤的概率 16~40 倍于正常人群，也是弥漫性结缔组织病中发病率最高的。因此，应密切随诊患者，注意其演变为淋巴瘤的可能。出现腮腺、脾、淋巴结的持续肿大，紫癜样皮疹，多系统损害，实验室检查有单克隆高球蛋白血症、巨球蛋白血症、冷球蛋白血症、C4 补体下降、抗 SSA 和 SSB 抗体由阳性转阴，均提示潜在恶性淋巴瘤的可能。

与 SS 相关的淋巴瘤为 B 细胞性非霍奇金淋巴瘤、多发性骨髓瘤等。通常会累及淋巴结外部位，包括涎腺本身（50%）、胃肠道、肺等。

3. 自身免疫性内分泌病

SS 与甲状腺疾病的联系已被证实，在接受甲状腺疾病检查的原发性 SS 患者中，合并甲状腺异常的患病率为 35%~45%，甲状腺功能减退见于 10%~15% 的 SS 患者。自身免疫性甲状腺炎的患病率为 18%~24%，约 20% 患者抗甲状腺球蛋白和抗甲状腺微粒体抗体水平增高，提示亚临床甲状腺功能受损较为普遍。也有部分患者以往和目前有甲状腺亢进。

4. 血液系统

约 1/4 SS 患者有贫血，多为轻度正细胞正色素性贫血；约 30% 患者白细胞低于正常值，25% 患者嗜酸性粒细胞或淋巴细胞增多；14% 患者血小板<$7.0×10^9$/L，严重低下者可出现出血现象。二系同时低下者较少见。引起血小板降低的病因多与血小板自身抗体有关，而白细胞降低首先要除外药物引起的可能。

（陈新鹏）

# 第四节　辅助检查

## 一、血常规及 ESR

红细胞、白细胞和（或）血小板减少，约 90% 患者 ESR 增快。

## 二、免疫学检查

（1）高球蛋白血症：为本病特点之一，见于 90% 患者，血清球蛋白增高，白/球蛋白比例倒置；3 种主要免疫球蛋白均可增高，往往是 1 种以上免疫球蛋白同时增加，以 IgG 最为明显和常见，IgA 和 IgM 增高较为少见，且程度也较轻。因为血清 IgG 水平与口腔病变、涎腺肿大、肺部病变、紫癜、口眼干燥指标、自身抗体及急性期反应物的相关性十分明显，所以国外有学者建议将血 IgG 水平列为判断 SS 活动性的指标。巨球蛋白或混合性冷球蛋白血症较为少见，如有，则应警惕恶性淋巴瘤的可能。

（2）抗核抗体（ANA）：80%~90%患者荧光法测定 ANA 阳性（多为斑点型），以抗 SSA（Ro）和 SSB（La）抗体阳性率最高，分别为 60%~75% 和 40%~52%。其中，抗 SSB 抗体的特异性较高。目前抗 SSA 抗体、抗 SSB 抗体被列为 SS 的诊断标准之一。由于抗 SSA 抗体可出现于 SLE 及其他结缔组织疾病，偶见于健康者，所以抗 SSB 抗体对诊断更具意义。当两者均为阳性时，应首先考虑 SS 的可能，但这两种抗体与疾病活动性无关。

抗 SSA 抗体（或 SSB）抗体可以通过胎儿到达胎儿组织，因此约 20% 抗 SSA 抗体（或 SSB）的母亲可以导致新生儿狼疮或心脏传导阻滞。

（3）抗 α 胞衬蛋白（α-fodrin）抗体：在 SS 患者血清中测到一种自身抗体——抗胞衬蛋白抗体，它存在于人体多种细胞中。1997 年有学者认为本抗体有助于 SS 的诊断，但以后有专家对上述看法有异议。目前认为 α 胞衬蛋白虽是 SS 的一个自身抗原，但其抗体在原发性 SS 的敏感性和特异性并不理想，因此它对 SS 的诊断帮助不大，其病理意义有待探讨。

（4）器官特异性抗体：抗涎腺导管上皮细胞抗体的阳性率在原发性 SS 患者中为 25%，在 SS 合并 RA 患者中高达 70%~80%。抗甲状腺球蛋白抗体和 Coombs 试验的阳性率各为 10%。

（5）RF：约 60% 患者血清 IgM-RF 阳性，大部分原发性 SS 患者 RF 都是一种可以被单克隆抗体 17-109 所识别的独特构型。

## 三、唾泪腺检查

以不同方法检测涎腺和泪腺的分泌功能、形态学变化及病理改变。除后者对 SS 诊断有一定特异性外，其余试验特异性差，故需综合检查判断。

（1）唾液流量测定：是测定口干燥症的敏感指标之一。唾液量的检查常根据患者舌下口底唾液积聚的总量来估计。受检者在静止状态 10 分钟唾液分泌<1 mL；在活动状态让受检者咀嚼白蜡片 5 g 6 分钟，如 10 分钟唾液分泌<6 mL 者，均为唾液分泌减少。

（2）腮腺造影：于腮腺导管内注入造影剂（40% 碘油），可见各级导管不规则、僵硬，有不同程度的狭窄和扩张，碘液可淤积于末端导管腺体，呈葡萄状。有学者将本病的腮腺造影分为肿大型、感染型、占位型和向心性萎缩型 4 类，以反映腮腺病变情况。

（3）涎腺核素检查：常用的放射性核素为 $^{99m}$Tc，静注后作涎腺正、侧位扫描，根据腮腺、颌下腺显影程度反映涎腺摄取及排泌的功能。

（4）涎腺活检：此法对于诊断 SS 敏感且特异。小涎腺如唇、硬腭、鼻黏膜等处的腺体与腮腺、颌下腺相似，且操作简易、损伤性小，因此小涎腺的活检能反映主要涎腺的情况。

取表面正常下唇黏膜进行活检，有病变者可见在至少 4 个腺体小叶间质有成簇的淋巴细胞、浆细胞浸润。记录腺泡间质内淋巴细胞聚集程度，细胞数在 50 个以上记为一个病灶，若在 4 mm$^2$ 唇黏膜组织内能见到 1 个以上病灶即为阳性。此外，还可见到腺泡萎缩、导管狭窄等。

（5）唾液蛋白检查：血清和唾液中 β$_2$ 微球蛋白水平增高，唾液中 β$_2$ 微球蛋白的增高更为明显，而且两者均与涎腺病变程度和疾病活动性呈正相关，可作为监测指标。

## 四、泪腺检查

（1）Schirmer Ⅰ试验（滤纸试验）：本试验的假阳性和假阴性结果都很多见。用一片5 mm×35 mm的滤纸，距一端5 mm处折成直角，将该端置入下眼睑结膜囊内，闭眼5分钟后取下滤纸，自折叠处测量潮湿部分的长度，<10 mm为阳性。此试验目前应用较多。

（2）角膜染色试验：用荧光素或孟加拉红或丽丝胺绿溶液滴入双侧结膜囊内，随即用生理盐水洗去，裂隙灯下检查角膜和球结膜，染色点≥10个提示有损坏的角膜和结膜细胞。本试验对诊断干燥性角结膜炎价值较高。

（3）泪膜破碎时间（BUT试验）：凡裂隙灯检测泪膜破碎时间<10秒者为阳性。

（4）结膜活检：与唇腺活检类似，凡结膜组织中出现灶性淋巴细胞浸润者为异常。

（陈新鹏）

# 第五节　诊断和鉴别诊断

## 一、诊断

SS缺乏特异的诊断标准。自20世纪70年代以来有多个诊断标准，经逐渐演变修正而于2002年推出国际SS诊断（分类）标准。现将首个和有代表性诊断标准分别叙述如下。

### （一）哥本哈根诊断标准（Copenhagen，1976年）

原发性SS应同时具备以下2条要求，并排除其他任何已分类结缔组织病。

1. 口干症

应同时具备至少以下2条：①唾液流量测定为阳性结果；②唇腺活检为阳性结果；③腮腺闪烁扫描和放射性核素测定为阳性结果。

2. 眼干症

应同时具备至少以下2条：①Schirmer试验阳性；②泪膜破碎时间测定阳性；③角膜染色试验阳性。

凡有口干症①及眼干症②者可诊为SS。

### （二）圣地亚哥诊断标准（Saneago，1986年）

1. 原发性SS

同时具备以下3条，并排除继发性SS中涉及的所有疾病。

（1）具有眼干症的症状和体征：同时具备以下2条：①Schirmer试验阳性；②角膜染色试验阳性。

（2）具有口干症的症状和体征：同时具备以下2条：①唾液流量测定为阳性结果；②唇腺活检为阳性结果，4个涎腺腺体小叶的淋巴细胞浸润灶在4 mm$^2$组织内应≥2，每一个灶应≥50个淋巴细胞聚集。

（3）血清学的自身免疫证据：具备以下3条中任意1条：①RF滴度>1∶320；②ANA滴度>1∶320；③存在抗SSA和抗SSB抗体。

2. 继发性 SS

（1）具备上述临床症状和体征，同时也符合 RA、SLE、PM、SSc 或者胆汁性肝硬化的诊断标准。

（2）应排除以下疾病：类肉瘤病、发病早于 SS 的淋巴瘤、艾滋病、乙型或丙型肝炎、原发性纤维肌痛，以及其他已知的可引起自主神经元病变、干燥性角结膜炎或涎腺肿大的疾病。

### （三）欧洲诊断标准（1992 年）

1. 眼部症状

具备以下 3 条中任意 1 条：①每天出现并持续 3 个月以上的眼干燥感；②反复出现的眼内异物感；③每天使用 3 次以上的人工泪液。

2. 口腔症状

具备以下 3 条中任意 1 条：①每天感到口干持续 3 个月以上；②成人腮腺反复或持续肿大；③吞咽干性食物时需用水帮助。

3. 眼部检查

具备以下 2 条中任意 1 条：①Schirmer 试验阳性；②角膜染色试验阳性。

4. 组织病理检查

唇腺活检为阳性结果，淋巴细胞灶≥1/4 mm²。

5. 口腔检查

具备以下 3 条中任意 1 条：①腮腺闪烁扫描和放射性核素测定为阳性结果；②腮腺造影为阳性结果；③唾液流量测定为阳性结果。

6. 自身抗体

具备以下 3 条阳性中任意 1 条：①抗 SSA（Ro）和抗 SSB（La）抗体；②ANA；③RF。

原发性 SS 应排除以下疾病：另一结缔组织病、发病早于 SS 的淋巴瘤、艾滋病、类肉瘤病、移植物抗宿主病。

诊断原发性 SS，具备上述 6 项中的 3 项时，敏感性为 99.1%，特异性为 57.8%；具备上述 6 项中的 4 项时，敏感性为 93.5%，特异性为 94.0%。因此，通常使用后者作为确诊要求。

### （四）SS 国际诊断（分类）标准（2002 年）

1. 口腔症状

有以下 3 项中 1 项或 1 项以上：①每天感到口干持续 3 个月以上；②成年后腮腺反复或持续肿大；③吞咽干性食物时需用水帮助。

2. 眼部症状

有以下 3 项中 1 项或 1 项以上：①每天感到不能忍受的眼干持续 3 个月以上；②感到反复的沙子进眼或砂磨感；③每天需用人工泪液 3 次或 3 次以上。

3. 眼部体征

有下述检查任 1 项或 1 项以上阳性：①Schirmer I 试验（≤10 mm/5 min）；②角膜染色（≥4 van Bijsterveld 计分法）。

**4. 组织学检查**

下唇腺病理示淋巴细胞灶≥1（4 mm² 组织内至少有 50 个淋巴细胞聚集于唇腺间质者为一灶）。

**5. 唾液腺受损**

下述检查任 1 项或 1 项以上阳性：①唾液流率（≤1.5 mL/15 min）；②腮腺造影；③腮腺放射性核素检查。

**6. 自身抗体**

抗 SSA 或抗 SSB 抗体阳性（双扩散法）。

无任何潜在疾病的情况下，有下述 2 条则可诊断为原发性 SS：①符合以上 4 条或 4 条以上，但必须含有条目 VI 和（或）IV；②条目 III、IV、V、VI 4 条中任 3 条阳性。

患者有潜在的疾病（如任一结缔组织病），而符合以上条目 I 和 II 中任 1 条，同时符合条目 III、IV、V 中任 2 条，可诊断为继发性 SS。

诊断原发性、继发性 SS 者必须除外颈头面部放疗史、丙肝病毒感染、艾滋病、淋巴瘤、结节病、移植物抗宿主病、抗乙酰胆碱药的应用（如阿托品、莨菪碱、溴丙胺太林、颠茄等）。

国际诊断（分类）标准有助于 SS 国际性或地区性的研究、流行病学调查、药物疗效判断等，因为可以取得类似 SS 亚群并得到统一认识。在临床工作中，由于 SS 患者的个体差异（如对口干、眼干不敏感）、病期早晚不同、检查条件限制，虽不够 SS 上述 4 条条件时，也要警惕本病的可能，尤其是有些抗 SSA/SSB 抗体阳性但症状不典型的中年妇女，有必要进行密切观察及随诊。不宜过早否定 SS 诊断。

另外，由于医生对口干、眼干症状的临床意义认识不足而往往将本病忽略，再则口干燥症、干燥性角结膜炎的检查和诊断有赖眼科、口腔科的协助，因此多科合作是改善本病漏诊、误诊的要点。更有些患者以某一器官损害为突出症状如低血钾性软瘫、肺间质病引起呼吸困难、高球蛋白血症引起紫癜样皮疹、ESR 快等求治，如不警惕本病可能，往往满足于症状性诊断而遗漏对原发病 SS 的探查。

对口干、眼干患者的诊断及鉴别诊断时，详细询问其他疾病或曾接受过的治疗史殊为重要，可借以排除上述国际诊断（分类）标准中多种引起口干、眼干的非干燥综合征疾病。

## 二、鉴别诊断

原发性 SS 患者有关节病症状、系统损害及自身抗体的特点，因此需与以下两个常见的结缔组织病鉴别。

**1. SLE**

SS 多见于中老年妇女，发热尤其是高热者不多见，无颧部皮疹，口、眼干燥症状明显，肾小管性酸中毒为其常见且主要的肾脏损害，高球蛋白血症明显，低补体血症少见，预后良好。

**2. RA**

SS 患者的关节炎症状远不如 RA 明显和严重，极少出现关节骨破坏、畸形和功能受限，而 RA 患者很少出现抗 SSA 和抗 SSB 抗体。

（陈新鹏）

# 第六节 治疗和预后

## 一、治疗

SS 目前尚无根治的方法。主要是采取措施改善症状、控制继发感染和延缓因免疫反应而引起的组织器官损害的进展。其治疗包括局部替代治疗法，如口干、眼干、低血钾及其他对症治疗（如口腔卫生）等。系统性治疗则主要针对有系统损害者。在进行治疗前需对病变范围、活动性以及严重程度进行评估，然后制订治疗方案。

### （一）局部治疗

1. 口干的治疗

减轻口干症状较为困难，停止吸烟、饮酒，避免服用引起口干的药物如阿托品等颇为重要。保持和维护口腔清洁，使用含氟牙膏或漱口水勤漱口，定期行口腔检查，避免含糖食物在口中长时间停留。也可通过经常咀嚼无糖口香糖的味觉刺激来增加唾液分泌，以减少龋齿和口腔继发感染的可能。严重口干者往往继发口腔白念珠菌感染，应予制霉菌素治疗。所载义齿应清洁并浸泡在抗真菌溶液中，以免重复感染。必要时可使用系统性抗真菌药物。

（1）代替疗法：SS 患者口干最直接的解决方法之一是饮水或含漱。必要时可以使用人工唾液，其成分包括甲基纤维素、山梨醇和盐分，起到湿润和润滑口腔的作用。使用加湿器增加空气湿度有时有助于减轻患者的口干症状。

（2）刺激涎腺分泌：比较简单的方法是咀嚼无糖口香糖等刺激涎腺的分泌。目前国外选用乙酰胆碱能受体激动剂，如毛果芸香碱及西维美林，以刺激涎腺中尚未被破坏的腺体分泌，所以其功效有赖于残存腺体的数目。国内现有乙酰胆碱能受体激动剂环戊硫酮可增加毒蕈碱受体数量，提高涎腺、泪腺分泌量。它们的用法为：毛果芸香碱每次 5 mg，每天 3~4 次口服；西维美林每次 30 mg，每天 3 次口服；环戊硫酮每次 25 mg，每天 3 次。

胆碱能受体激动剂的常见不良反应包括出汗、尿频、恶心、潮红等。应注意避免使用于胆石症、胆管疾病、肾结石、未控制的哮喘、急性虹膜炎、闭角型青光眼、严重心血管疾病、腹泻、溃疡病以及有认知和精神障碍的患者。

尚无有力的证据能说明糖皮质激素及其他免疫抑制剂能增加唾液流率。

2. 眼干的治疗

干燥性角结膜炎可予人工泪液滴眼以减轻眼干症状，并预防角膜损伤；有些眼膏也可用于保护角膜；国外还有人以自体的血清经处理后滴眼。若泪腺完全丧失功能时可试行泪点封闭术。

（1）人工泪液：为治疗眼干燥症的主要药物，其主要成分为生理盐水和其他电解质，以代替泪液中的水分，以及具有固水作用的羧甲基纤维素或葡聚糖，以增加人工泪液的黏性，可在眼球表面形成一层薄膜，延长人工泪液的保湿时间，从而减少人工泪液的使用次数。如果患者晨起时眼分泌物多而导致视物模糊，应在睡前使用黏性较大的人工泪液。需注意的是，使用含有黏性成分的人工泪液可产生短暂的视物模糊，而且可能堵塞下眼睑的睑板腺引起眼睑炎症，还可能加重眼干燥症。

人工泪液可分为含防腐剂和不含防腐剂的两类。常用的防腐剂为苯扎溴胺（新洁尔灭）

和硫柳汞，近年来不断有新的刺激性小的防腐剂应用于人工泪液。含有防腐剂的人工泪液会刺激眼球引起不适，如果使用频率大于每 4 小时 1 次，最好使用不含防腐剂的人工泪液。这类人工泪液是灭菌后独立密封包装的，须冷藏保存，单次使用后即应丢弃。

含有透明质酸钠的人工泪液可以改善眼干燥症，加速眼球表面损伤的修复。其药理作用除与其润滑及保水作用有关外，还与透明质酸刺激 CD44（透明质酸受体）在角膜和结膜细胞的表达、抑制局部炎症有关。

（2）泪点封闭：眼球表面泪液的含量取决于泪腺分泌的速度、数量以及从泪小管排出与蒸发量之间的平衡。如果患者每天需使用多次人工泪液或泪腺已基本无分泌功能，可考虑行泪点封闭术。此术应与眼专科医生商议后进行，以免引起不良后果。

（3）增加空气湿度：使用加湿器增加空气湿度有助于保持眼部湿润，最好使用蒸馏水。另外还有特制的含水眼罩，可以减轻眼球表面水分的蒸发。

（4）睑板腺感染会加重眼干症状，可予眼睑清洁治疗，必要时可局部使用抗生素。

3. 其他对症治疗

（1）皮肤干燥：建议患者沐浴后不要完全擦干皮肤，而是轻柔地吸干水分，保留一定的湿度，并使用一些皮肤润滑剂和皮肤保湿剂。

（2）阴道干燥：可以使用阴道润滑剂，对于绝经后妇女可以阴道局部使用雌激素。注意预防阴道继发的真菌（酵母菌）感染。

## （二）系统治疗

系统治疗包括抗炎、抑制免疫反应的药物。目的是改善该系统症状、保护脏器功能、使患者保持较好的生活质量。

1. 关节、肌肉疼痛

可选用非甾体抗炎药对症治疗。破坏性关节病变很少见，因此很少应用慢作用药物。部分原发性 SS 患者可以出现滑膜炎，可用羟氯喹治疗，用量为每天 ≤6 mg/kg，分 2 次服用；国内常用剂量为 200 mg，每天 2 次口服，对改善关节肌痛有较好疗效。服用者每 6~12 个月宜做眼底测试。

2. 肾小管性酸中毒

可口服碱性药物如碳酸氢钠或枸橼酸合剂，每 1 000 mL 水中含枸橼酸钾、枸橼酸钠、枸橼酸各 96 g、98 g、140 g，每天口服 3 次，每次 20 mL。

3. 低钾血症

血钾<3.5 mmol/L 时应进行补钾治疗，根据病情急缓、轻重而予以氯化钾静滴或口服。轻者可口服枸橼酸钾。需终身服用。

4. 骨软化

可补充钙剂及维生素 D，必要时至内分泌科就诊。

5. 肺间质性病变、神经病变、血管炎、溶血性贫血、血小板减少、肝脏损害、肾小球肾炎、肌炎。

有必要系统使用糖皮质激素和免疫抑制剂治疗，以控制病变发展，保持该脏器功能。糖皮质激素如泼尼松用量为每天 0.5~1 mg/kg。有严重脏器受累或病情进展活动者可予甲泼尼龙冲击，每天 1 g 静滴，连续 3 天为 1 个疗程，病情需要时可在 3~4 周后重复冲击。同时应用甲氨蝶呤每周 7.5~20 mg；或硫唑嘌呤 50~100 mg/d 口服；或环磷酰胺每天 1~3 mg/kg

口服，或 0.75 g/m²（平均 0.5~1 g/m²）静脉冲击治疗，每月 1 次。疗效不满意者也可考虑使用环孢素。疗程根据各患者具体情况而定。

糖皮质激素及免疫抑制剂均有不良反应，应用时必须进行必要的监测。

6. 淋巴瘤

及时发现并进行联合化疗。

7. 造血干细胞移植

SS 患者很少行造血干细胞移植，国内外可检索到的目前仅有 4 例，其中 1 例患者因合并慢性髓细胞白血病而行异基因造血干细胞移植，移植后 6 个月时复查抗 SSA/抗 SSB 抗体转阴，但 ANA 持续阳性；另 2 例因合并淋巴瘤而行自体干细胞移植，移植后淋巴瘤完全缓解，其中 1 例于移植后 SS 症状和实验室指标有所缓解，但 2 个月后 SS 复发，另 1 例患者移植后临床症状和实验室指标一直无改善。总体来说，自体干细胞移植治疗 SS 经验不多，其远期效果及不良反应有待进一步观察。

8. 其他

出现胃食管反流时可予抗酸剂（如碳酸氢钠）、H₂ 受体拮抗剂、质子泵抑制剂等，需定期复查胃镜，及时予相应治疗。出现癫痫、精神症状、气促等时，除原发病治疗外，给予相应对症治疗。

### （三）干燥综合征的妊娠

颇受关注。由于抗 SSA/抗 SSB 抗体可通过胎盘进入胎儿，SS 患者妊娠后应定期对胎儿进行监测，若发现胎儿出现心率减慢，提示可能上述自身抗体对胎儿心脏作用而出现房室传导阻滞，则有必要做进一步胎儿心电监测，肯定有传导阻滞者应及时治疗。一般是发现后及时给胎儿母亲静脉注射糖皮质激素，可使部分胎儿出生后的心率正常。胎儿心脏传导阻滞呈永久性时，则需应用起搏器维持心率。另外，抗 SSA/抗 SSB 抗体进入胎儿，出生后可出现新生儿狼疮，但可以因抗体消失而痊愈。

## 二、预后

SS 患者的预后较好，若无内脏受累，生存时间接近普通人群；有内脏损害者经适当治疗后，大多数可以控制病情或达到缓解，但易于复发。临床表现为关节病变、雷诺现象、间质性肾炎（即肾小管病变）、肺间质性病变、肝损害者预后好；表现为肾小球肾炎、高球蛋白血症、冷球蛋白血症者预后差。本病死亡原因有进行性肺间质纤维化、肺动脉高压、中枢神经病变、肾小球受损伴肾功能不全、恶性淋巴瘤等。国外资料显示，反复紫癜样皮疹、腮腺肿大、C3 和 C4 下降为本病并发淋巴瘤的危险因素。

随访有干燥症状的患者逾 10 年后约 1/3 可发展为 SS。疾病的发展及内脏损害的严重程度与血清自身抗体（特别是抗 SSA 抗体）及 IgG 的水平平行。

（陈新鹏）

# 第九章

# 抗磷脂综合征

抗磷脂综合征（APS）是一种复杂的损害多系统的自身免疫疾病，是指由抗磷脂抗体（APL）引起的一组临床征象的总称。确诊必须同时具备临床表现和确切的抗磷脂抗体阳性结果。

认识到 APS 是一个独立的疾病状态是从 20 世纪 50 年代发现梅毒血清反应生物学假阳性及血清中存在非特异性凝血抑制物开始的。然而抗心磷脂抗体（APA）早在 20 世纪初用免疫学检测诊断梅毒时就发现了。1941 年，Panbom 证明 APA 的抗原是带负离子的磷脂，后从牛心肌分离获得该抗原，又命名为心磷脂。作为梅毒筛查的血清学试验，随着筛查人群的增加，发现这组假阳性亚群并无梅毒的临床表现。1952 年，Moore 等发现梅毒血清试验短暂假阳性与一些非梅毒的感染相关，而持续假阳性的个体患系统性红斑狼疮和一些自体免疫病的危险增加。与此同时，Conley 等在 SLE 患者血清中发现一种物质，它在体外可延长凝血时间。1963 年，Bpwie 等描述这种抗凝物质与血栓有关而不是出血。1972 年，Feinstein 等用了 "狼疮抗凝物" 这一术语。1983 年，Harris 等开发了 aCL 的放射免疫测定方法，随后又开发了第一个 aCL 的 ELISA 测定方法。用这些方法筛查了大量 SLE 患者，发现 aCL 阳性这组 SLE 亚群有更高的血栓事件和病态妊娠，由此首次描述了抗磷脂综合征，也称抗心磷脂综合征。在 20 世纪 90 年代初发现抗磷脂抗体的同辅因子 $\beta_2$ 糖蛋白 I 是近年 APS 研究中最重要的进展。

## 第一节　病因和发病机制

### 一、病因

抗磷脂综合征可能的病因包括遗传、口服避孕药、高脂血症、环境因素等，但迄今为止，其确切的病因仍未明确。

1. 遗传因素

APS 的发病可能与机体的遗传基因易患有关。

提出的假说如：①APL 可由编码免疫球蛋白（Ig）可变区基因的胚系基因突变引起；②仅部分 APL 阳性的患者出现临床症状，提示疾病的发生与宿主的易患性有关；③APS 的 HLA 表型分析提示，患者的 DR4，DRw53，DR7 出现频率较高，可能与 HLA-Ⅱ类抗原有一定的相关性。此外，研究显示，APS 的发病与 C4 无效单倍型有关。

2. 抗磷脂抗体

APS 患者最显著的一个特点是患者血清中存在高滴度的 aPL 抗体。aPL 抗体是一组异质性抗体，能与体内多种含有磷脂结构的物质发生反应，包括多种阴离子磷脂、磷脂结合蛋白及磷脂—蛋白复合物。其中磷脂结合蛋白 $β_2$-GP I（即载脂蛋白 H）是其中最主要的靶抗原之一。

$β_2$-GP I 在人体循环中的生理浓度为 200 mg/mL，是补体调控蛋白家族成员，有 5 个重复的功能区和不同的等位基因。其中第 V 功能区的八肽结构和各功能区的半胱氨酸键是结合磷脂以及产生抗原性必须的结构；第 1 功能区具有激活血小板的功能位点。在生理情况下，$β_2$-GP I 能与活化或凋亡细胞（包括滋养层细胞、血小板和内皮细胞）细胞膜上的磷脂酰丝氨酸结合，可能在氧化脂质、凋亡细胞的生理性清除以及生理抗凝中发挥作用。

3. 自身免疫性疾病

正常人群中抗磷脂抗体的阳性率为 1% ~ 5%，SLE 患者中阳性率约 30%，其中 30% ~ 50% 出现 APS。可见并非所有抗磷脂抗体都具有致病性。多数学者认为，自身免疫性疾病，尤其是 SLE 患者体内产生的抗磷脂抗体，与 APS 间有明显的相关性。它常通过识别 $β_2$-GP I 或其他磷脂结合蛋白而与带负电荷的磷脂结合，为常见的 $β_2$-GP I 依赖性抗磷脂抗体。两者结合以后，增加了 $β_2$-GP I 与细胞表面的亲和力，破坏了细胞表面凝血、纤溶的平衡。纤溶酶能够水解 $β_2$-GP I 的第 V 功能区，使它不能结合磷脂，减少了抗体的抗原性。在纤维蛋白、纤溶酶原、t-PA 存在的情况下，有缺陷的 $β_2$-GP I 结合纤溶酶原，抑制纤溶酶的产生，继而抑制外源性纤维蛋白的溶解，从而促进血栓形成。

有报道 aCL 抗体滴度水平与 SLE 病情的严重程度呈正相关，而测定抗 $β_2$-GP I 抗体对于随访 SLE 患者病程中是否发生 APS 具有重要意义。

4. 感染及药物因素

aPL 抗体可出现在多种疾病中，其中包括一组非免疫性疾病，如 aCL 抗体在糖尿病及糖尿病肾病的发生发展中也具有一定作用；LACs 在特发性血小板减少性紫癜、真性红细胞增多症、链球菌感染、恶性肿瘤、肝炎及服用吩噻嗪类药物的患者中均可表达。在实验动物模型中，用病毒多肽、细菌肽、异种 $β_2$-GP I 免疫动物，可以诱导产生多克隆抗磷脂抗体、LA、血小板减低及胎儿吸收等 APS 相关临床表现。这种感染诱导出的 aPL 抗体的特性类似于自然形成的抗体。上述显示，通过分子模拟的途径，感染因素可诱导易患人群形成致病性自身免疫性抗磷脂抗体。

梅毒、非梅毒螺旋体、伯氏疏螺旋体、人类免疫缺陷病毒（HIV）、钩端螺旋体及寄生虫等感染诱导产生的抗磷脂抗体通常能与磷脂直接结合，而不需要 $β_2$-GP I 的辅助，称为 $β_2$-GP I 非依赖性抗体。aCL 抗体在病毒性传染性疾病如 AIDS 及腮腺炎和甲、乙、丙型肝炎中也可表达，并可能与病情严重程度相关。

多种药物（如氯丙嗪、普鲁卡因胺、奎尼丁、苯妥英）和恶性肿瘤（如淋巴增殖性疾病）诱导产生的抗磷脂抗体也是 $β_2$-GP-非依赖性。

5. 性激素

60% ~ 80% 的原发性抗磷脂综合征（PAPS）常发生在女性中，但未证实其与性激素有关。

# 二、发病机制

APS 的基本病理改变表现为血管内血栓形成，而不是血管炎。各级动静脉血管及心内膜附壁的血栓可引起各种相应的症状；胎盘小血管的血栓可引起流产。由此可见，APS 可累及人体所有脏器和系统，复杂多变、危害性极大。因此，了解触发疾病的诱因、清楚血栓形成的机制，能够对加强疾病的防治起到积极的作用。

多个动物实验反复证实，aPL 抗体在体内外可导致血栓形成及病态妊娠事件的发生，在 APS 发病环节中具有核心作用；先后有学者提出多种假说来阐明 aPL 抗体的致病机制，目前仍有争论；但需明确的是，血栓的形成是凝血—纤溶系统之间平衡被打破的复杂过程，有多种可能的机制参与，且相互之间是紧密关联，绝不能孤立起来看。

1. $\beta_2$-GP I 的影响

1990 年抗磷脂抗体的同辅因子 $\beta_2$-糖蛋白 I 的发现，开创了 APS 研究的新阶段。$\beta_2$-GP I 是 aPL 抗体的主要靶抗原之一，它与带负电荷的分子（磷脂等）结合，通过抑制依赖磷脂的凝血反应、干扰蛋白 C 的作用而产生抗凝活性。$\beta_2$-GP I 与 FXI 结合后，抑制其活性；并能与血小板表面的糖蛋白结合，抑制血小板活化。抗 $\beta_2$-GP I 抗体通过与 $\beta_2$-GP I 结合并诱导其二聚化，增加了 $\beta_2$-GP I 与细胞表面的亲和力，促进 FXI 和血小板的活化；同时通过活化血管内皮细胞及单核细胞，表达各种促凝物质；削弱了纤维蛋白溶解活性，中和 $\beta_2$-GP I 的抗凝作用，破坏细胞表面凝血、纤溶的平衡，从而诱发血栓的形成。但研究显示，在没有纤溶酶原激活物抑制剂的情况下，$\beta_2$-GP I 不影响组织纤维蛋白溶酶原激活剂的活性。有观点认为，抗 $\beta_2$-GP I 抗体与动脉血栓的形成较静脉血栓更具有相关性。

2. 内皮细胞的影响

有研究显示，2%~6.5% 的正常人体内存在低滴度 aCL 抗体，0.2% 有中到高滴度 aCL 抗体或 LACS 抗体，并随着年龄增加而增加。部分 aPL 抗体高滴度患者可以持续数年无症状，提示可能需要血管损伤和（或）内皮细胞活化来促发该类患者形成血栓（二次打击假说）。值得一提的是，至少 50% 有血栓史的 APS 患者发生血栓时伴有其他致血栓形成的危险因素。

当血小板、内皮细胞或滋养层细胞活化或发生凋亡时，带负电荷的磷脂酰丝氨酸就会从细胞膜内侧移行到原本呈电中性的细胞膜外侧。随后，循环中的 $\beta_2$-GP I 与磷脂酰丝氨酸结合，利于抗磷脂抗体与 $\beta_2$-GP I 二聚体的结合。

先天 $\beta_2$-GP I 缺乏的人和 $\beta_2$-GP I 基因敲除的小鼠表现正常。而 $\beta_2$-GP I 的基因多态性虽影响个体 aPL 的产生，但与 APS 的发病无明显相关性。含 50 个表达上调基因的基因簇可能影响 aPL 阳性个体的血栓发生。

3. 补体系统

越来越多的证据表明，APS 的病理妊娠与 aPL 抗体对胎盘补体的活化有关。抗磷脂抗体与 $\beta_2$-GP I 二聚体结合后，针对靶组织蜕膜和胎盘，通过经典途径活化补体，导致其活化产物（C3a，C5a）的产生；C5a 和抗磷脂抗体可能通过结合膜表面 C5a 和 $\beta_2$-GP I 受体，促发胞内信号转导及效应细胞的活化；进而募集炎症效应细胞（包括单核细胞、中性粒细胞以及血小板），加速局部补体旁路激活途径，导致释放促炎症因子，如 TNF、氧化物、蛋白酶等，诱导出现血栓前状态，最终导致胎盘血栓的形成、流产或胎儿生长受限。

其中能与 $\beta_2$-GP I 耦联，并将耦联信号从细胞膜传导至细胞核的受体仍未明确，而且不同细胞中介导信号转导的受体也可能存在差异。目前认为，可能的信号转导膜受体有载脂蛋白ER2′（低密度脂蛋白受体超家族成员）、膜联蛋白A2和Toll样受体。核转录因子-κB（NF-κB）和p38丝裂原活化蛋白激酶可能参与细胞内信号级联放大反应。

Salmon等在APS妊娠小鼠模型中注入含有aPL抗体的人IgG，发现使用能抑制经典途径和旁路途径激活的C3转化酶抑制药后，在APS妊娠小鼠体内有补体级联反应的抑制，可以预防流产和胎儿生长受限，且C3缺陷的小鼠可以避免aPL抗体诱导的流产。表明补体效应机制是aPL抗体诱导流产的必要条件。而补体激活是实验诱导血栓形成的重要条件。

4. 血小板的影响

aPL抗体可以直接作用于血小板膜上的65 kDa的膜蛋白，通过Fc受体间接作用于血小板，导致血小板减少。此外，还有研究表明，$\beta_2$GPⅠ-抗$\beta_2$GPⅠ抗体复合物可以通过血小板表面的低密度脂蛋白超家族受体E（apoER2′）而结合于血小板表面，引起血小板的黏附聚集，导致血栓形成。

5. 凝血异常和纤溶紊乱

凝血是一系列血浆凝血因子形成瀑布式酶解激活的过程，最终生成凝血酶，形成纤维蛋白凝块。在这一过程中，受到组织因子途径抑制物（TFPI）、抗凝血酶Ⅲ和蛋白C系统的负反馈调节。纤维蛋白溶解系统的最终效应分子是纤溶酶，可溶解血纤维蛋白凝块，对保持血管通畅和防止血栓的形成起到重要作用。因此，最终是否形成血栓取决于凝血激活过程与纤维蛋白溶解系统动态平衡的结果。

许多研究表明，aPL抗体所针对的靶抗原还有凝血酶原、凝血酶、纤溶酶和组织型纤溶酶原激活剂等。这是一些相对特异性不高的抗原，但却是人体凝血和纤溶过程中必不可少的。它们都属于丝氨酸蛋白酶超家族，有相似的催化区域。因此推测，一些aPL抗体能识别许多丝氨酸蛋白酶的相似催化区域构成的共同抗原表位，干预患者体内的抗凝和纤溶系统的功能。

抗磷脂抗体介导血栓形成的另一可能机制（如$\beta_2$-GPⅠ中所述），是抑制磷脂催化的凝血级联反应（如激活促凝蛋白、抑制蛋白C和蛋白S活化），诱导单核细胞表达组织因子（凝血的生理引发剂），减少纤维溶解，以及影响膜联蛋白V在胎盘上的抗凝作用。

6. 下调信号转导蛋白及转录因子5的激活

通过下调信号转导蛋白及转录因子5（Stat5）的激活，抗磷脂抗体也可抑制胎盘催乳素和胰岛素样生长因子结合蛋白1的产生，干扰合体滋养层细胞形成、胎盘脱落以及滋养层细胞浸润——上述所有过程为胎盘发挥正常功能所必需的。

7. 膜联蛋白超家族的影响

膜联蛋白是一组在结构上表现为同源相似性的钙依赖性磷脂结合蛋白，具有多种生物学作用，包括参与细胞骨架的形成、物质的运输、离子通道的激活等。目前发现该超家族中至少有20个成员。

膜联蛋白A2是其中A亚族成员，分子量为36 kDa的蛋白质，已知在内皮细胞、单核细胞及胎盘的合体滋养层刷状缘都有丰富的表达，这些细胞被看作是aPL抗体结合的靶抗原，故推断血栓形成、病理妊娠与膜联蛋白A2在这些细胞表面的表达有关。

膜联蛋白A2诱导内皮细胞活化需要$\beta_2$-GPI的参与，annexin A2与抗$\beta_2$-GPⅠ抗体/$\beta_2$-GPⅠ复合物结合，刺激内皮细胞分泌黏附分子等，促进血栓形成。可能的机制是NF-κB活化及移位。Ma 等已经证明，$\beta_2$-GP I 通过与膜联蛋白 A2 之间的相互作用，从而结合到内皮细胞表面。

另有研究表明，APS 患者体内存在抗 annexin A9 抗体，其滴度及阳性率分布与其他抗磷脂抗体（aPL）的分布类似，可以单独或与其他 aPL 抗体共存于患者体内。膜联蛋白 A2 具有调节体内 PLG 和新生血管形成动态平衡的功能，并对维持血流通畅、防止血栓形成具有重要意义。研究发现，APS 患者血清来源的抗膜联蛋白 A2 抗体在体外能抑制 tPA 依赖的纤溶酶的产生，也能抑制内皮细胞表面 PLG 的活化。

此外，在 APS 患者中，膜联蛋白超家族中另一个成员——annexin A5 抗凝集屏蔽作用的消失也是血栓形成和习惯性流产的重要机制之一。

（丰爱梅）

# 第二节　临床表现

抗磷脂综合征是一种可累及全身各个器官的多系统疾病。其临床表现谱宽，可从仅 aPL 阳性但无症状到数天内发生广泛血栓，程度变化大。其主要临床表现为血栓形成和习惯性流产。APS 血栓的特点是严重，患者年龄轻，可发生在少见部位，如 Budd-Chiari 综合征、矢状窦等。

## 一、主要临床表现

1. 静脉和动脉血栓形成

血栓形成是 APS 患者最突出的临床特征，也是造成患者死亡的重要原因。APS 也是目前公认的获得性血栓的主要病因。

血栓可累及任何脏器，其临床表现取决于受累血管的种类和部位。大多数（65%～70%）为静脉血栓，以下肢深静脉血栓最常见；动脉血栓最常累及脑部血管，13%以脑卒中为首发表现，7%以短暂性缺血发作为首发表现。约 25%APS 患者血栓事件发生于妊娠和产后。对于年轻人发生无法解释的动脉血栓事件，如脑卒中或心肌梗死，应排除 APS 的可能。

2. 病态妊娠

胎盘血管血栓形成可导致胎盘功能不全，引起反复妊娠失败、胎儿生长受限、先兆子痫等。典型 APS 流产发生在妊娠 10 周后，也可发生更早。一般人群妊娠反复流产发生率为 1%，而 APS 人群则高达 20%，未经治疗者会更高。APS 孕妇早期可发生先兆子痫，也可出现溶血、肝酶升高和血小板减少综合征，即 HELLP 综合征等。

## 二、非特征性临床表现

1. 血小板减少

原发性 APS 患者中发生自身免疫性血小板减少者可高达 40%～50%，尽管相关的血小板抗原有所不同，其与特发性血小板减少性紫癜很难鉴别。多呈周期性，急性发作。

2. 神经系统受累

患者可表现为痴呆，注意力不集中，健忘、偏头痛、舞蹈症、癫痫、周围神经炎、重症肌无力等。

3. 皮肤表现

真皮下小血管血栓形成网状青斑、皮肤坏死性血管炎、皮肤缺血致下肢溃疡、坏疽、发绀、疼痛性皮下结节。

4. 心脏表现

包括冠心病甚或心肌梗死、心脏瓣膜病、假性感染性心内膜炎、心腔内血栓形成、左心功能不全，心脏瓣膜疾病二尖瓣和主动脉瓣非细菌性赘疣性心内膜炎形成血栓，脱落可引起肺或脑栓塞。

5. 与 aPL 相关的其他疾病

包括自身免疫性溶血性贫血、网状青斑、皮肤溃疡、妊娠舞蹈症、多发梗死性痴呆、横断性脊髓炎。

## 三、恶性抗磷脂综合征

恶性抗磷脂综合征又称恶性血管阻塞综合征，指短期内（数天到数周内）发生全身小血管进行性广泛血栓形成，累及中枢神经系统、肾、肺和心脏等重要器官，患者可表现为弥散性血管内凝血、多器官衰竭、血栓性血小板减少性紫癜、溶血性尿毒症综合征。患者病程进展迅速，如不及时治疗，病死率极高。

（丰爱梅）

# 第三节　辅助检查

aPL 抗体是一组针对各种负电荷磷脂—蛋白复合物的抗原物质发生免疫反应的自身抗体，其主要包括抗心磷脂抗体、狼疮抗凝物、抗 $\beta_2$-GP I 抗体。由于磷脂抗原在结构上有相同点，因此多种 aPL 抗体之间会发生交叉反应。LACS 和 aCL 抗体是研究最多的，但迄今仍无直接证据表明 LACS 和 aCL 抗体在生物化学上是不同的物质。由于人体凝血和抗凝过程均依赖磷脂，而 APA 通过干扰依赖磷脂的抗凝因子的抗凝作用，促进血栓形成。因此，aPL 抗体是 APS 患者发生血栓的主要因素。而 APS 的实验室检查的最主要的内容就是检测 aPL 抗体的存在，从而排除或确定 APS 的诊断。它基本分为两部分：一是用酶联免疫吸附方法检测 aPL 抗体，二是用凝血试验来间接检测 aPL 抗体对凝血系统的影响。

## 一、免疫学检查

1. aCL 抗体检测

心磷脂是实验系统的一种抗原，目前已有标准化的酶联免疫吸附法测定 aCL 抗体。此方法可对 IgG、IgA、IgM 3 类 aCL 进行定量或半定量检测，较 LA 试验更敏感。关于实验结果的表达，第二届国际 aPL 标准化讨论会提出用 GPL（即 1 μg/mL 纯化的 IgG 型 aCL 结合抗原的活性）、MPL（1 μg/mL 纯化的 IgM 型 aCL 结合抗原的活性）定量单位。以此可提高各实验室检测的一致性和重复性。此方法可检测出直接针对心磷脂及与心磷脂结合的 $\beta_2$-GP I 及凝血酶原等磷脂结合蛋白的 aPL。可检测出的抗体包括抗 $\beta_2$-GP I 抗体、aCL 和抗其他可与心磷脂结合的血浆蛋白。由此可见，aCL 抗体检查敏感性高，而特异性低，但持续中高滴度的 IgG/IgM 型 aCL 与血栓密切相关，IgG 型 aCL 与中晚期流产相关。

### 2. 狼疮抗凝物

LACS 是一种 IgG 或 IgM 类的免疫球蛋白，在体外干扰并延长了各种磷脂依赖的凝血试验。通过结合蛋白—磷脂复合物及抑制磷脂表面发生凝血反应，干扰依赖磷脂的凝血过程而起抗凝作用。由于凝血与抗凝过程均依赖磷脂参与，在体外可产生抗凝效应，而在体内抑制凝血过程中则可促进血栓形成。LACS 检测对于 APS 诊断是高度特异的，LACS 与血栓事件和流产强烈相关。但 LACS 检测方法学十分复杂（如适当的血浆制备和储存等），劳动强度大，且目前仍缺少指南对其结果进行适当的阐释。

LACS 试验并不测定抗体的滴度而仅是功能检测，且受抗凝治疗的影响；LA 物质是异质性的，因此 LACS 反应的真正抗原可能包括血浆蛋白。可被 LA 识别的可能包括抗凝血酶原、抗 $\beta_2$-GP I 及抗 V 因子抗体和抗 X 因子抗体等。为了减少假阳性，目前推荐至少要用两个不同的试验来同时检测。较普遍应用的 LA 筛选试验有部分凝血活酶时间（aPTT）、白陶土凝集时间（KCT）和蛇毒凝集时间（RVVT）。

### 3. 抗 $\beta_2$-GP I 抗体

用纯化的 $\beta_2$-GP I 直接包被反应板来检测抗磷脂抗体或称为抗 $\beta_2$-GP I 抗体，可排除直接针对磷脂的 aPL 干扰，从而可为临床提供更加可靠的实验诊断依据。$\beta_2$-GP I 是一种亲磷脂糖蛋白载脂蛋白，其作为 aPL 的辅因子，能通过与带有负电荷的磷脂结合，抑制依赖磷脂的凝血过程，起抗凝作用，故被认为是人体内的天然抗凝物。aPL 与 $\beta_2$-GP I 结合后，导致后者的抗凝功能障碍，从而促进高凝状态。有一些研究证实，抗 $\beta_2$-GP I 抗体与 APS 的临床并发症强烈相关，但在 APS 人群中的阳性率低于 aCL 抗体，说明抗 $\beta_2$-GP I 抗体检测特异性高，敏感性低。

### 4. 其他抗体检查

抗核抗体、抗可溶性核抗原抗体和其他自身抗体检查排除别的结缔组织病。

## 二、生化学检查

（1）血、尿常规，红细胞沉降率，肾功能，肌酐清除率等。
（2）凝血功能检查。

## 三、影像学检查

### 1. 超声检查

血管多普勒超声有助于外周动静脉血栓的诊断，M 型超声、切面超声则有助于心瓣膜结构和赘生物的检测，B 超还可监测妊娠中晚期胎盘功能和胎儿状况。

### 2. 造影和 MRI 检查

影像学检查对血栓评估最有意义，动静脉血管造影可显示阻塞部位，MRI 有助于明确血栓大小和梗死灶范围。

## 四、病理

皮肤、胎盘和其他组织活检表现为血管内栓塞形成，一般无淋巴细胞或白细胞浸润，同样肾活检也表现为肾小球和小动脉的微血栓形成。

（丰爱梅）

# 第四节　诊断和鉴别诊断

## 一、诊断

APS 的临床表现非常不同，且多种多样，因此对于临床医师来说，认识诊断这一疾病仍然是一个挑战。因此，单从临床表现或实验室检查很难确诊 APS。一个有中高滴度 aCL 或 LACs 阳性的患者，并有以下情况应考虑 APS 的可能：无法解释的动脉或静脉血栓，发生在不常见部位的血栓（如肾或肾上腺），年轻人发生的血栓，反复发生的血栓，反复发作的血小板减少，发生在妊娠中晚期的流产。

1. 诊断标准

目前临床常用的国际分类标准有 Asherson 标准（表 9-1）、Sapporo 标准（表 9-2）、Sydney 标准（表 9-3）。恶性抗磷脂综合征诊断标准（表 9-4）。

**表 9-1　Asherson 原发性抗磷脂综合征分类标准**

临床表现

　　静脉血栓

　　动脉血栓

　　习惯性流产

　　血小板减少

实验室检查

　　IgG-aCL（中、高水平）

　　IgM-aCL（中、高水平）

　　狼疮抗凝物（LA）阳性

确诊条件

　　病程中至少有一个临床表现及一个实验室阳性指标

　　aPL 须 2 次阳性，时间间隔>3 个月

　　建议作 5 年以上的随访，以排除继发于系统性红斑狼疮或其他自身免疫病

**表 9-2　Sapporo 抗磷脂综合征的分类标准**

血管栓塞

　　发生在任何组织或器官的 1 次或 1 次以上的动脉、静脉或小血管栓塞的临床事件

　　除浅表静脉栓塞之外，血栓必须由造影、多普勒超声或组织病理学证实

　　组织病理学证据为在无明显血管壁炎症的情况下存在血栓

病态妊娠

　　形态正常的胎儿在妊娠 10 周或 10 周以后发生 1 次或 1 次以上不明原因的死亡，且经过超声或直接肉眼检查证实胎儿形态正常，或

在妊娠第 34 周或 34 周前，由于严重的先兆子痫、子痫或严重的胎盘功能不全，形态正常的新生儿发生 1 次或 1 次以上早产，或

排除了母亲解剖或激素方面的异常及父母染色体方面的病因，在妊娠 10 周前发生了 3 次或 3 次以上不明原因的习惯性流产

实验室标准

至少间隔 6 周，2 次或 2 次以上检测出血中存在中、高滴度的 IgG 型和（或）IgM 型抗心磷脂抗体（ELISA 法检测出 $\beta_2$-GP I 依赖型抗心磷脂抗体），或

至少间隔 6 周，2 次或 2 次以上在血浆中检测到狼疮抗凝物（检验根据"国际血栓与止血协会"指南进行）

**表 9-3　Sydney 抗磷脂综合征国际分类标准**

临床标准

　血管栓塞

　　任何器官或组织发生 1 次以上的动脉、静脉或小血管血栓，血栓必须被影像、多普勒或组织学证实，除外浅静脉血。组织学还必须证实血栓无明显血管壁炎症

　病态妊娠

　　1 次以上的发生在 10 周或 10 周以上不可解释的形态学正常的死胎，正常形态学的依据必须被超声或被直接肉眼所证实，或

　　在妊娠 34 周之前因严重的子痫、先兆子痫或严重的胎盘功能不全所致 1 次以上的形态学正常的新生儿早产，或在妊娠 10 周以前发生 3 次以上的不明原因的自发性流产，必须排除母亲解剖、激素异常及父母染色体异常

实验室标准

　2 次或 2 次以上在血浆中检测到狼疮抗凝物，至少间隔 12 周

　标准化 ELISA 方法检测血清或血浆中 IgG 型或 IgM 型 aCL 抗体阳性（>40 GPL/MPL，或 99 的百分位数）2 次或 2 次以上，至少间隔 12 周

　标准化 ELISA 方法检测血清或血浆中抗 $\beta_2$-GPI 抗体 2 次或 2 次以上阳性（滴度>99 的百分位数），至少间隔 12 周

**表 9-4　恶性抗磷脂综合征的诊断标准**

（1）累及 3 个或以上的器官/组织（有相应的影像学依据；肾累及定义为肌酐上升>50%或血压>180/100 mmHg 或尿蛋白>0.5 g/24h）

（2）同时或 1 周内相继出现

（3）至少有 1 个器官或组织的小血管阻塞的组织病理依据

（4）aPL［LA 和（或）aCL］阳性的实验室依据（同 APS 标准）

确诊 CAPS：符合 4 条

CAPS 可能：

（1）符合（4）条，除了累及组织、器官为 2 个以外

（2）符合（4）条，除了实验室检查 aPL 阳性 2 次间隔<6 周（患者短期内死亡）以外

（3）符合（1）（2）和（4）条

（4）符合（1）、（3）和（4）条，（2）中的时间>1 周，但是在 1 个月内

## 2. 修订标准的主要变化

在 Sapporo 标准中，临床表现去除了血小板减少这一指标。在 Sydney 国际分类标准中，新增了抗 $\beta_2$-GP I 抗体阳性作为一项独立的实验室指标。并将初次抗体检测与第二次确诊试验的时间由 6 周改为 12 周，将"继发性 APS"改称为 APS 并发风湿性疾病，不支持"继发性 APS"的说法，由于大多数继发性 APS 患者患有 SLE 或相关的自身免疫病，而这两类患者的临床后果没有太大差别，目前尚不清楚是否 APS 和 SLE 是重叠在同一个体的两种疾病，是否潜在的 SLE 为 APS 发生提供环境，以及是否 APS 和 SLE 是同一疾病过程的两个要素。有研究显示，10%~40% 的 SLE 患者及 20% 的类风湿关节炎患者 aPL 抗体为阳性。

## 二、鉴别诊断

（1）感染引起的抗心磷脂抗体通常是一过性的，常为 IgM 型而不是 IgG 型。科研实验室可以根据抗体是否是 $\beta_2$-GP I 依赖型来区分自身免疫和感染诱发的抗体。梅毒、艾滋病、莱姆（Lyme）病、传染性单核细胞增多症、结核等疾病分别有 93%、93%、39%、20%、20% 的抗磷脂抗体阳性率。但感染诱导的抗磷脂抗体通常能与磷脂直接结合，为 $\beta_2$-GP I 非依赖性抗体。

（2）静脉血栓需与蛋白 C、蛋白 S 和抗凝血酶 III 缺陷症、血栓性血小板减少性紫癜、纤溶异常、肾病综合征、阵发性夜间血红蛋白尿、贝赫切特综合征及与口服避孕药相关的血栓等疾病相鉴别。特发性血小板减少性紫癜血栓危险没有增加。

动脉血栓需与高脂血症、糖尿病血管病变、血栓闭塞性脉管炎、血管炎、高血压等疾病相鉴别。

（3）需要注意的是 aPL 的出现并不一定发生血栓，用 ELISA 方法检测抗磷脂抗体随着年龄增长而阳性率有所增加，约 12% 的正常老年人中可以出现 IgG 或 IgM 类 aCL 抗体阳性。且年老患者血管闭塞需要鉴别的疾病也比年轻人多，因此，60 岁以上的患者诊断为原发性抗磷脂综合征一定要谨慎。

（4）习惯性流产的妇女中 5%~21% 抗磷脂抗体阳性，而正常妊娠妇女中只有 0.5%~2% 抗磷脂抗体阳性。如果没有其他疾病，而流产发生在妊娠中、晚期，并且妊娠前后多次高滴度抗体，胎盘检查有血管病变和梗死，则最可能为抗磷脂抗体引起的流产。单次流产发生在 10 周以前，抗心磷脂抗体为低滴度，多为胎儿染色体异常、感染、母体激素分泌或解剖学异常。

（5）一些药物如吩噻嗪、普鲁卡因胺、氯丙嗪、肼屈嗪、苯妥英钠、奎宁、普萘洛尔和口服避孕药也可以诱导出 aPL 抗体；但也为 $\beta_2$-GP I 非依赖性抗体。

（6）有一些恶性肿瘤如黑色素瘤、肾母细胞癌、肺癌、淋巴瘤和白血病等亦可出现 aCL 或抗 $\beta_2$-GP I 抗体阳性。

（丰爱梅）

# 第五节　治疗

APS 治疗目的主要是对症治疗、防治血栓和减少流产、先兆子痫、胎盘功能不全、早产的发生，从而改善预后。

# 一、免疫抑制治疗

APS属自身免疫性疾病，因此，采用免疫抑制如肾上腺皮质激素、环磷酰胺等治疗是十分重要的，不仅可控制原发病，还可减少患者自身抗体的产生。

# 二、抗凝治疗

APS本身最主要的治疗就是抗凝治疗，目前的建议如下。

（1）无症状的aPL阳性者：一般不需要治疗。

（2）有高危因素而无症状的APS患者：可以使用低剂量预防血栓药物，如阿司匹林80 mg/d。

（3）无并发症的静脉、动脉血栓APS患者抗栓治疗：发生静脉血栓栓塞的APS患者可以先给予普通肝素或低分子量肝素至少5天，与华法林治疗重叠。中等强度华法林（INR 2.0~3.0）可降低血栓复发风险80%~90%。研究显示，在预防血栓复发方面，高强度华法林（INR>3.0）不比中等强度华法林更有效，两组在血栓复发、总的出血发生和严重出血方面无显著差异。在预防动脉血栓方面，中等强度的华法林（INR1.4~2.8）和阿司匹林（325 mg/d）作用等同。阿司匹林由于使用方便、不需监测，可能更受欢迎。

（4）应用华法林期间反复发生血栓的治疗：研究显示，APS患者每年血栓复发的风险增加10%~67%，在停用华法林的前6个月发生血栓的风险最高。APS患者血栓复发多与初次血栓在同一血管分布区域。在应用华法林期间复发血栓事件时的INR值很重要，如INR低于治疗的目标值，其治疗与未用华法林复发血栓者相同；如INR已达到目标值，需提高华法林的抗凝强度达更高INR值（2.5~3.5或3.0~4.0）或用治疗剂量普通肝素或低分子量肝素替代华法林，或加用抗血小板药物。

（5）恶化性APS：建议应用华法林或肝素、皮质类固醇、静脉应用免疫球蛋白和（或）血浆置换。

（6）妊娠期APS患者治疗：无血栓史的APS患者，如无流产史或单次妊娠10周内流产，不需治疗，也有学者认为口服小剂量阿司匹林，每天50~75 mg直至分娩，可明显提高妊娠成功率；对于曾经发生至少2次早期流产史或至少1次晚期流产史的患者，在妊娠期应予预防剂量肝素和低剂量阿司匹林联合应用，流产发生率可以减少50%。

有血栓史的APS患者：不管有无流产史，建议应用足量肝素抗凝。由于APS患者在产后前3个月发生血栓的风险极高，产后应继续抗凝治疗6~12周，可选择肝素或华法林。华法林可透过胎盘致胎儿畸形，因此，主要用于产后血栓的防治。

（7）APS的长期治疗：前瞻性研究显示，接受抗栓治疗的APS患者每年血栓复发的概率为3%~24%，关于LACS2转为阴性或仅为持续低滴度aCL的患者是否可以停用抗凝治疗尚无定论。对于抗凝治疗时间，应当依据血栓栓塞事件严重程度、其他高凝因素、潜在的出血并发症等危险因素综合考虑，推荐长期甚至终生抗凝治疗。含有雌激素的口服避孕药会增加发生血栓的风险，因此，应避免APS患者长期服用。

（8）其他治疗方法：可用羟化氯喹、他汀类药物、血小板活性药物、凝血酶抑制药及利妥昔单抗等，但均未成为临床标准治疗方法。

（丰爱梅）

# 第六节　预后

肺动脉高压、神经病变、心肌缺血、肾病、肢体坏疽和恶性抗磷脂综合征患者预后差。原发性抗磷脂综合征患者预后差，10 年中，1/3 患者出现永久性器官损害，1/5 的患者日常生活不能自理。

产科无血栓形成的抗磷脂综合征患者回顾性研究表示，35%的患者在随后 8 年内出现抗磷脂抗体相关临床表现。抗磷脂综合征孕妇所产胎儿的长期预后还不清楚。

（丰爱梅）

# 第十章

# 多发性肌炎和皮肌炎

多发性肌炎（polymyositis，PM）和皮肌炎（dermatomyositis，DM）是一组主要累及横纹肌，以慢性非化脓性炎症为特征的自身免疫性结缔组织病。前者仅有肌肉病变而无皮肤损害；后者常具特征性皮肤表现，又称皮肤异色性皮肌炎。本病属于特发性炎症性肌病（idiopathic inflammatory myopathy，IIM）范畴。临床上多见对称性四肢近端肌群和颈部肌群肌痛及肌无力，血清肌酶升高，肌电图示肌源性损害，肌肉活检病理示肌肉炎症。作为系统性疾病，PM/DM 常侵犯全身多个器官，出现多系统损害，部分患者合并其他自身免疫病或伴发恶性肿瘤。

## 第一节　病因和病理

### 一、病因

病因尚不清楚。目前认为 PM/DM 是在某些遗传易感个体中由免疫介导、感染与非感染环境因素作用诱发的一组疾病。

#### （一）遗传

家族发病聚集现象及疾病遗传易感基因的研究表明，遗传因素在 PM/DM 发病中起一定作用。家族发病聚集现象在 PM/DM 中并不多见，可见于同卵双生子、同胞、父母一子女之间。PM/DM 家系中患者一级亲属 PM/DM 发病率增高。目前 PM/DM 遗传易感基因并未明确，但研究表明多种基因与 PM/DM 发病有关，包括 HLA 和非 HLA 遗传易感基因。文献报道与 PM/DM 发病最为相关的是 *HLA-B8*、*HLA-DR3* 和 *HLA-DRW52* 等基因位点。一些研究强调了遗传因素在炎性肌病发病中的重要性。几乎 50% DM/PM 患者具 *HLA-DR3* 表型，且总是与 *HLA-B8* 相关，并且最常见于抗 Jo-1 抗体阳性患者。在肌炎及抗 Jo-1 抗体阳性患者中 *HLA-DR52* 可高达 90% 以上。临床已报道单卵孪生中同时患有 DM，患者的一级亲属中出现高百分比的 ANA，均提示本病有基因遗传倾向。

#### （二）感染

许多学者发现细菌、病毒、真菌、寄生虫等感染均可造成严重的肌炎症状，因而认为感染因素与 PM/DM 发病相关，以病毒和弓形体更受重视。

1. 病毒感染

研究表明，病毒感染在 PM/DM 发病中起很大作用，多种病毒感染后可以诱发 PM/DM 肌炎症状。PM/DM 患者血清柯萨奇病毒抗体滴度升高；至今已成功应用多种小核糖核酸病毒如柯萨奇病毒 B$_1$、脑心肌炎病毒 221A、HTLV-1 型病毒等造成肌炎动物模型等。因此推测，小 RNA 病毒感染机体，机体针对外来病毒或病毒酶复合物产生的抗体亦作用于宿主蛋白的同源部位，通过分子模拟机制，诱导机体产生自身抗体，在一些易感人群中导致 PM/DM 的发生。

2. 弓形体感染

弓形体感染患者常出现严重肌肉病变，出现 PM/DM 样表现；PM/DM 患者肌肉组织活检有时可见到弓形体，乙胺嘧啶、磺胺等抗弓形体治疗有效。

## （三）药物

研究发现，肌炎的发生可能与某些药物相关，如乙醇、含氟皮质类固醇、氯喹及呋喃唑酮等。药物引起肌炎的发病机制尚不清楚，可能是由免疫反应或代谢紊乱造成。药物引起的肌炎在停药后症状可自行缓解或消失。

## （四）肿瘤

PM/DM 常伴发恶性肿瘤。约 20% 的 DM 患者合并肿瘤；PM 合并肿瘤的概率低于 DM，约 2.4%，以 50 岁以上患者多见。肿瘤可在 PM/DM 症状出现前、同时或其后发生，在时间先后顺序上并不像一种因果关系，而更像继发于同一种疾病的两种表现。好发肿瘤类型与正常人群患发肿瘤类型基本相似，常见为肺癌、乳腺癌、胃癌、女性生殖道癌等，因此很难确定是 PM/DM 诱发了肿瘤还是肿瘤引起 PM/DM 的发生。并发恶性肿瘤的患者常伴高球蛋白血症，提示本病可能与对肿瘤的异常反应有关。有学者提出可能是由肿瘤抗原导致免疫改变引起本病发生，认为肿瘤组织可与 DM 患者肌纤维、腱鞘、血管等有交叉抗原性，后者与相应抗体发生交叉抗原—抗体反应而发病。

本病可发生于任何年龄组，发病有 5~14 岁儿童及 45~64 岁成人两个高峰。成年男女发病比例约为 1∶2。伴发肿瘤者平均年龄约 60 岁，而合并其他结缔组织病者平均年龄则在 35 岁左右。

# 二、病理

1. 皮肤病变

皮肤病理改变无特异性。初期为水肿性红斑阶段，可见表皮角化，棘层萎缩，钉突消失，基底细胞液化变性，真皮全层黏液性水肿，血管扩张，周围主要为淋巴细胞浸润。在进行性病变中胶原纤维肿胀、均质化或硬化，血管壁增厚，皮下脂肪组织黏液样变性，钙质沉着，表皮进一步萎缩，皮肤附件亦萎缩。

2. 肌肉病变

肌肉组织的主要病理改变为：①局灶性或弥漫性的骨骼肌纤维肿胀、破坏、变性（透明变性、颗粒样变性或空泡样变性）、萎缩、横纹消失，肌细胞核增多，可有巨细胞反应等；②肌束间、肌纤维间质、血管周围炎症细胞（淋巴细胞、巨噬细胞、浆细胞为主）浸润；③晚期肌纤维部分消失，可被结缔组织代替，部分肌细胞可再生。DM 最特征性的病理改变为束周萎缩，即肌纤维的萎缩和损伤常集中于肌束周围，横断面上往往见肌束边缘的肌纤维直径明显缩小。

（王　冰）

# 第二节　发病机制

目前认为 PM/DM 的发病机制与免疫异常、凋亡异常等有关。

## 一、免疫机制

目前认为免疫介导机制在 PM/DM 发病中起主要作用。PM/DM 患者均存在细胞免疫和体液免疫异常。其中 PM 较 DM 肌纤维易发生坏死及再生，肌纤维表达 MHC Ⅰ类分子，肌纤维中有 CD8+T 细胞浸润，这些 T 细胞能识别迄今未明的内源性肌肉抗原及 MHC Ⅰ类抗原，主要浸润于肌内膜处；而 DM 更易使血管受累，发生缺血损伤和肌束萎缩。活动期患者血清中有高滴度补体成分和 C5b-9 膜攻击复合物（MAC）。MAC 及免疫复合物早期沉积于肌内膜毛细血管，导致持续性毛细血管耗损、肌肉缺血、肌纤维坏死和束周萎缩，提示体液免疫在 DM 中占主导地位，PM 则以细胞免疫为主。许多 PM/DM 患者均存在循环自身抗体，有些被称为肌炎特异性自身抗体（MSA）；有些也可见于其他结缔组织病中。大多数 MSA 直接针对胞质抗原。现已发现有 8 种 MSA，其中较常见的是抗 tRNA 合成酶抗体，特别是抗 Jo-1 抗体最特异，并认为 Jo-1 产生与 HLA-DR3 有关。其他"肌炎特异性自身抗体"还有抗 PL-12、抗 M1-2、抗 PL-7、抗 SRP 抗体等。患者中发现的 ANA 有抗 RNP、抗 Ro、抗 La、抗着丝点、抗 Scl-70，抗 PM-1、抗 Ku 抗体等。在伴发肿瘤的患者血清中测出抗自身肿瘤的补体结合抗体。以患者肿瘤组织提取液做皮内试验呈阳性反应，且被动转移试验亦为阳性。约 70% 患者血清中可测出免疫复合物。患者骨骼肌血管壁上显示 IgG、IgM 和（或）C3 颗粒状沉积，特别是在 DM 患儿。有研究提示 PM 可能是由于淋巴细胞介导的超敏反应所致，在肌肉内发现大量 T 细胞浸润，而血液中抑制性 T 细胞/细胞毒性 T 细胞明显减少。淋巴细胞刺激试验显示患者淋巴细胞对肌肉抗原的反应增强，其反应指数与临床活动性相关。显然，在 DM/PM 存在不同的免疫机制，有发现在非坏死性肌纤维中细胞浸润主要呈现管周性，B 细胞多于 T 细胞，CD4/CD8 增高；在血液中 DR 细胞及 B 细胞（CD20+细胞）增加，而 T 细胞（CD3+细胞）减少。这些发现提示体液免疫机制在 PM/DM 发病中起到一定作用。

## 二、凋亡

凋亡在 PM/DM 发病中的作用仍有很大争议。有研究发现，PM/DM 病变处可见肌细胞 Fas 表达，浸润的 T 细胞和巨噬细胞 FasL 表达，然而迄今为止尚无关于凋亡的确切证据。研究表明，PM/DM 中肌细胞及淋巴细胞凋亡缺乏为一显著特征，淋巴细胞凋亡清除障碍可能对本病发生起一定作用。

## 三、氧化物

炎症细胞产生的氧化物可直接造成细胞损伤以及诱导细胞凋亡。已证实 PM/DM 中肌细胞和入侵炎症细胞可产生大量氧化物，且表达产生氧化物所需的各种酶，可以直接损伤

PM/DM患者肌肉蛋白及收缩功能。由于 PM/DM 中未见肌细胞与炎症细胞凋亡增加，推测体内抗凋亡因子表达上调对抗了凋亡诱导因子的作用。有证据表明，较高浓度的氧化物具有凋亡诱导作用，而较低浓度氧化物则具抗炎症、抗凋亡作用。目前关于氧化物在 PM/DM 发病中的作用尚未明确。

## 四、其他

免疫反应和并发纤维化可直接导致炎症性肌病患者肌无力症状。此外，其他机制也共同参与，至少起部分作用。已发现一些有肌无力症状的患者，其肌肉组织病理检查未见炎症细胞浸润及肌纤维坏死，用磁共振光谱学研究发现 ATP 耗竭较健康对照者加快，而恢复至基线水平时间延长，经有效治疗后这些指标得以改善，提示存在骨骼肌能量代谢异常。

（王　冰）

# 第三节　临床表现、并发症和辅助检查

## 一、临床表现

多数为隐匿、慢性起病，少数呈急性或亚急性起病。皮肤和肌肉受累是本病两组主要症状。部分患者起病时可伴前驱症状，如不规则发热、雷诺现象、倦怠、乏力、头痛和关节痛等。临床表现包括肌肉症状、皮肤损害及全身症状 3 部分。

1. 肌肉症状

以机体近端肌群无力为其临床特点，常呈对称性损害，早期可有肌肉肿胀、压痛，晚期出现肌萎缩。多数患者无远端肌受累。

（1）肌无力：几乎所有患者均出现不同程度的肌无力。肌无力可突然发生，并持续进展数周到数月以上。临床表现与受累肌肉的部位有关。肩带肌及上肢近端肌无力表现为上肢不能平举、上举，不能梳头、穿衣；骨盆带肌及大腿肌无力表现为抬腿不能或困难，不能上车、上楼、坐下或下蹲后起立困难；颈屈肌受累可导致平卧抬头困难，头常后仰；喉部肌肉无力造成发音困难、声音嘶哑等；咽、食管上端横纹肌受累引起吞咽困难，饮水发生呛咳，液体从鼻孔流出；食管下段和小肠蠕动减弱与扩张引起反酸、食管炎、咽下困难、上腹胀痛和吸收障碍等，同进行性系统性硬化病（SSc）的症状难以区别；胸腔肌和膈肌受累出现呼吸表浅、呼吸困难，并可引起急性呼吸功能不全。

（2）肌痛：在疾病早期可有肌肉肿胀，约 25% 患者出现疼痛或压痛。

2. 皮肤

DM 除有肌肉症状外还有皮肤损害，多为微暗的红斑。皮损稍高出皮面，表面光滑或有鳞屑。皮损常可完全消退，但亦可残留带褐色的色素沉着、萎缩、瘢痕或白斑。皮肤钙化也可发生，易见于儿童。

（1）眶周水肿伴暗紫红色皮疹，见于 60%~80%DM 患者。

（2）Gottron 征：皮疹位于关节伸面，多见于肘、掌指、近端指间关节处，也可出现在膝与内踝皮肤，表现为伴有鳞屑的红斑，皮肤萎缩、色素减退。

（3）颈、上胸部"V"区弥漫性红疹，在前额、颊部、耳前、颈三角区、肩部和背部亦可见皮疹。

（4）指甲两侧呈暗紫色充血皮疹、手指溃疡，甲缘可见梗死灶。部分患者双手外侧掌面皮肤出现角化、裂纹，皮肤粗糙脱屑，与技术工人的手相似，称为"技工手"，在抗 Jo-1 抗体阳性的 PM/DM 患者中多见。

（5）雷诺现象、网状青斑、多形性红斑等血管炎表现。慢性患者有时出现多发角化性小丘疹、斑点状色素沉着、毛细血管扩张、轻度皮肤萎缩和色素脱失，称为血管萎缩性异色病性 DM。

以上前两种皮损对 DM 诊断具有特征性。皮损程度与肌肉病变程度可不平行，少数患者皮疹出现在肌无力前。约 7% 患者有典型皮疹，始终没有肌无力、肌痛，肌酶谱正常，称为"无肌病的皮肌炎"。

3. 关节

关节痛和关节炎见于约 20% 患者，为非对称性，常累及手指关节。由于手部肌肉纤维化、挛缩，可导致手指关节畸形，但 X 线检查可无关节破坏。

4. 全身症状

约 40% 患者有发热。发热可为本病的初发症状，亦可在本病的发展过程中出现，常为不规则低热，在急性患者中可有高热。浅表淋巴结一般无明显肿大，少数颈部淋巴结可成串肿大。心脏累及时可有心动过速或过缓、心房颤动、心脏扩大、心肌损害，甚至出现心力衰竭。亦可有胸膜炎、间质性肺炎。约 1/3 患者肝轻度至中等度肿大。消化道累及时 X 线钡餐检查提示食管蠕动差、通过缓慢、食管扩张、梨状窝钡剂滞留。眼肌累及时出现复视，视网膜可有渗出物或出血，或有视网膜脉络膜炎、蛛网膜下腔出血。

约 1/4 患者，特别是 50 岁以上的患者可发生恶性肿瘤。DM 发生肿瘤的多于 PM，肌炎可先于恶性肿瘤 2 年左右，或同时或后于肿瘤出现。所患肿瘤多为实体瘤，如肺癌、胃癌、卵巢癌、宫颈癌、乳腺癌、鼻咽癌及淋巴瘤等。肿瘤切除后肌炎症状可改善。

此外，本病可与 SLE、硬皮病等重叠。

患儿临床特点是发病前常有上呼吸道感染史；无雷诺现象和硬皮病样变化；在皮肤、肌肉、筋膜中可发生弥漫或局限性钙质沉着，较成人为常见；可有血管病变、消化道溃疡和出血。

## 二、并发症

肺间质病变是 PM/DM 常见的临床表现之一，因为肺间质病变的存在，以及长期采用糖皮质激素、免疫抑制剂治疗，肺部感染成为 PM/DM 最为常见的并发症。肺间质病变以及反复发生的肺部感染可导致肺动脉高压的出现，产生相应的临床症状和体征。

## 三、辅助检查

患者可有贫血、白细胞增多、ESR 增快、蛋白尿等。其他具有较大临床意义的检查有以下几种。

1. 血清肌酶

95% 以上 PM/DM 患者在病程某一阶段出现肌酶活性增高，为本病诊断的重要血清指标之一。血清肌质酶升高包括肌酸激酶（CPK）、乳酸脱氢酶（LDH）、天冬氨酸氨基转移酶

（AST）和醛缩酶（ALD）显著增高。上述肌酶以 CK 最敏感，其主要成分为来自骨骼肌的 CK-MM 同工酶，肌酶活性的增高表明肌肉有新近损伤，肌细胞膜通透性增加。因此，肌酶的高低与肌炎病情的严重程度呈平行关系，可用于诊断、疗效监测及预后的判断。肌酶的升高常早于临床表现数周，晚期肌萎缩后肌酶不再释放。在慢性肌炎和广泛肌肉萎缩患者，即使在活动期，肌酶的水平也可正常。

2. 尿肌酸

生理状态下，肌酸在肝脏内合成，大部分由肌肉摄取，以含高能磷酸键的磷酸肌酸形式存在。肌酸在肌肉内代谢脱水形成肌酐后从尿中排出。患本病时由于肌肉的病变，摄取的肌酸减少，参与肌肉代谢活动的肌酸量减少，肌酐合成量亦减少，出现血中肌酸量增高而肌酐量降低，肌酸从尿中大量排出而肌酐排出量却降低。肌炎时 24 小时尿肌酸排泄量增高，大于 100 mg/d，伴肌酐排泄量减少，具有一定的敏感性，但各种原因引起的肌萎缩均可使尿肌酸增高。临床上以肌酸/肌酸+肌酐<6% 为正常。

3. 肌红蛋白

严重的肌损伤可释放肌红蛋白，血清肌红蛋白测定可作为衡量疾病活动程度的指标，病情加重时排出增多，缓解时减少。

4. 自身抗体

（1）ANA：在 PM/DM 时阳性率为 20%~30%，对肌炎诊断不具特异性。

（2）抗 Jo-1 抗体：为诊断 PM/DM 的标记性抗体，阳性率为 20%~40%，在合并有肺间质病变的患者中可达 60%。抗 Jo-1 抗体阳性的 PM 患者，临床上常表现为抗合成酶抗体综合征（肌无力、发热、间质性肺炎、关节炎、雷诺现象、"技工手"）。

5. 肌肉活检

取受损肢体近端（如三角肌、股四头肌）、有压痛、中等无力的肌肉送检为好，应避免肌电图插入处。肌炎常呈灶性分布，必要时需多部位取材，提高阳性率。肌肉病理改变主要包括：①肌纤维间质、血管周围有炎症细胞（淋巴细胞、巨噬细胞、浆细胞为主）浸润；②肌纤维变性坏死、再生，表现为肌束大小不等、纤维坏死，再生肌纤维嗜碱性，核大呈空泡状，核仁明显；③肌纤维萎缩以肌束周边最明显。皮肤病理改变无特异性。

6. 肌电图

几乎所有患者都可出现肌电图异常，表现为肌源性损害，即在肌肉松弛时出现纤颤波、正锐波、插入激惹及高频放电，轻微收缩时出现短时限低电压多相运动电位，最大收缩时出现干扰相。

7. 肌肉 MRI

为诊断肌炎新的非创伤性的检查方法。可见炎症肌肉的水肿部位出现对称性异常、高密度区 $T_2$ 波，肌炎控制时恢复正常。可用于指导肌肉活检取材部位，随诊肌炎的活动性和治疗反应。

（王　冰）

# 第四节　诊断和鉴别诊断

## 一、诊断

根据对称性近端肌无力、疼痛和压痛，伴特征性皮肤损害，如以眶周为中心的紫红色水肿性斑、Gottron 征和甲根皱襞僵直毛细血管扩张性红斑、瘀点，一般诊断不难。再结合血清肌质酶如 CPK、LDH、ALT、AST 和 ALD 增高，24 小时尿肌酸排泄增加，必要时结合肌电图改变和病变肌肉活检病理改变，可以确诊本病。

Bohan 和 Peter（1975 年）提出的诊断标准：①对称性近端肌无力，伴或不伴吞咽困难和呼吸肌无力；②血清肌酶升高，特别是 CK 升高；③肌电图异常；④肌活检异常；⑤特征性的皮肤损害。具备上述①~④者可确诊 PM，具备上述①~④项中 3 项可能为 PM，只具备 2 项为疑诊 PM。具备第⑤条，再加上其他 3 或 4 项可确诊为 DM；具备第⑤条，加上其他 2 项可能为 DM；具备第⑤条，加上其他 1 项为可疑 DM。

## 二、鉴别诊断

参照上述诊断标准，典型病例不难诊断。PM 具肌肉症状及相关实验室异常，而无皮肤表现，可与 DM 鉴别。DM 需与 SLE、SSc 等鉴别。PM 需与进行性肌营养不良、重症肌无力等鉴别。

1. 运动神经元病

肌无力从肢体远端开始，进行性肌萎缩，无肌痛，肌电图为神经源性损害。

2. 重症肌无力

为全身弥漫性肌无力，在进行持久或反复运动后肌力明显下降，血清肌酶、肌活检正常，血清抗乙酰胆碱受体（AchR）抗体阳性，新斯的明试验有助诊断。

3. 肌营养不良症

肌无力从肢体远端开始，无肌压痛，有家族遗传史。

4. 感染性肌病

肌病与病毒、细菌、寄生虫感染相关，表现为感染后出现肌痛、肌无力。

5. 内分泌异常所致肌病

如甲状腺功能亢进引起的周期性瘫痪以双下肢乏力多见，为对称性，伴肌痛，活动后加重，发作时出现低血钾，补钾后肌肉症状缓解；甲状腺功能减退所致肌病主要表现为肌无力，也可出现进行性肌萎缩，常见为咀嚼肌、胸锁乳突肌、股四头肌及手部肌肉，肌肉收缩后弛缓延长，握拳后放松缓慢。

6. 代谢性肌病

PM 还应与线粒体病、嘌呤代谢紊乱、脂代谢紊乱和碳水化合物代谢紊乱等肌病相鉴别。

7. 其他风湿性疾病

（1）SLE：皮损以颧颊部水肿性蝶形红斑、指（趾）节伸面暗红斑和甲周、末节指（趾）屈面红斑为特征，而 DM 则以眶周水肿性紫红斑、Gottron 征为特征；SLE 多系统病变中肾脏较多受累，而 DM 以肢体近端肌肉累及为主，声音嘶哑和吞咽困难亦较常见。此外，血清肌质酶和尿肌酸排出量的测定在 DM 患者有明显增高，必要时肌电图和肌肉活检可资鉴别。

（2）SSc：SSc 有雷诺现象，颜面和四肢末端肿胀、硬化、萎缩为其特征，而 DM 则以肌肉软弱、疼痛及面部红斑为主。肌肉病变在 SSc 患者中即使发生，通常也在晚期出现，且为间质性肌炎，而非 PM/DM 的实质性肌炎。

（3）风湿性多肌痛：发病年龄常>50 岁，表现为颈、肩胛带及骨盆带等近端肌群疼痛、乏力及僵硬，ESR 可增快，肌酶、肌电图及肌肉活检正常，糖皮质激素治疗有明显疗效。

（4）嗜酸性肌炎：其特征为亚急性发作性肌痛和近端肌群无力，血清肌质酶可增高，肌电图示肌病变化，肌肉活检示肌炎伴嗜酸性粒细胞浸润，本病实为嗜酸性粒细胞增多综合征病谱中的一个亚型。

此外，还应与药物所致肌病鉴别，如长期服用大剂量糖皮质激素所致肌病，肌痛从下肢开始，肌酶正常；青霉胺长期使用引起的重症肌无力；乙醇、氯喹（羟氯喹）、可卡因、秋水仙碱等均可引起中毒性肌病。

（王　冰）

# 第五节　治疗和预后

## 一、治疗

应早期诊断、早期治疗，以延长患者的生命。患儿需查找感染病灶。成人，特别是老年人，应尽可能详细检查以除外恶性肿瘤，如当时未有发现，应定期随访。发现感染病灶或恶性肿瘤者应及时处理，行病因治疗，有时可获痊愈。

### （一）一般治疗

在疾病各个阶段都很重要。急性期需卧床休息，注意营养，给予高蛋白、高维生素、高热量、无盐或低盐饮食，避免日晒，注意保暖，预防感染，对症治疗。

### （二）药物治疗

1. 糖皮质激素

糖皮质激素为本病的首选药物，可选用不含氟的中效激素如泼尼松（价廉，且很少产生激素诱导性肌病）。在病初 2 个月内进行激素治疗，疗效最好。剂量取决于病情活动程度，根据临床症状、肌力及肌酶水平的改善情况判定疗效。常用剂量为泼尼松（1~2）mg/（kg·d），晨起一次口服，重症者可分次口服。成人急性期初始量一般为（40~80）mg/d，分次口服，病情控制后逐渐减量，一般每 2~3 周减 5 mg，以 10~20 mg/d 维持数月或数年。若复发，则剂量增加 10~20 mg 或恢复到最初剂量。大多数患者需维持治疗 2~3 年，以防止复发。若泼尼松疗效不佳，可采用大剂量甲泼尼龙 0.5~1 g/d 静脉冲击治疗，连用 3 天后改为 60 mg/d 口服，再根据症状及肌酶水平逐渐减量。应该指出，在服用激素过程中应严密观察感染及其他糖皮质激素所致的不良反应。肌肉已挛缩的患者激素治疗无效。

2. 免疫抑制剂

对病情反复及重症患者应及时加用免疫抑制剂。激素与免疫抑制剂联合应用可提高疗效、减少激素用量，减少激素所致的不良反应。

（1）甲氨蝶呤（MTX）：常用剂量为每周 10~15 mg，口服或加入生理盐水 20 mL 中缓慢静注，若无不良反应，可根据病情酌情加量，但最大剂量不超过每周 30 mg，待病情稳定后逐渐减量，维持治疗数月至 1 年以上。一些患者为控制该病单用 MTX 5 年以上，并未出现不良反应。MTX 的不良反应主要有肝酶增高、骨髓抑制、血细胞减少、口腔炎等。用药期间应定期检查血常规和肝、肾功能。

（2）硫唑嘌呤（AZA）：常用剂量为 1.5~3 mg/（kg·d）口服，初始剂量从 50 mg/d 开始，逐渐增加至 150 mg/d，待病情控制后逐渐减量，维持量为 50 mg/d。不良反应主要有骨髓抑制、血细胞减少、肝酶增高等。用药开始时需每 1~2 周查血常规 1 次，以后每 1~3 个月查血常规和肝功能 1 次。

（3）环磷酰胺（CYC）：对 MTX 不能耐受或疗效不佳者可改用 CYC 50~100 mg/d 口服。对重症者，可用 0.8~1 g，加入生理盐水 100 mL 中静滴冲击治疗。不良反应主要有骨髓抑制、血细胞减少、出血性膀胱炎、卵巢毒性、诱发恶性肿瘤等。用药期间需监测血常规、肝功能。

（4）雷公藤总苷：也有一定的疗效，但应注意对血液系统、性腺、肝脏等的不良反应。

3. 大剂量静脉注射用免疫球蛋白（IVIG）冲击治疗

如对上述治疗反应不佳时，可采用大剂量 IVIG 冲击疗法，方法为 1 g/（kg·d），用 2 天，或 0.4 g/（kg·d），用 5 天，可使患者皮损消退、肌肉症状改善、肌力提高、肌质酶水平下降、激素用量减少。IVIG 不良反应轻微，可以明显且快速改善临床症状，故可用于危重患者的抢救，对 DM 疗效更好。MG 治疗风湿性疾病的机制目前尚未明确，大致有以下几方面：调整 Fc 受体功能；保护细胞膜；清除持续存在的感染因子；抑制抗体合成；产生抗细胞因子的抗体，直接阻抑细胞因子；阻抑细胞因子的产生和释放；阻抑 T 细胞活化；降低黏附分子表达；上调天然 IL-1 受体拮抗剂；输入抗独特型抗体，中和自身抗体；输入抗独特型抗体，调整 T 细胞、B 细胞功能；抑制补体的结合与活化等。

4. 血浆置换或血浆输注

通过血细胞分离机/分离膜以及滤过/吸附等多种方法去除患者血液中的内源性/外源性致病因子，使疾病得以较迅速地缓解。血液净化疗法对多数患者来说不是病因治疗，但与药物治疗相比，它能相对较快、较有效地去除致病物质。糖皮质激素及免疫抑制剂治疗无效的患者可推荐血浆置换。研究表明，对于重症 PM/DM，血浆置换具有较好的疗效，尤其适用于危重患者。

5. 蛋白同化剂

如苯丙酸诺龙、丙睾、司坦唑醇等，可促进蛋白合成、减少尿肌酸的排泄，对肌力的恢复有一定作用。

6. 其他治疗

可采用 ATP、新斯的明、大量维生素 E、维生素 C 等对症支持治疗。转移因子、胸腺肽等可调节机体免疫功能、增强抵抗力；对于皮疹，可外用遮光剂、含糖皮质激素霜剂、非特异性润滑剂及小剂量糖皮质激素制剂、氢喹、羟氢喹等；雷诺现象可予热敷、保暖以及硝苯地平（心痛定）、哌唑嗪等扩血管药物治疗；儿童 DM 疑与感染相关者，宜配合使用抗感染药物；合并恶性肿瘤的患者，如果切除肿瘤，肌炎症状可自然缓解。

## （三）体疗

体疗有助于预防肢体挛缩。病情活动期可进行被动运动，每天 2 次。恢复期可酌情进行主动运动，还可酌情采用按摩、推拿、水疗和透热疗法等。

# 二、预后

早期诊断、合理治疗可使本病获得长时间缓解，患者可从事正常的工作、学习，尤其是儿童患者预后更佳。自采用糖皮质激素治疗 PM/DM 以来，本病预后已有相当改善，5 年病死率下降到 15%~28%。成人患者可死于严重的进行性肌无力、吞咽困难、营养不良以及吸入性肺炎或反复肺部感染所致的呼吸衰竭。PM 并发心、肺病变者病情往往严重，而且治疗效果不佳。儿童通常死于肠道的血管炎。合并恶性肿瘤的肌炎患者，其预后一般取决于恶性肿瘤的预后。

（王 冰）

# 参考文献

[1] 曾小峰，邹和建．风湿免疫内科学[M]．北京：人民卫生出版社，2021．

[2] 古洁若．风湿免疫科疾病临床诊疗思维[M]．北京：人民卫生出版社，2020．

[3] 李泽光．风湿病辨治思路与方法[M]．北京：科学出版社，2018．

[4] 彭江云，李兆福，汤小虎．中医风湿病学[M]．北京：科学出版社，2018．

[5] 钱先，陈剑梅．类风湿关节炎[M]．北京：人民卫生出版社，2018．

[6] 陈进伟，曾小峰．风湿免疫性疾病综合征[M]．北京：人民卫生出版社，2018．

[7] 胡绍先．风湿病诊疗指南[M]．北京：科学出版社，2018．

[8] 蔡辉，姚茹冰，刘春丽．强直性脊柱炎治疗与调养[M]．北京：科学出版社，2018．

[9] 安东尼·福西．哈里森风湿病学[M]．田新平，译．北京：科学出版社，2018．

[10] 王仑．风湿病的治疗与调养[M]．上海：上海科技文献出版社，2018．

[11] 陈进伟，曾小峰．风湿免疫性疾病综合征[M]．北京：人民卫生出版社，2018．

[12] 蔡辉，姚茹冰，刘春丽．强直性脊柱炎治疗与调养[M]．北京：科学出版社，2018．

[13] 吴欣娟，张春燕．风湿免疫科护理工作指南[M]．北京：人民卫生出版社，2016．

[14] 罗健，徐玉兰．风湿免疫科临床护理思维与实践[M]．北京：人民卫生出版社，2016．

[15] 张奉春，栗占国．内科学·风湿免疫科分册[M]．北京：人民卫生出版社，2016．

[16] 栗占国，张奉春，曾小峰．风湿免疫学高级教程[M]．北京：人民军医出版社，2017．

[17] 黄清春．类风湿关节炎[M]．北京：人民卫生出版社，2015．

[18] 陈顺乐，邹和建．风湿内科学[M]．北京：人民卫生出版社，2014．

[19] 刘春莹．风湿免疫病[M]．北京：中国医药科技出版社，2016．